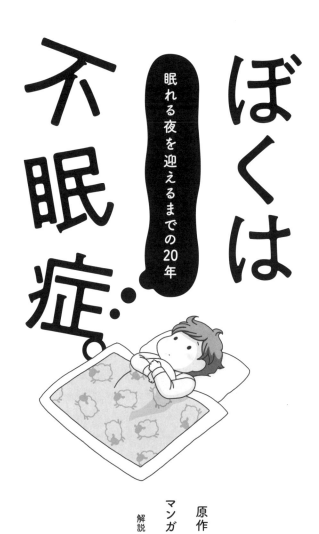

ぼくは不眠症。

眠れる夜を迎えるまでの20年

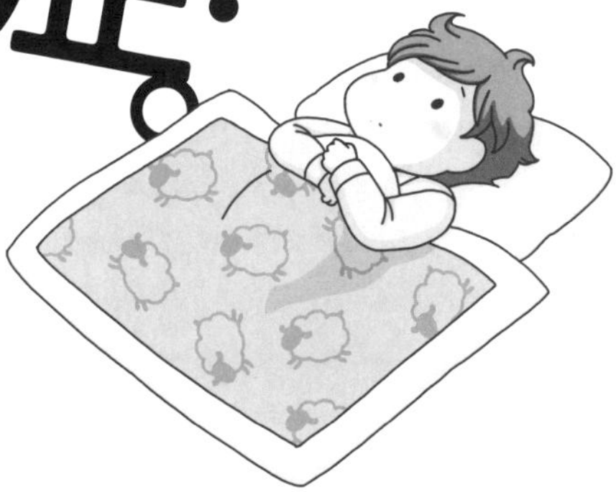

原作　土井貴仁
マンガ　寺島ヒロ
解説　岡島 義
東京家政大学人文学部
心理カウンセリング学科准教授

合同出版

はじめに

こんにちは、原作者の土井貴仁です。

『ぼくは不眠症。――眠れる夜を迎えるまでの20年』を手にとっていただきありがとうございます。この本は、私の幼少の頃からの約20年にわたる不眠体験と克服までの紆余曲折を綴ったものです。現在、私はその経験をいかして睡眠コンサルタントをしています。

私は、幼少の頃から睡眠の悩みを抱えていましたが、長い間解決の糸口をつかむことができませんでした。不眠がきっかけで体調を崩すことも多く、学生時代は思うように学校に通えない時期もありました。社会人になってからも不眠の悩みは消えず、私の人生にとって不眠は非常にやっかいな問題でした。「このまま一生不眠とつき合っていくのか……」と諦めかけていた24歳のある日、「不眠の認知行動療法」という不眠の治療法に出会いました。そして、この出会いがきっかけで約20年にわたる不眠を克服することができたのです。

不眠を克服できたことの喜びとともにある疑問が湧きました。それは、「なぜ自分はこんなにも長い間不眠で悩んできたんだろう？」ということです。その理由の1つが、睡眠に対する知識不足です。私は、長年不眠に悩んでいたにもかかわらず、睡眠についての知識がほとんどありませんでした。「自分がなぜ眠れないのか？」「どうやったら眠れるようになるのか？」といった基本的なことも知らなかったのです。

睡眠の知識がないまま、やみくもに睡眠改善に取り組んでいたので、なかなか解決に至ることができませんでした。睡眠について知ることの大切さや、睡眠の正しい知識をもっと早い時期に知っていれば、不眠はもっと早く克服できたかもしれません。

睡眠は、食事や運動に並ぶ大切な生活習慣にもかかわらず、私たちはなかなか学ぶ機会がありません。家族や友だちと睡眠について話すこともあまりないでしょう。とくに、睡眠の悩みは人に話しにくく、どうしても自分一人で抱え込んでしまいがちです。

この本を手にとってくれた人の中にも、睡眠で長年悩んでいるけど周りに話せず苦しんでいる人がいるのではないでしょうか。一生このままだと諦めかけている人もいるかもしれません。

そんな方に、〝睡眠で悩んでいた自分に向けて書いた〟この本を読んでほしいと思っています。この本では眠れないことの苦しみだけではなく、睡眠の正しい知識を身につけることや睡眠と向き合うことの大切さ、そして20年間不眠に悩んでいても克服できた人がいるということを伝えられればと思っています。

もちろん、私の体験はあくまで一人の不眠経験者の話でしかありません。私の症状や状況に近い人もいれば、またちがった症状で悩んでいる方も多くいるでしょう。ただ、同じように睡眠に悩んでいる人がいる、そしてその悩みを克服できた人がいるという事実が希望になるかもしれません。

私の体験が、睡眠で悩むみなさまにとって少しでもお役に立てれば幸いです。

土井貴仁

もくじ

第7章　不眠克服体験記

第8章　不眠を克服し、睡眠コンサルタントになった

登場人物

土井《どい》 貴仁《たかひと》

主人公
眠れない悩みを抱える

現在の姿

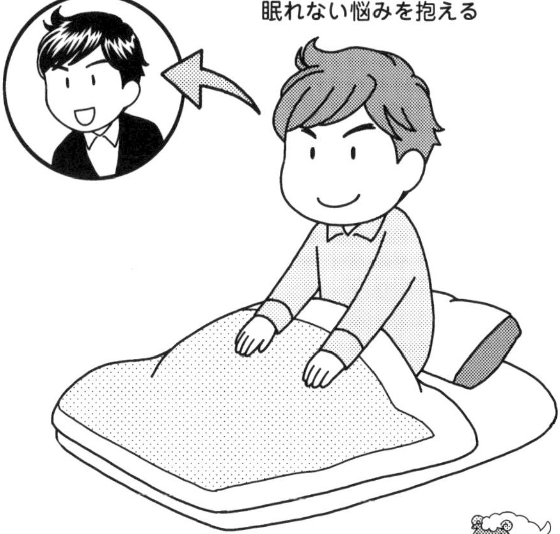

岡島《おかじま》 義《いさ》 先生

睡眠の専門家
主人公の担当セラピストとなる

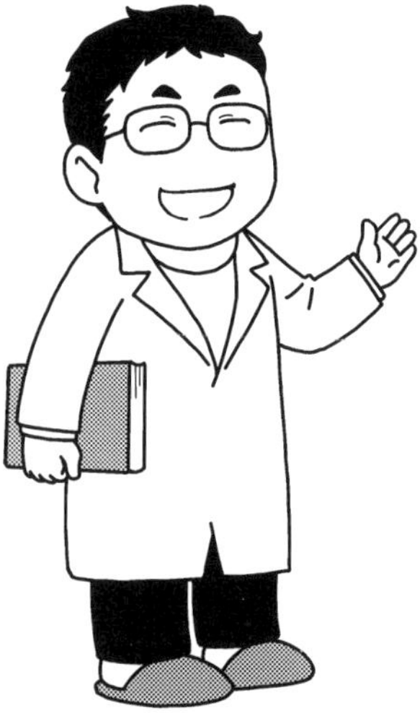

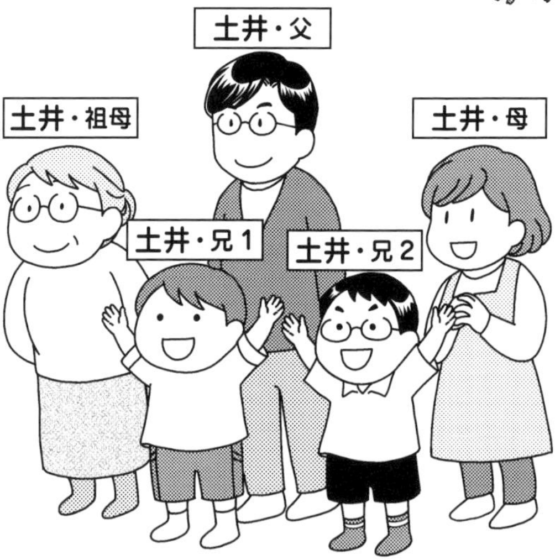
土井・父
土井・祖母
土井・母
土井・兄1
土井・兄2

主人公を見守り支える家族

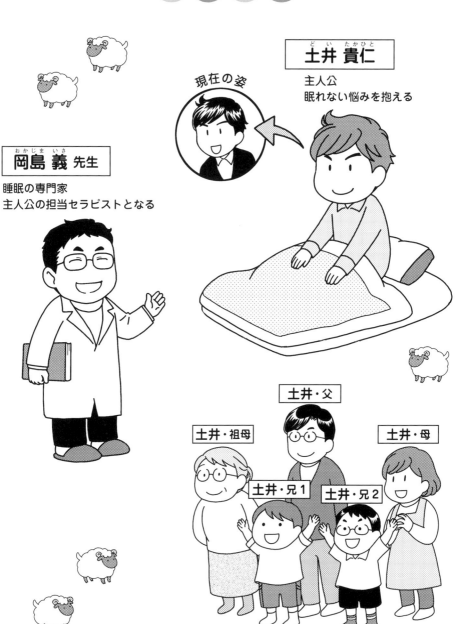

第1章
眠れない幼稚園児

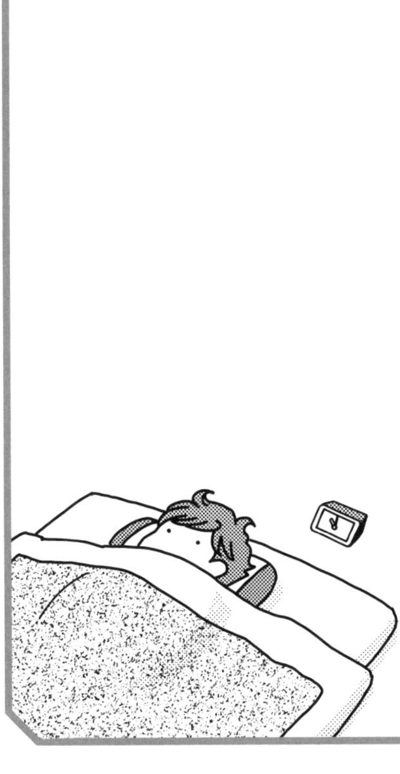

① 眠り方がわからない!

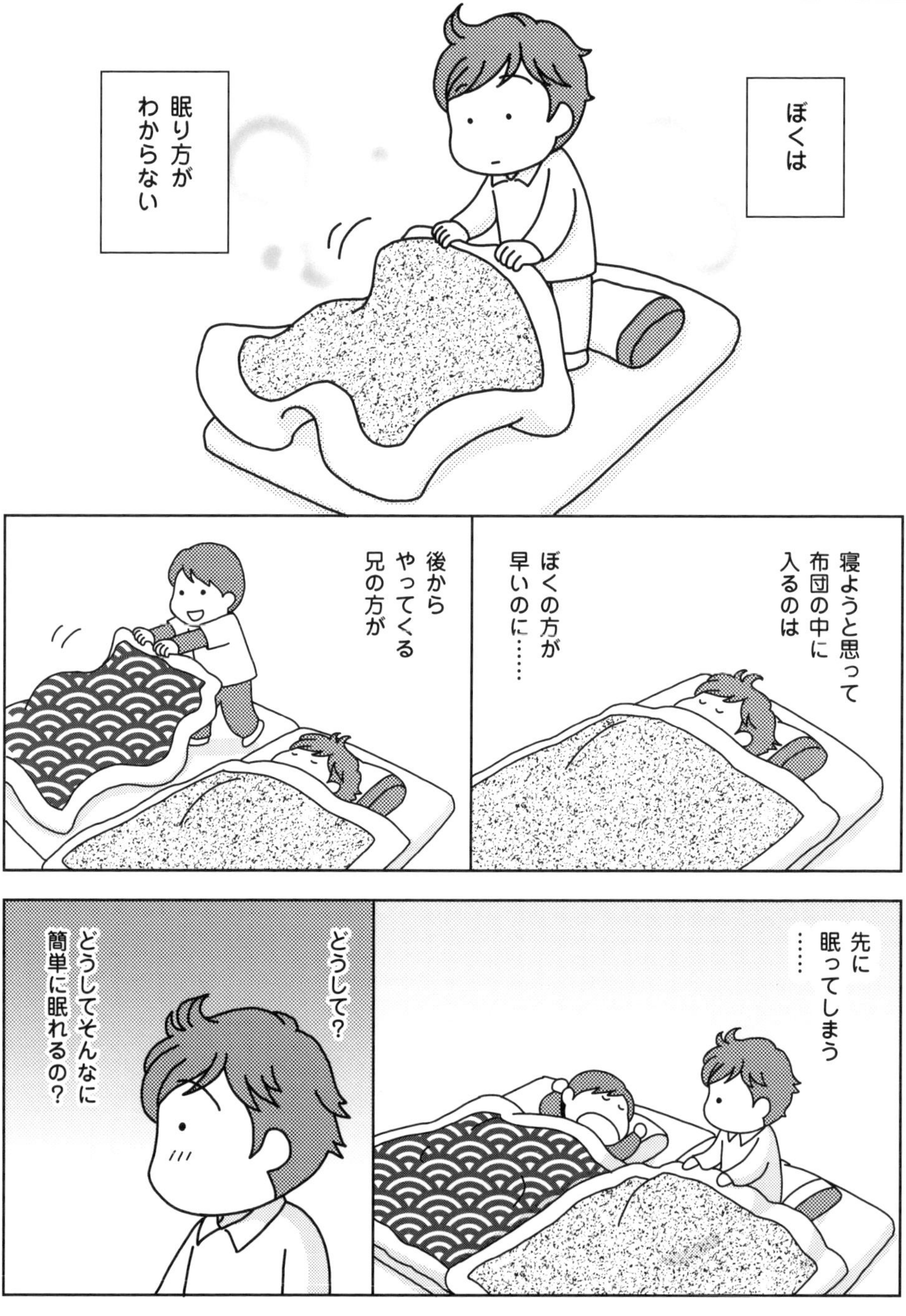
ぼくは
眠り方がわからない
寝ようと思って布団の中に入るのは
ぼくの方が早いのに……
後からやってくる兄の方が
先に眠ってしまう……
どうして?
どうしてそんなに簡単に眠れるの?

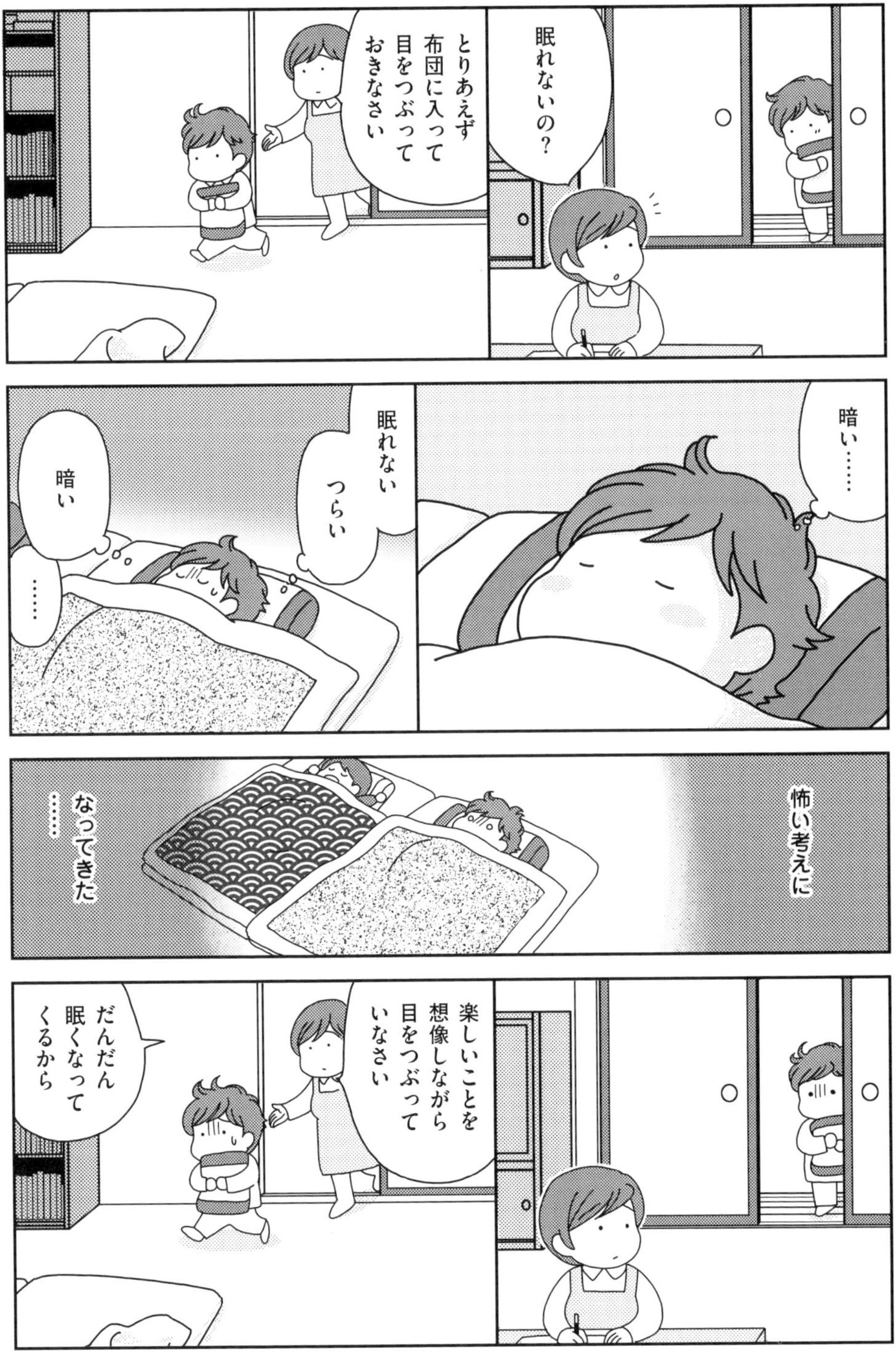
眠れないの？
とりあえず布団に入って目をつぶっておきなさい
暗い……
眠れない
つらい
暗い
……
怖い考えに
なってきた
……
楽しいことを想像しながら目をつぶっていなさい
だんだん眠くなってくるから

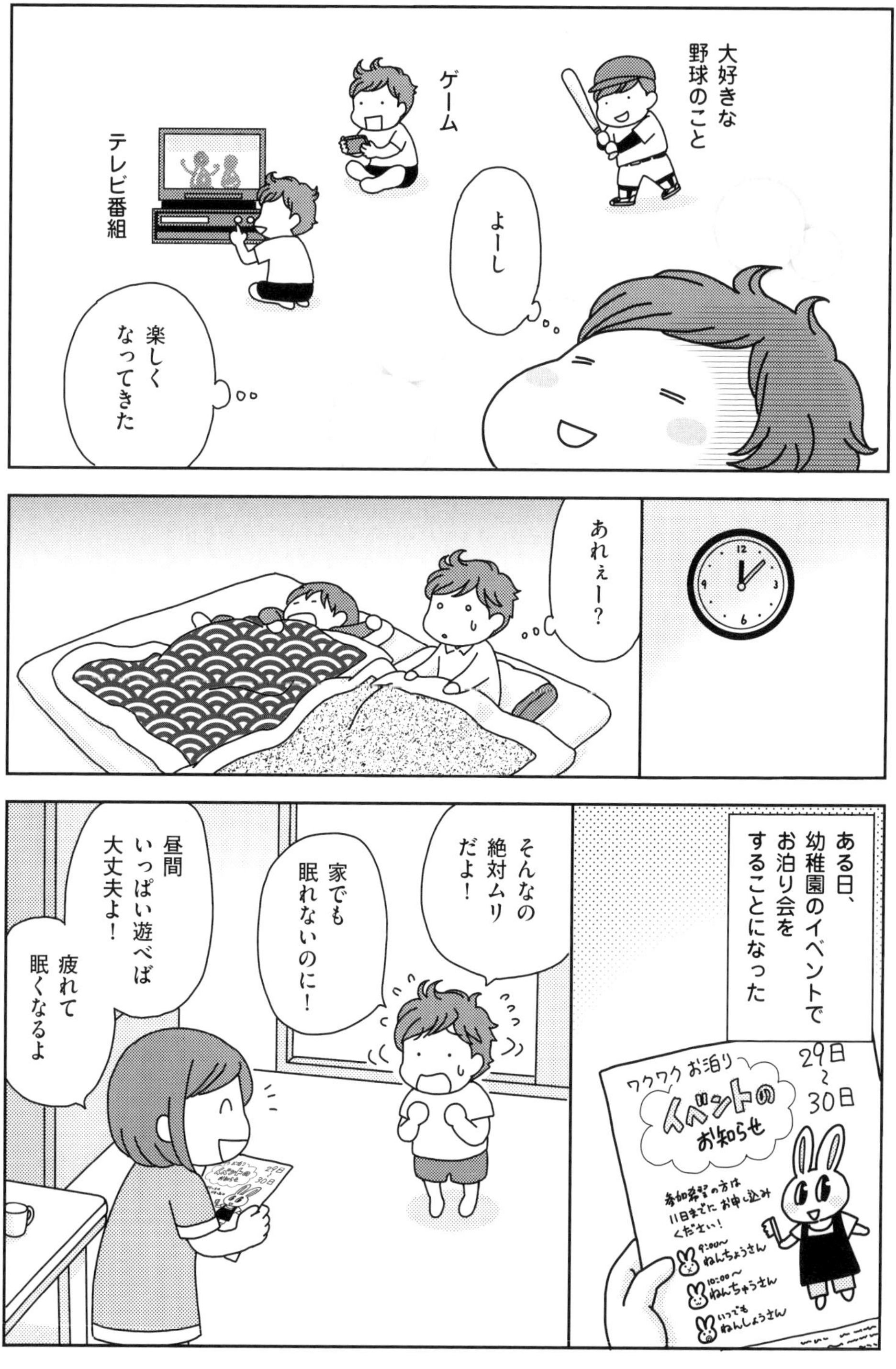
大好きな野球のこと
ゲーム
テレビ番組
よーし
楽しくなってきた
あれぇー？
ある日、幼稚園のイベントでお泊り会をすることになった
ワクワクお泊り
イベントのお知らせ
29日〜30日
参加希望の方は11日までにお申し込みください！
9:00〜 ねんちょうさん
10:00〜 ねんちゅうさん
いつでも ねんしょうさん
そんなの絶対ムリだよ！
家でも眠れないのに！
昼間いっぱい遊べば大丈夫よ！
疲れて眠くなるよ

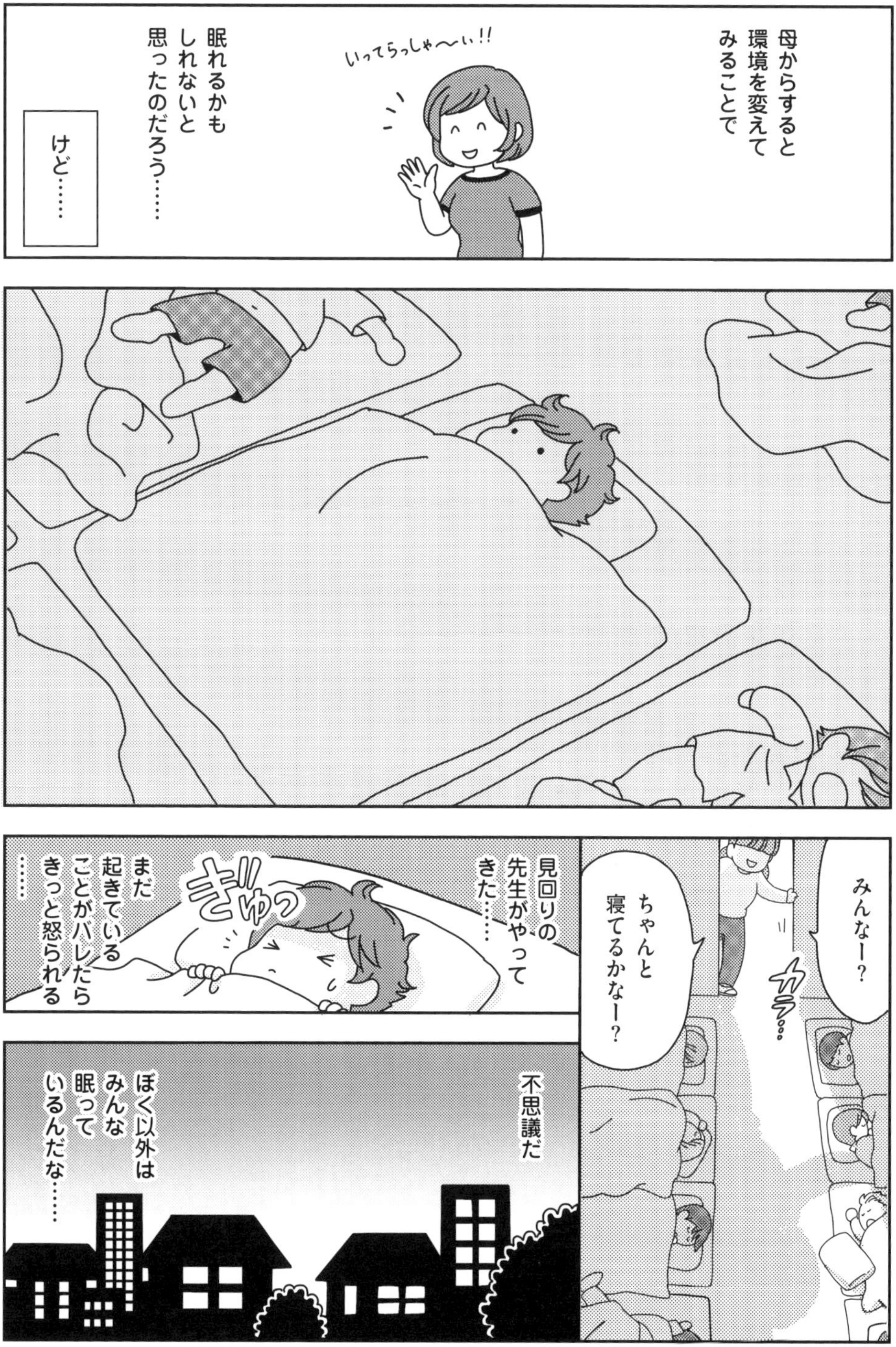
母からすると環境を変えてみることで
いってらっしゃ〜い!!
眠れるかもしれないと思ったのだろう……
けど……
みんなー?
ガラ
ちゃんと寝てるかなー?
見回りの先生がやってきた……
ぎゅっ
まだ起きていることがバレたらきっと怒られる
……
不思議だ
ぼく以外はみんな眠っているんだな……

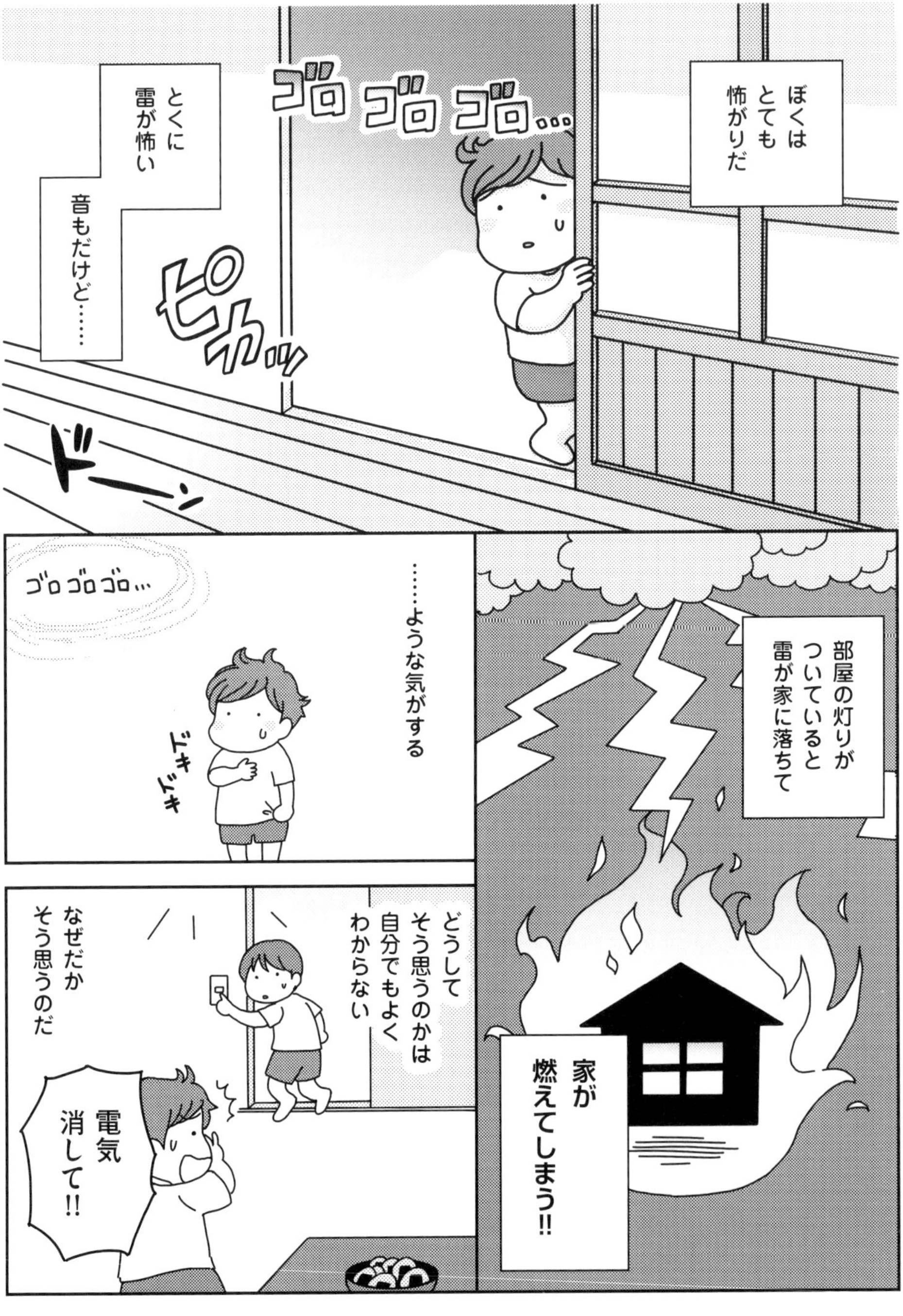
ぼくはとても怖がりだ
ゴロゴロゴロ…
とくに雷が怖い
音もだけど……
ピカッ
ドーン
部屋の灯りがついていると雷が家に落ちて
家が燃えてしまう!!
……ような気がする
ゴロゴロゴロ…
ドキドキ
どうしてそう思うのかは自分でもよくわからない
なぜだかそう思うのだ
電気消して!!

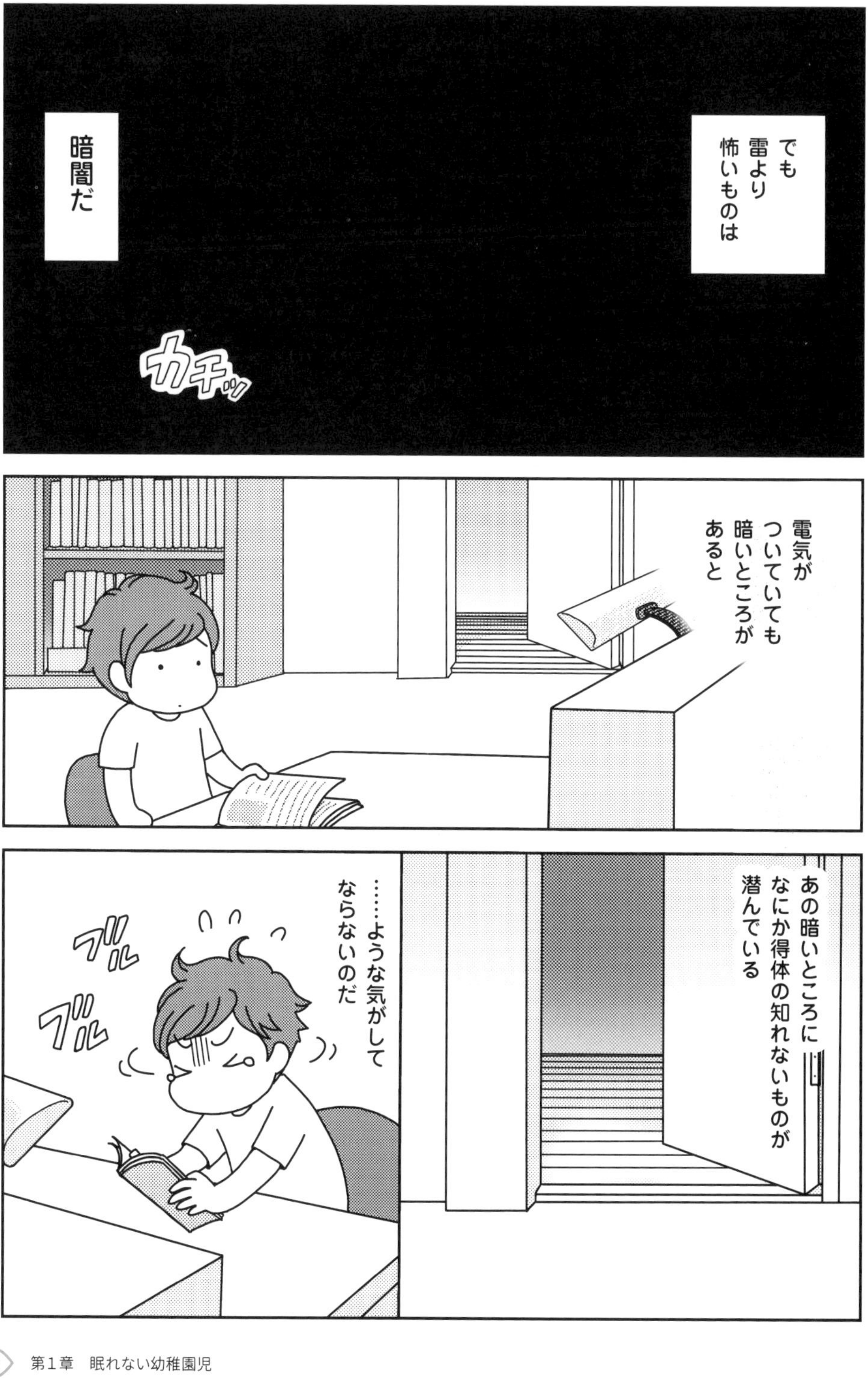
でも
雷より
怖いものは
暗闇だ
カチッ
電気が
ついていても
暗いところが
あると
あの暗いところに
なにか得体の知れないものが
潜んでいる
……ような気がして
ならないのだ
ブル
ブル

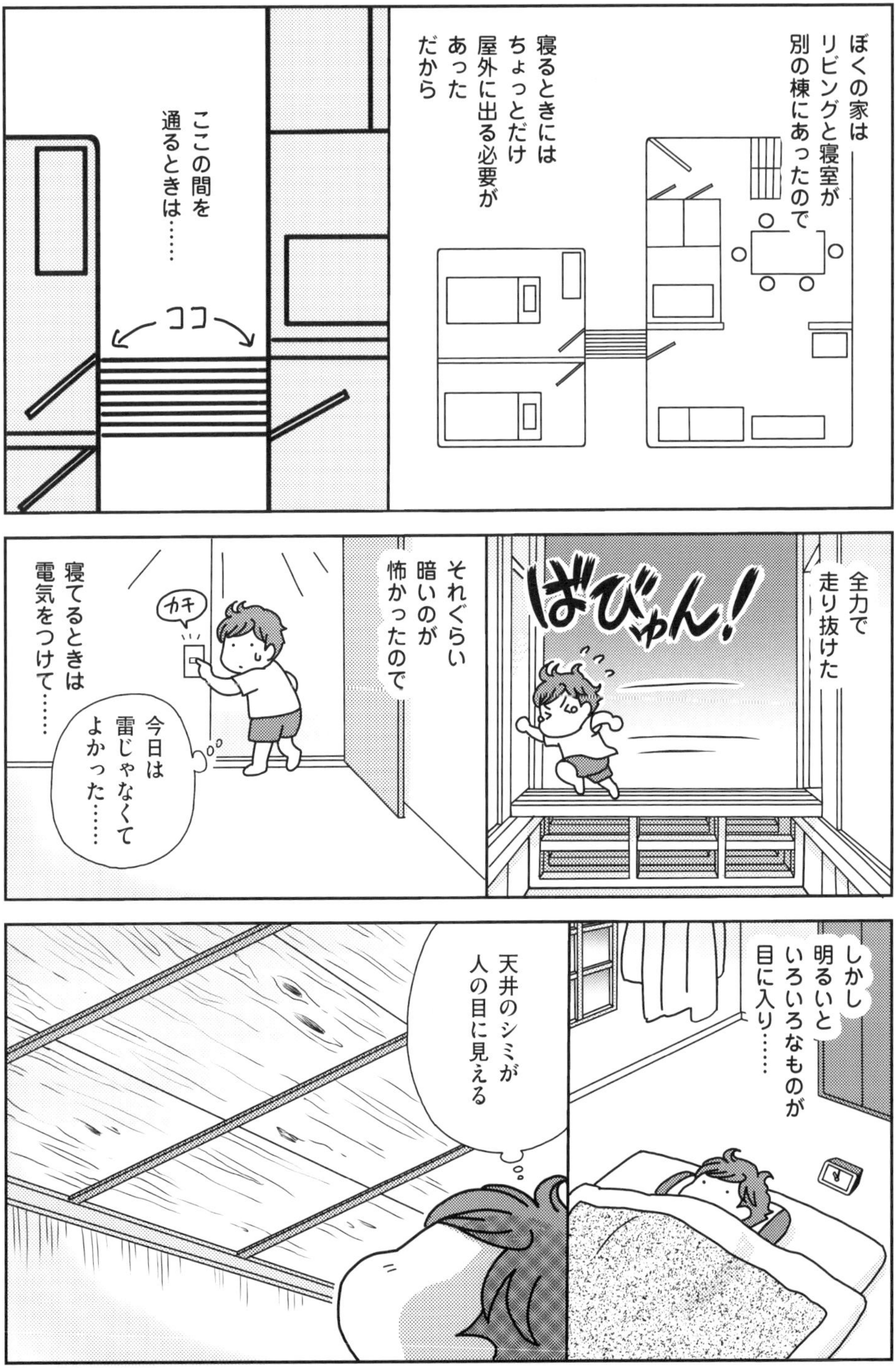
ぼくの家は
リビングと寝室が
別の棟にあったので
寝るときには
ちょっとだけ
屋外に出る必要が
あった
だから
ここの間を
通るときは……
ココ
全力で
走り抜けた
ばびゅん！
それぐらい
暗いのが
怖かったので
カチ
寝てるときは
電気をつけて……
今日は
雷じゃなくて
よかった……
しかし
明るいと
いろいろなものが
目に入り……
天井のシミが
人の目に見える

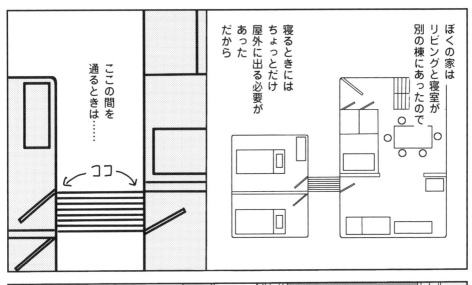

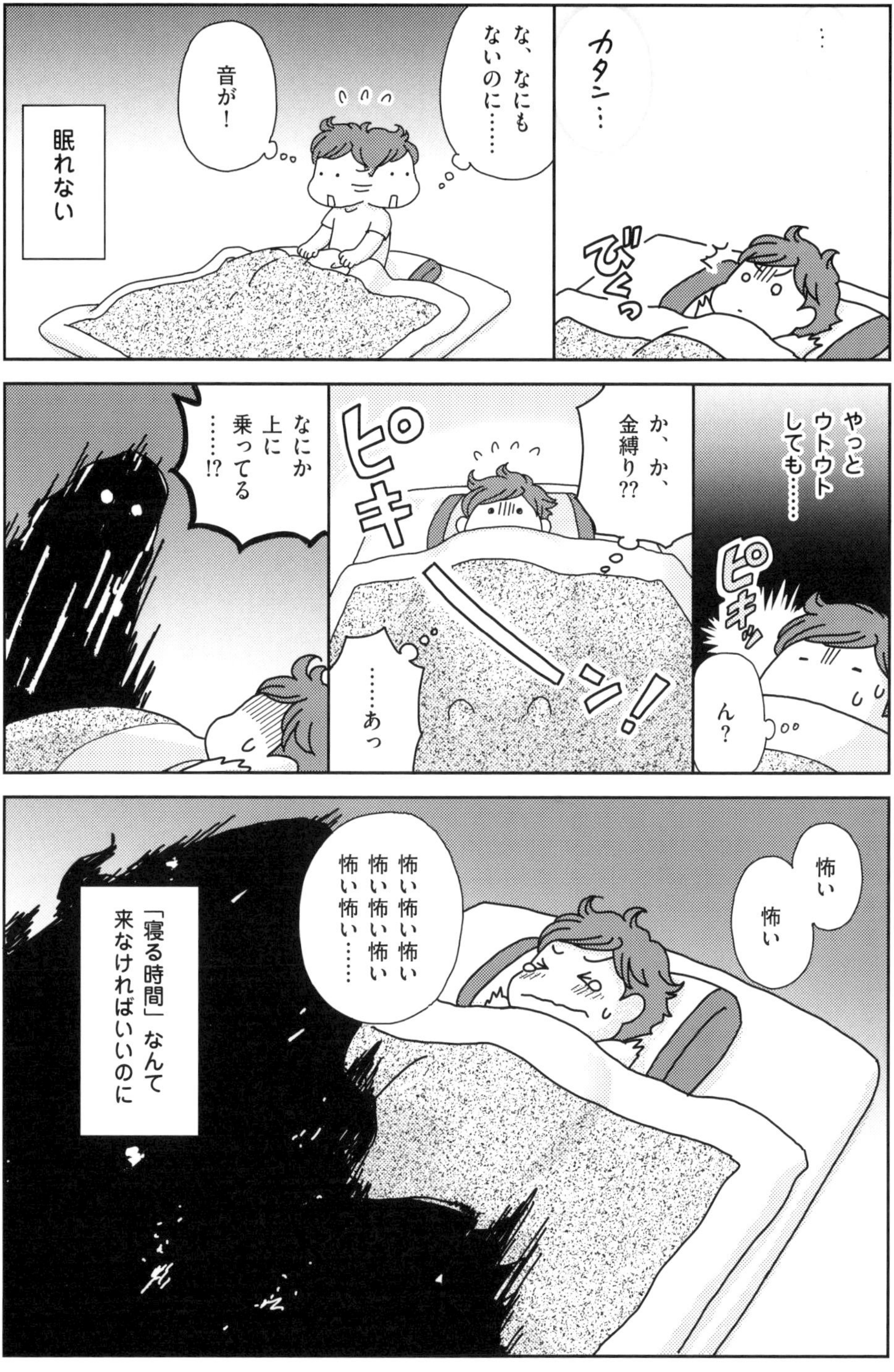
……
カタン…
びくっ
な、なにもないのに……
音が！
眠れない
やっとウトウトしても……
ピキッ
ん？
か、か、金縛り??
ピキーン！
……あっ
なにか上に乗ってる……!?
怖い
怖い
怖い怖い怖い怖い怖い怖い怖い怖い……
「寝る時間」なんて来なければいいのに

岡島先生の 解説①

不眠症ってなに？

睡眠を考えるうえで大切な3つのポイント

①量：実際に眠れている睡眠時間のこと。量が低下すると睡眠不足・睡眠負債（慢性的な睡眠不足のこと）となります。睡眠時間には個人差があるので、必要な量の明確な基準はありません。日中の強い眠気が続く場合は、「量」の低下が考えられます。

②質：寝つきのよさや目が覚めずに継続して眠れること。寝つきが悪くなったり、途中で何度も目が覚めて、再入眠がむずかしくなると、「質」の低下が考えられます。

③リズム：本来持っている睡眠覚醒リズム（朝型、夜型）、生活習慣による規則的な就床―起床時間のこと。日中の昼寝や休日の寝だめ、夜更かしなどによって、就床―起床時間が不規則になると、睡眠覚醒リズムが乱れます。

この3つのうち、とくに②「質」の低下が不眠症に深く関わってきます。

不眠症とは？

不眠症の症状には、寝つけない（入眠困難）、途中で何回も目が覚めて、再度寝つくのに時間がかかる（中途覚醒）、ふだんよりも数時間早く目が覚めてしまい、その後眠れない（早朝覚醒）があります。日本では、5人

■良質な睡眠のための３つのバランス

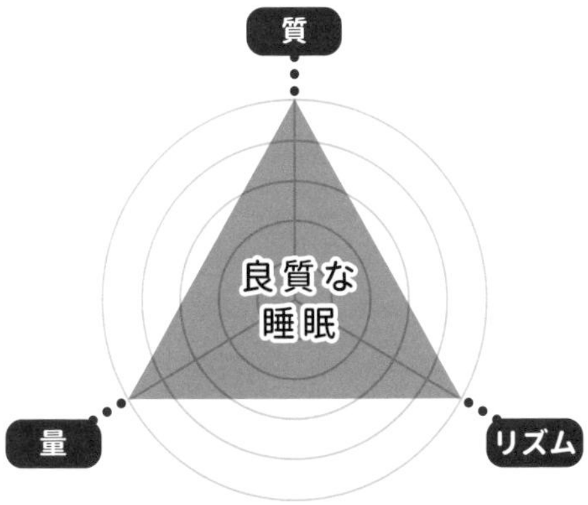

に1人が不眠症状に悩んでいることが明らかにされていて、そのうちの10％程度の人が日常生活にも支障が出てしまっています。

不眠症は、働き盛り世代と高齢期に発生しやすくなり、加齢とともに増加していきます。また、その割合は女性の方が多いと言われています。

不眠症の種類

これらの不眠症状は、急性期と慢性期に分けられます。

●急性期

対人関係や生活の中で強いストレスを受けることで一時的に生じる不眠症です。急性期の不眠症は、ある日突然まったく眠れなくなります。一時的ですが、数日間はまったくといっていいほど眠れないため、「質」に加えて「量」も低下します。その後、じょじょに眠れるようになっていきます。これは生物として備わっている適応反応であると考えられています。

「質」と「量」の低下というダブルパンチによって、集中できない、ふらふらするなど、日常生活にも支障が出てしまいます。これまで当たり前のように寝ていたのに、突然眠れなくなることで「眠れない恐怖」が心に刻まれ

■不眠症の種類と経過

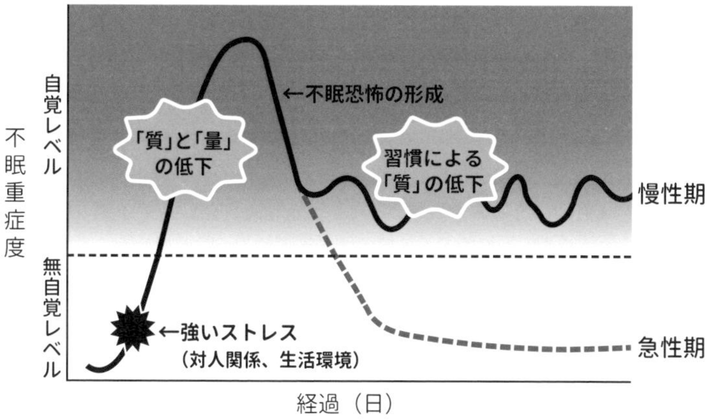
不眠重症度
自覚レベル
無自覚レベル
「質」と「量」の低下
←不眠恐怖の形成
習慣による「質」の低下
慢性期
←強いストレス（対人関係、生活環境）
急性期
経過（日）

てしまうと、慢性期に突入します。

●**慢性期**

「質」の低下がメインであり、「量」はそれほど支障をきたしません。そのため、日常生活への支障もあまりないことが多いのです。それにもかかわらず、眠ることに囚われてしまうため、「今日は眠れるかな」「眠れないと明日きついぞ」といった不安や焦りから、早めに寝床に入ってみたり、途中で目が覚めたときに時計を見て時間を確認してみたりします。このような考えや振る舞いは、結果的に不眠感を強めてしまいます。つまり、根本的な原因は現在の不眠症状ではなく、眠れない恐怖をもたらしたそのときの記憶です。しかし、記憶を消すことはできないため、悪循環から抜け出せなくなってしまいます。

慢性期の特徴

慢性期に入ってしまうと、自然に治ることはほとんどないことがわかっています。その理由は、不眠につながる習慣を続けてしまうからです。次のような習慣には注意が必要です。

- **眠りに関連した「モノ」を避ける**（例：寝床で寝るのが怖くてソファで寝る）
- **眠れていないことを確認してしまう**（例：時計を何度も確認してしまう）
- **がんばって寝ようとする**（例：早く寝床につく、羊を数える）
- **不眠を維持する行為を続けてしまう**（例：寝る前にお酒を飲む、活動予定をキャンセルする）

いずれも、「眠るためにと思って」している習慣ですが、結果的にはすべて逆効果です。そのため、慢性期から抜け出すためには、これまで続けてきた睡眠のための習慣を今一度見直す必要があります。

第2章

「ずる休み」疑惑がかかった小学生時代

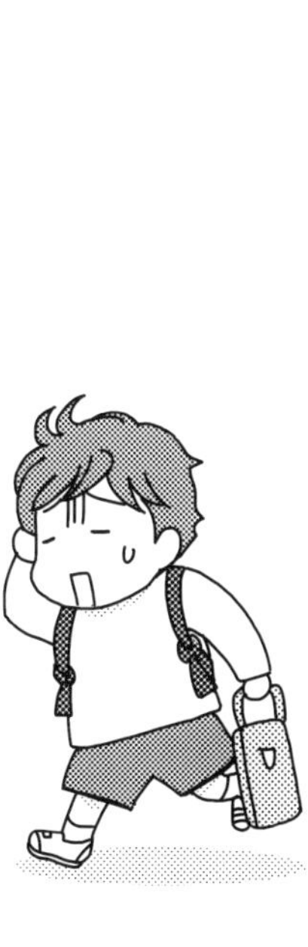

③ ブルーマンデーな小学生

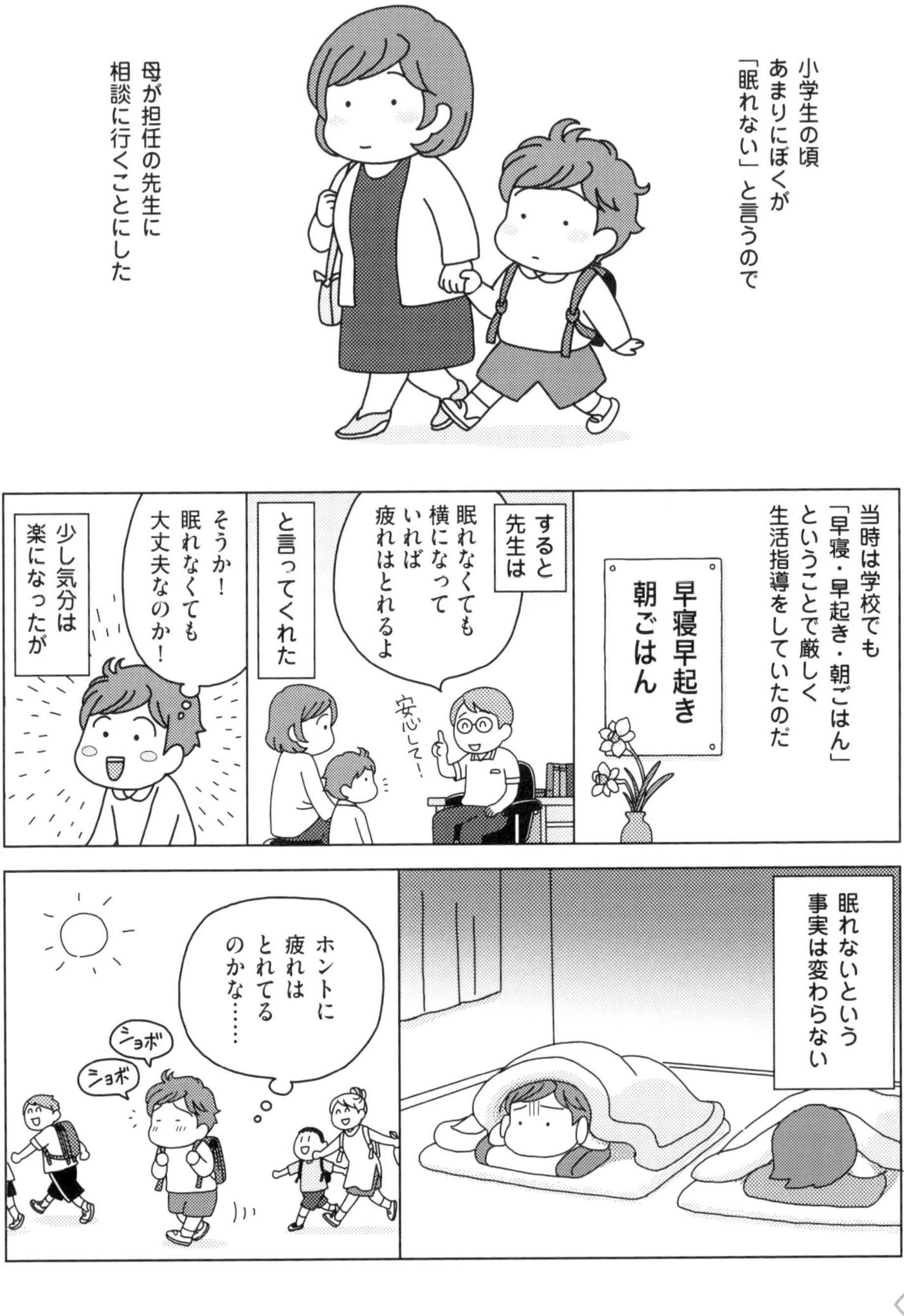
小学生の頃
あまりにぼくが
「眠れない」と言うので
母が担任の先生に
相談に行くことにした
当時は学校でも
「早寝・早起き・朝ごはん」
ということで厳しく
生活指導をしていたのだ
早寝早起き
朝ごはん
すると
先生は
眠れなくても
横になって
いれば
疲れはとれるよ
安心して!
と言ってくれた
そうか!
眠れなくても
大丈夫なのか!
少し気分は
楽になったが
眠れないという
事実は変わらない
ホントに
疲れは
とれてる
のかな……
ショボ
ショボ

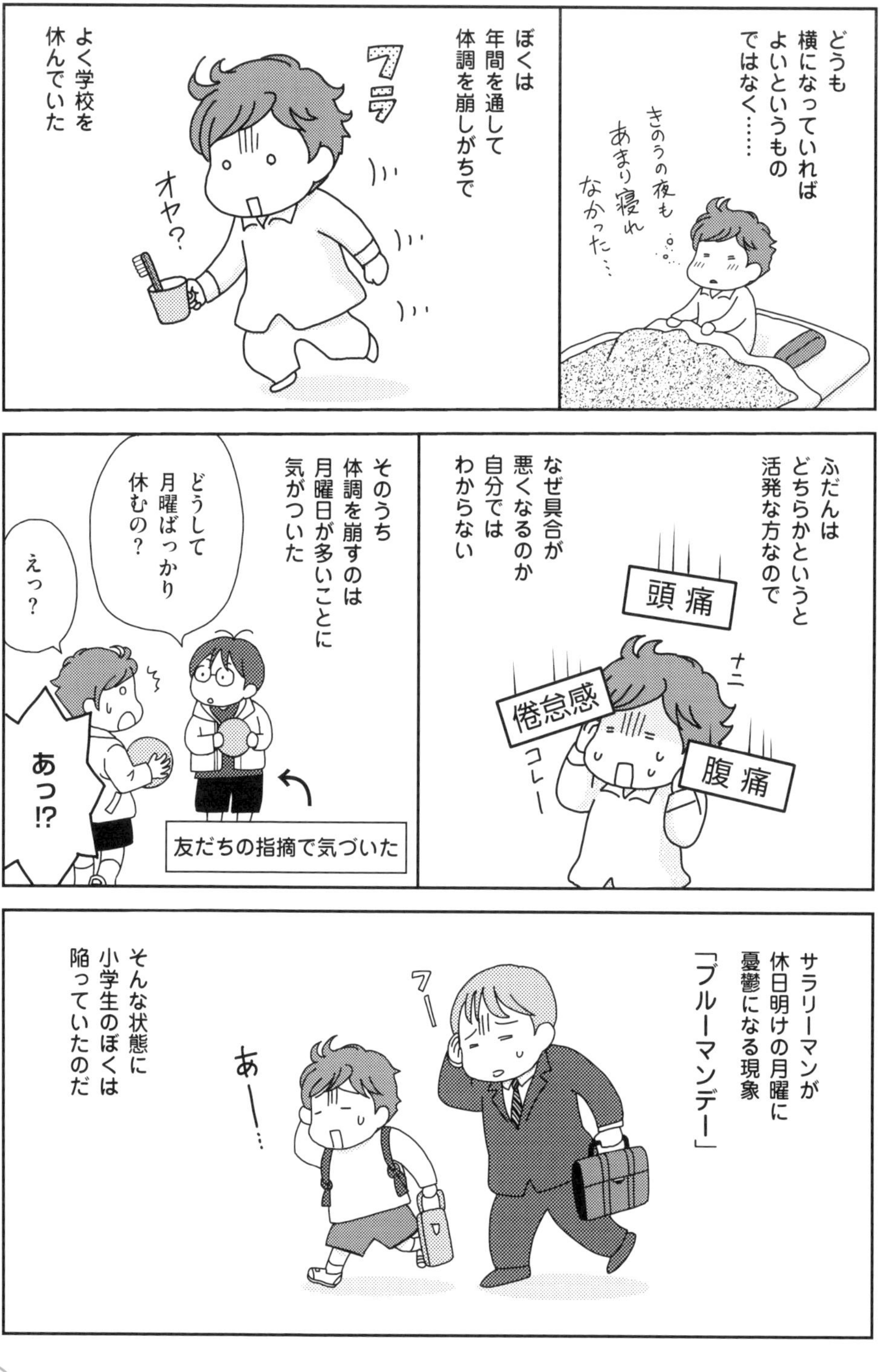
どうも横になっていればよいというものではなく……
きのうの夜もあまり寝れなかった…
ぼくは年間を通して体調を崩しがちで
よく学校を休んでいた
フラ
オヤ?
ふだんはどちらかというと活発な方なので
なぜ具合が悪くなるのか自分ではわからない
頭痛
倦怠感
腹痛
ナニ
コレー
そのうち体調を崩すのは月曜日が多いことに気がついた
どうして月曜ばっかり休むの?
えっ?
あっ!?
友だちの指摘で気づいた
サラリーマンが休日明けの月曜に憂鬱になる現象「ブルーマンデー」
フー
あー…
そんな小学生のぼくは陥っていたのだ

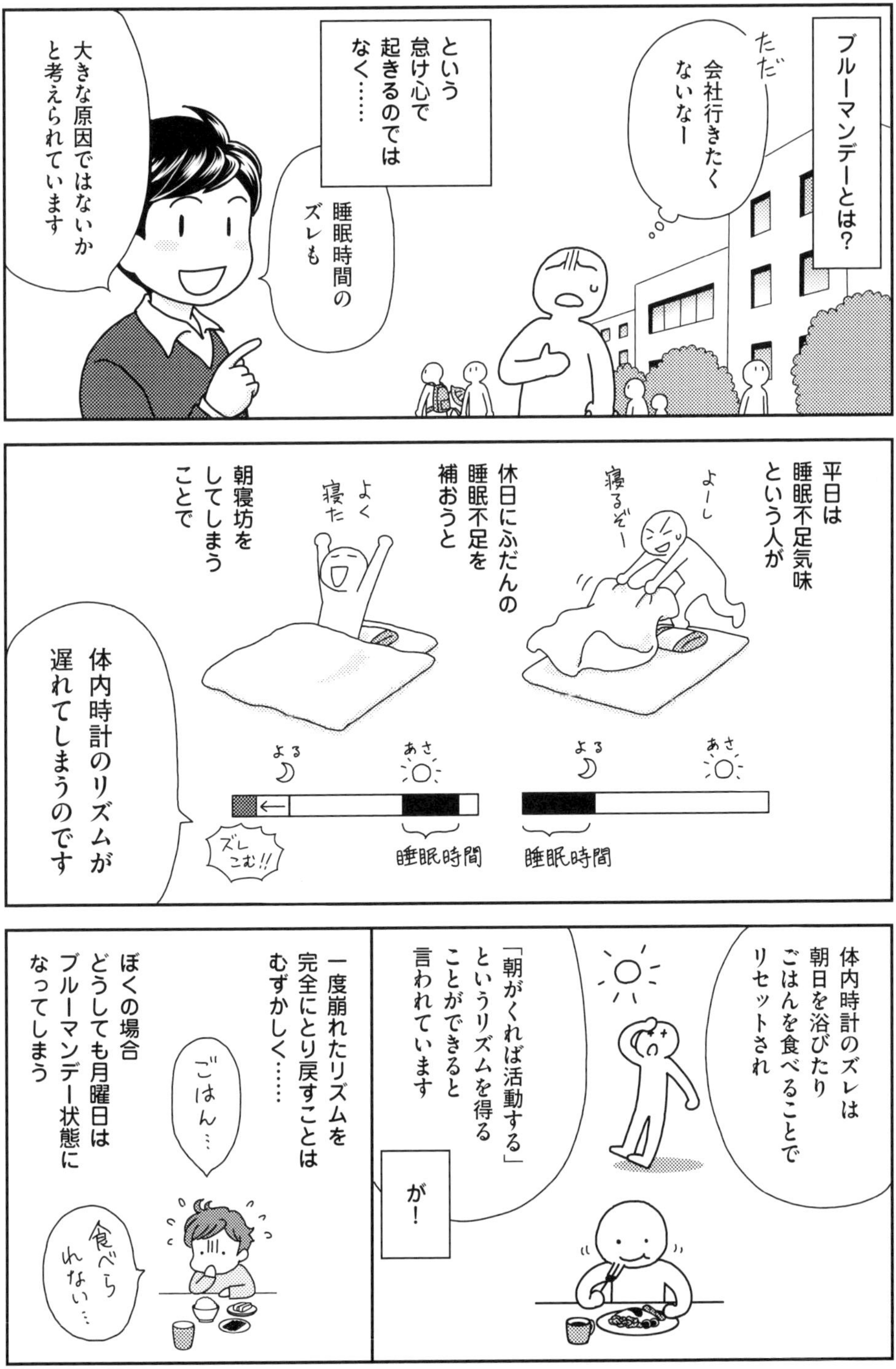

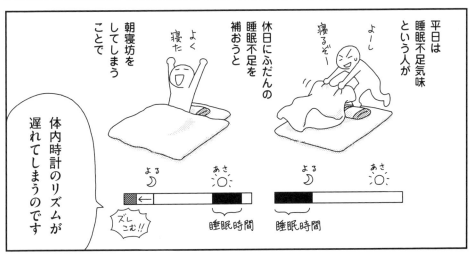

ブルーマンデーとは？
ただ
会社行きたくないなー
という怠け心で起きるのではなく……
睡眠時間のズレも
大きな原因ではないかと考えられています
平日は睡眠不足気味という人が
よーし寝るぞー
休日にふだんの睡眠不足を補おうと
よく寝た
朝寝坊をしてしまうことで
体内時計のリズムが遅れてしまうのです
あさ
よる
睡眠時間
あさ
よる
睡眠時間
ズレこむ!!
体内時計のズレは朝日を浴びたりごはんを食べることでリセットされ
「朝がくれば活動する」というリズムを得ることができると言われています
が！
一度崩れたリズムを完全にとり戻すことはむずかしく……
ごはん…
ぼくの場合どうしても月曜日はブルーマンデー状態になってしまう
食べられない…

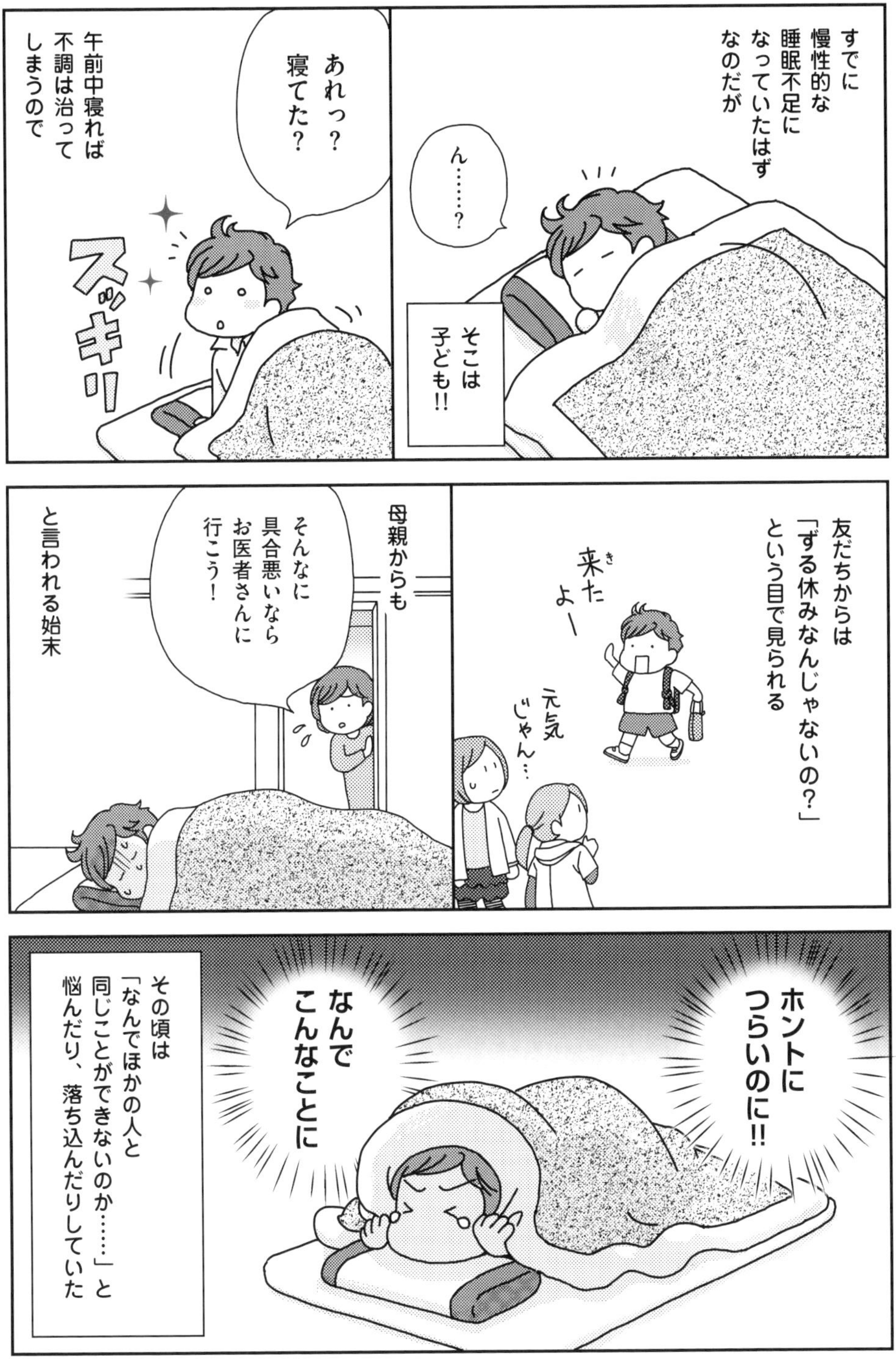
すでに慢性的な睡眠不足になっていたはずなのだが
ん……？
そこは子ども!!
あれっ？寝てた？
午前中寝れば不調は治ってしまうので
スッキリ
友だちからは「ずる休みなんじゃないの？」という目で見られる
来《き》たよー
元気じゃん…
母親からも
そんなに具合悪いならお医者さんに行こう！
と言われる始末
ホントにつらいのに!!
なんでこんなことに
その頃は「なんでほかの人と同じことができないのか……」と悩んだり、落ち込んだりしていた

④ 小学生にしてドクターショッピング

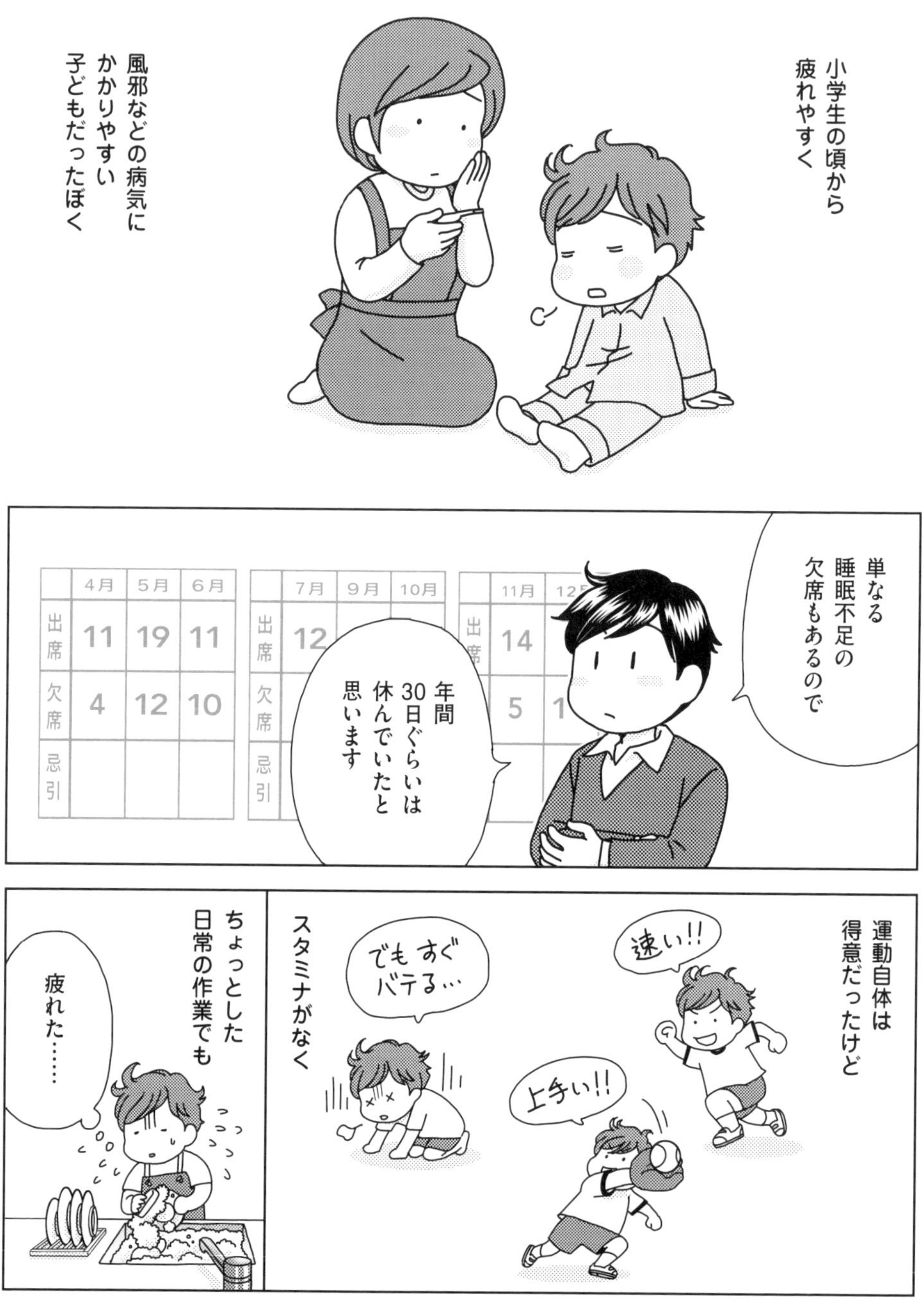

小学生の頃から疲れやすく
風邪などの病気にかかりやすい子どもだったぼく
単なる睡眠不足の欠席もあるので
年間30日ぐらいは休んでいたと思います
4月 5月 6月
出席 11 19 11
欠席 4 12 10
忌引
7月 9月 10月
出席 12
欠席
忌引
11月
出席 14
欠席 5
運動自体は得意だったけど
速い!!
上手い!!
スタミナがなく
でもすぐバテる…
ちょっとした日常の作業でも
疲れた……

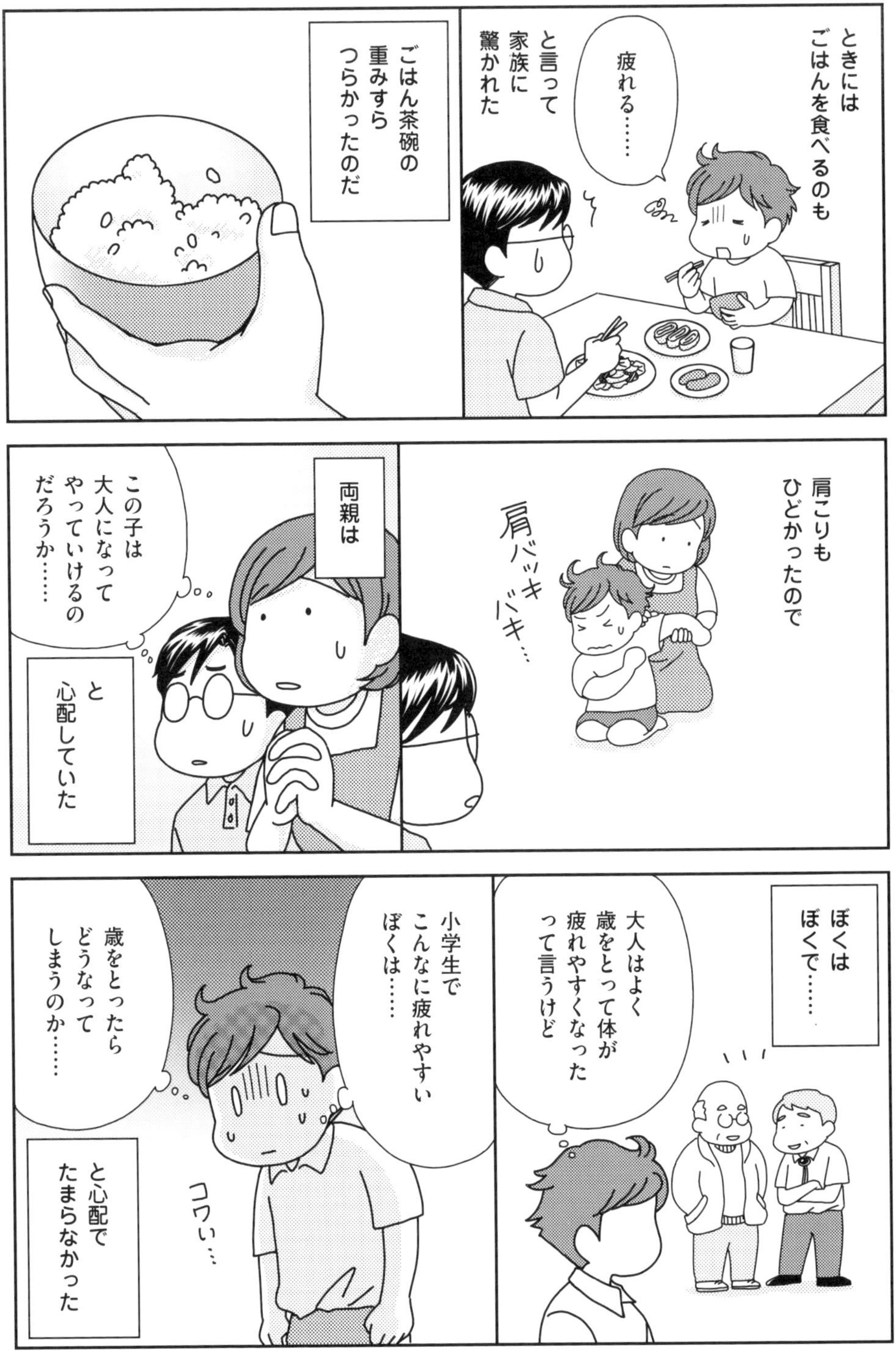
ときには
ごはんを食べるのも
疲れる……
と言って
家族に
驚かれた
ごはん茶碗の
重みすら
つらかったのだ
肩こりも
ひどかったので
肩バッキバキ…
両親は
この子は
大人になって
やっていけるの
だろうか……
と
心配していた
ぼくは
ぼくで……
大人はよく
歳をとって体が
疲れやすくなった
って言うけど
小学生で
こんなに疲れやすい
ぼくは……
歳をとったら
どうなって
しまうのか……
コワい…
と心配で
たまらなかった

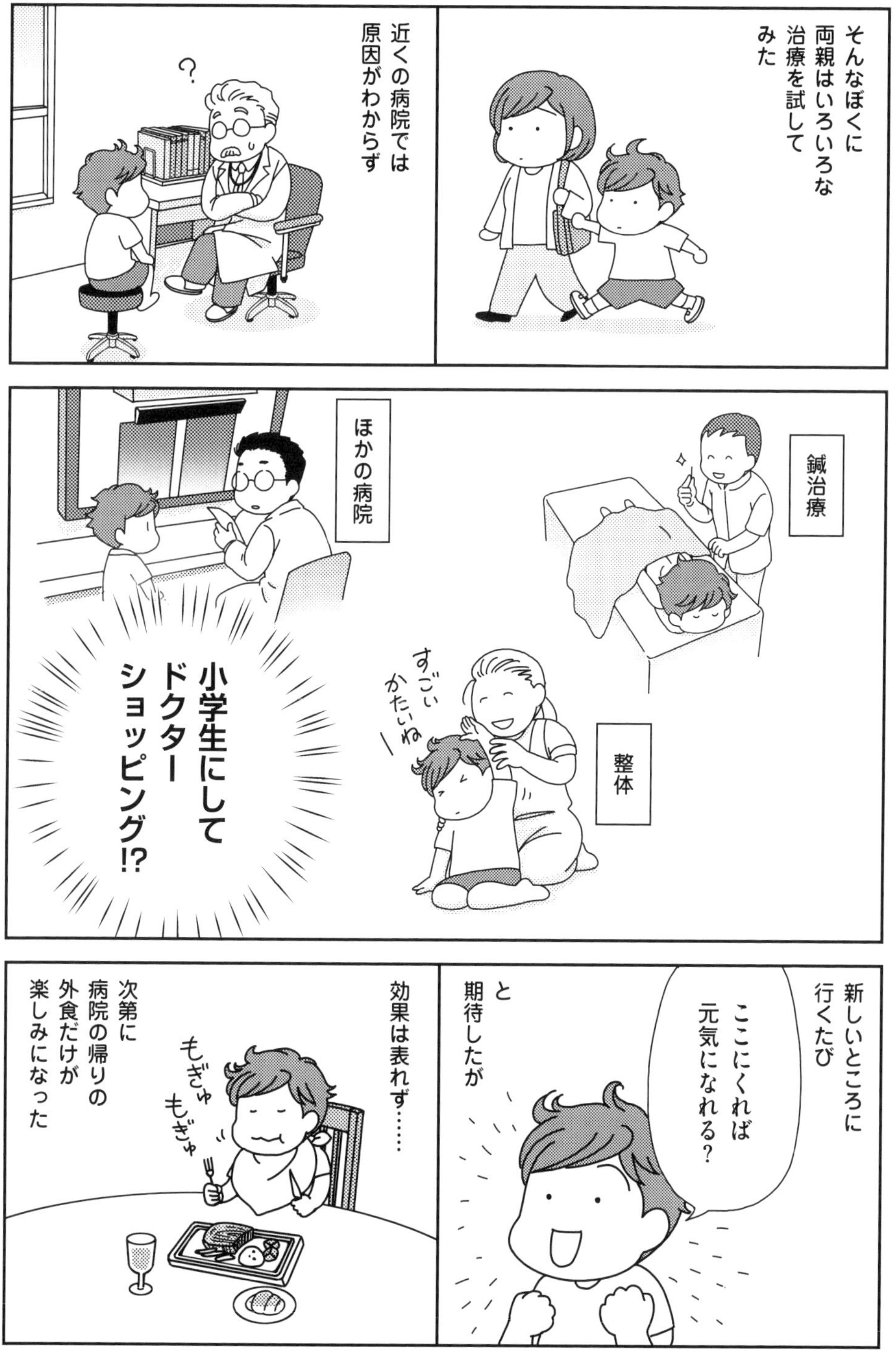

そんなぼくに
両親はいろいろな
治療を試して
みた
近くの病院では
原因がわからず
？
鍼治療
整体
すごい
かたいね
ほかの病院
小学生にして
ドクター
ショッピング!?
新しいところに
行くたび
ここにくれば
元気になれる？
と
期待したが
効果は表れず……
もぎゅ
もぎゅ
次第に
病院の帰りの
外食だけが
楽しみになった

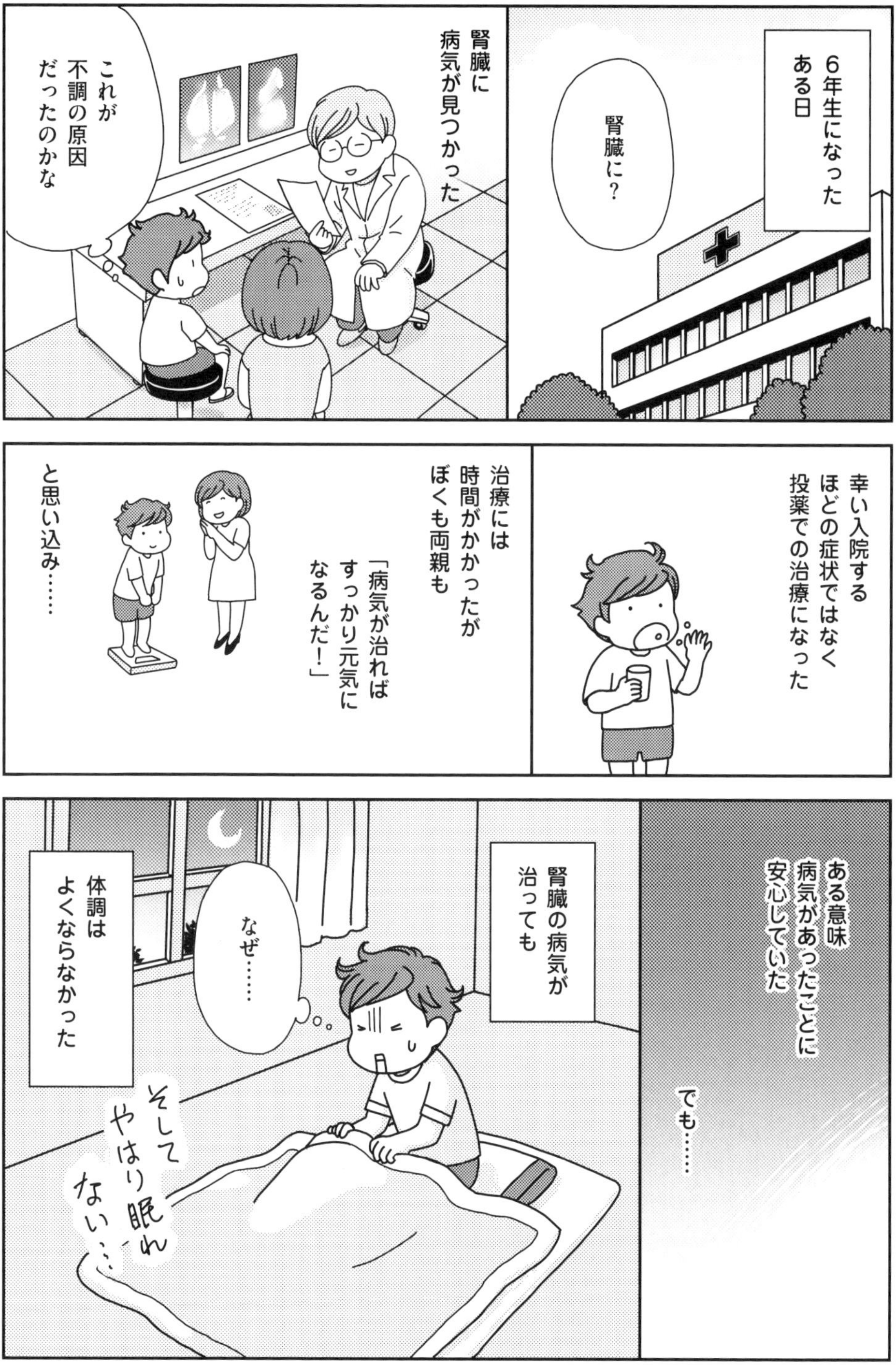
6年生になった
ある日
腎臓に？
腎臓に
病気が見つかった
これが
不調の原因
だったのかな
幸い入院する
ほどの症状ではなく
投薬での治療になった
治療には
時間がかかったが
ぼくも両親も
「病気が治れば
すっかり元気に
なるんだ！」
と思い込み……
ある意味
病気があったことに
安心していた
でも……
腎臓の病気が
治っても
なぜ……
体調は
よくならなかった
そして
やはり眠れ
ない……

⑤ 毎日峠越え!? 運動大好きな子どもだった

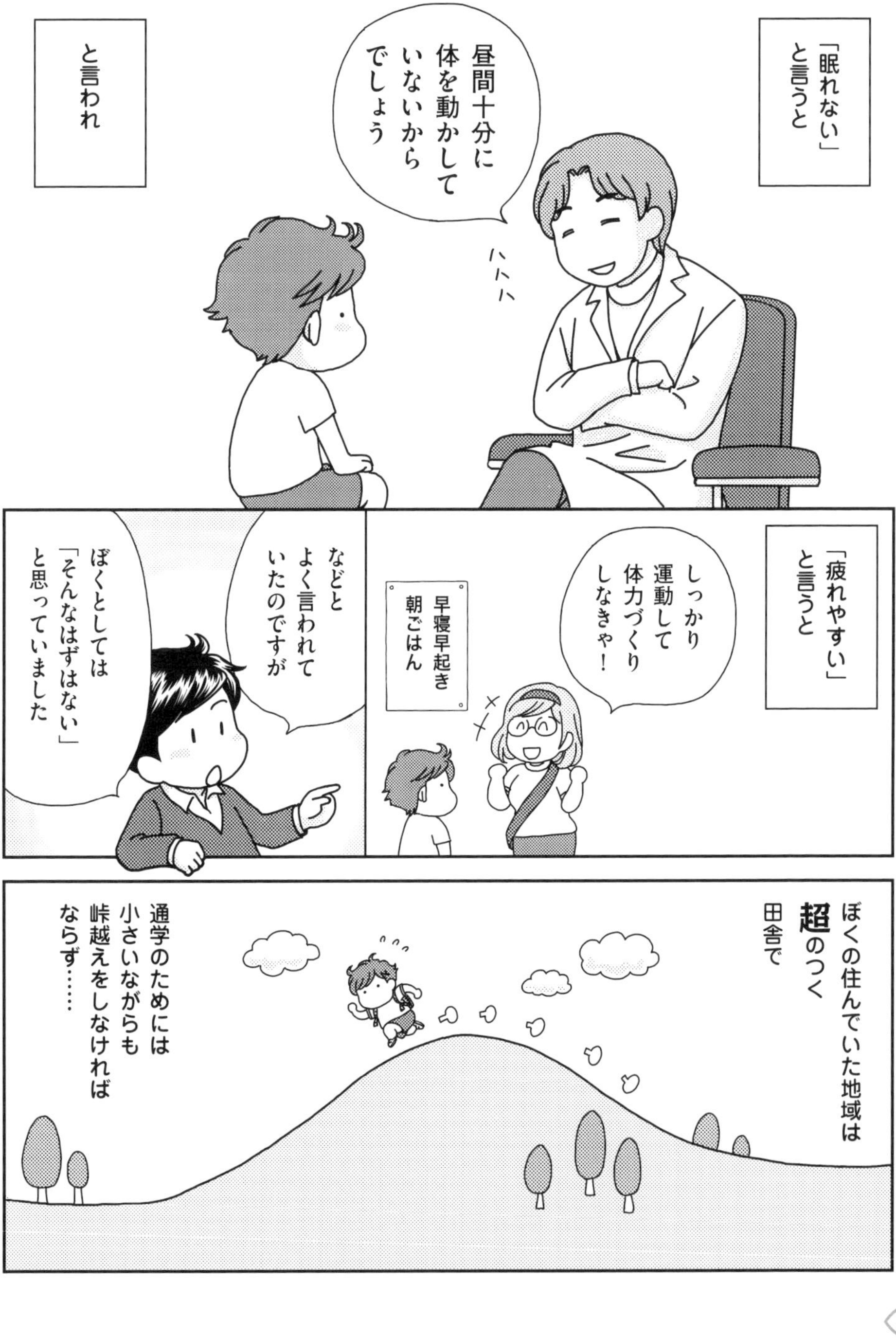
「眠れない」と言うと
昼間十分に体を動かしていないからでしょう
ハハハ
と言われ
「疲れやすい」と言うと
しっかり運動して体力づくりしなきゃ！
早寝早起き 朝ごはん
などとよく言われていたのですが
ぼくとしては「そんなはずはない」と思っていました
ぼくの住んでいた地域は**超**のつく田舎で
通学のためには小さいながらも峠越えをしなければならず……

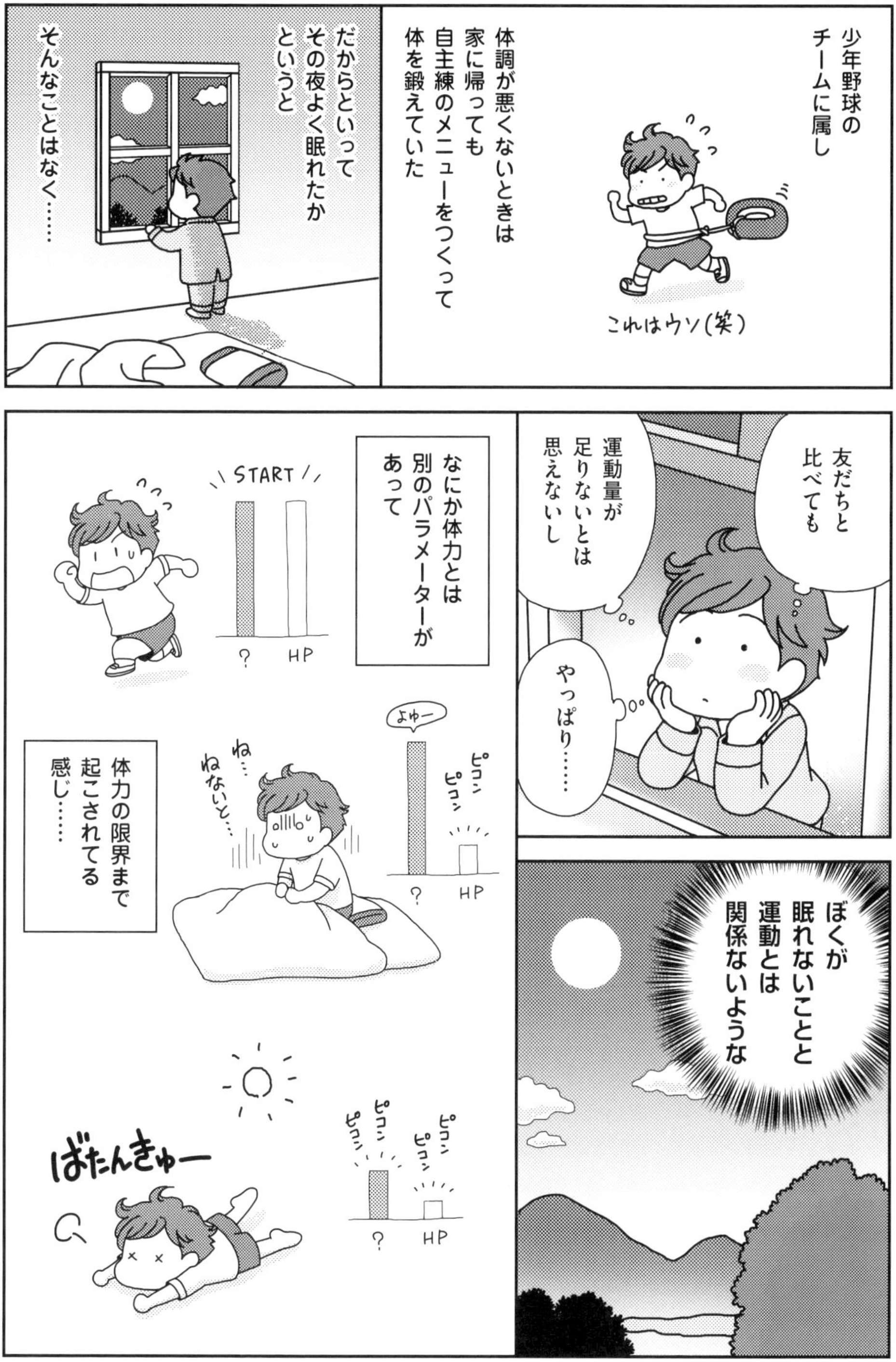
少年野球のチームに属し
これはウソ(笑)
体調が悪くないときは家に帰ってでも自主練のメニューをつくって体を鍛えていた
だからといってその夜よく眠れたかというと
そんなことはなく……
友だちと比べても
運動量が足りないとは思えないし
やっぱり……
ぼくが眠れないことと運動とは関係ないような
なにか体力とは別のパラメーターがあって
START
?
HP
よゆー
ピコン
ピコン
ね…
ねないと…
体力の限界まで起こされてる感じ……
ばたんきゅー
ピコン
ピコン
ピコン
ピコン
?
HP

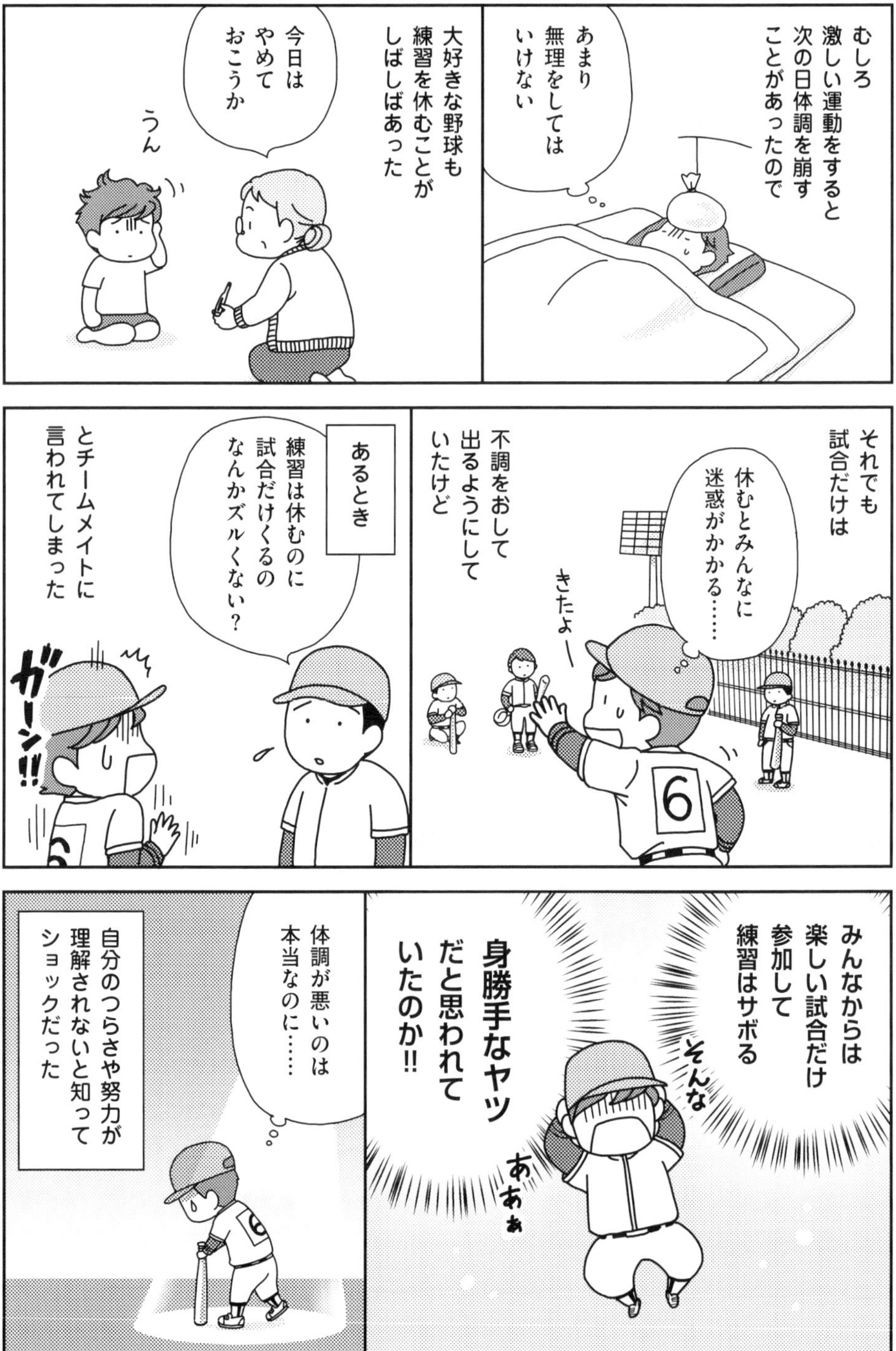

むしろ
激しい運動をすると
次の日体調を崩す
ことがあったので
あまり
無理をしては
いけない
大好きな野球も
練習を休むことが
しばしばあった
今日は
やめて
おこうか
うん
それでも
試合だけは
休むとみんなに
迷惑がかかる……
不調をおして
出るようにして
いたけど
きたよー
あるとき
練習は休むのに
試合だけくるの
なんかズルくない？
とチームメイトに
言われてしまった
ガーン!!
みんなからは
楽しい試合だけ
参加して
練習はサボる
身勝手なヤツ
だと思われて
いたのか!!
そんな
あぁぁ
体調が悪いのは
本当なのに……
自分のつらさや努力が
理解されないと知って
ショックだった

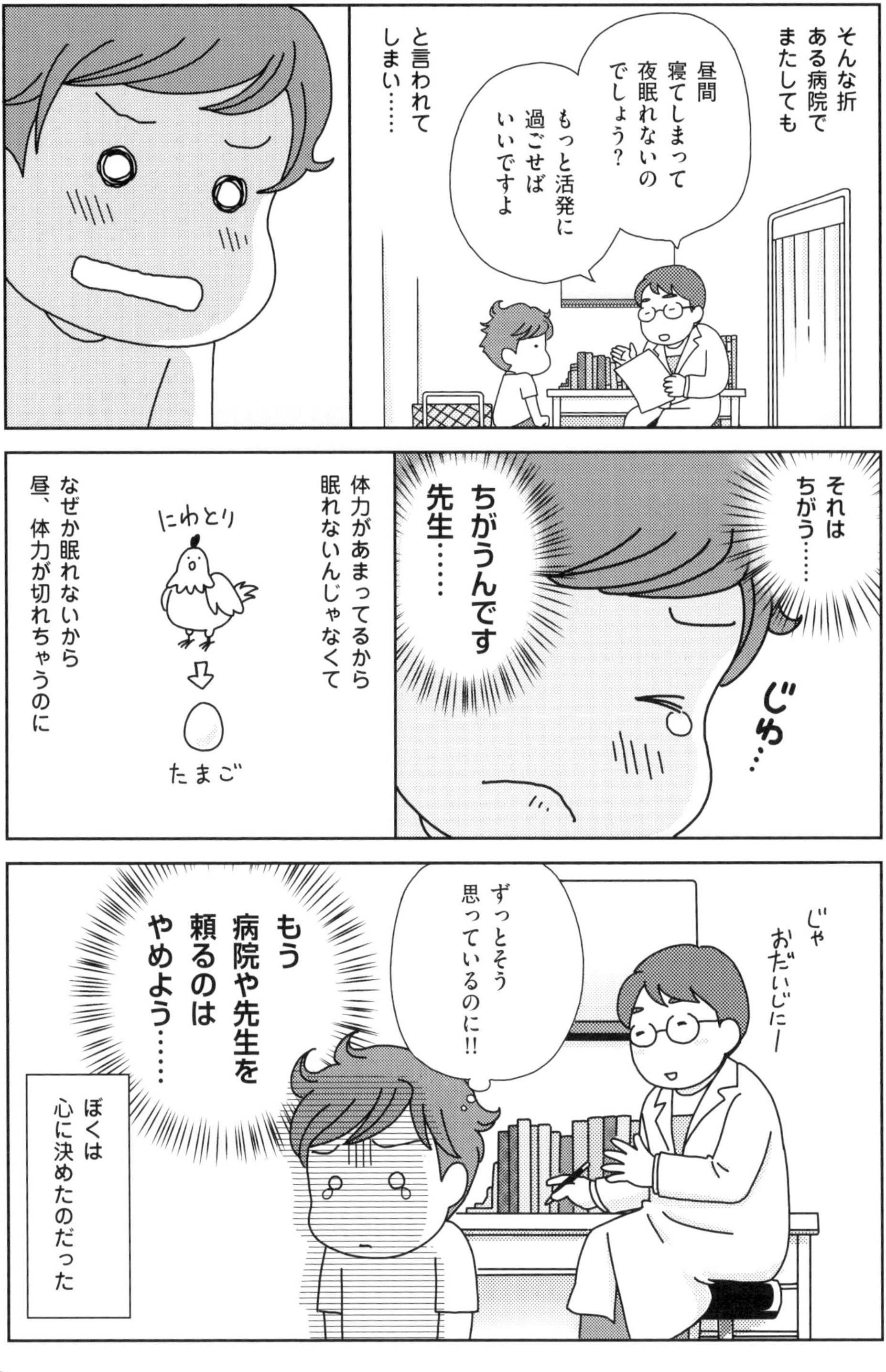
そんな折 ある病院で またしても
昼間 寝てしまって 夜眠れないの でしょう? もっと活発に 過ごせば いいですよ
と言われて しまい……
それは ちがう……
ちがうんです 先生……
じわ…
体力があまってるから 眠れないんじゃなくて
にわとり
たまご
なぜか眠れないから 昼、体力が切れちゃうのに
じゃ おだいじにー
ずっとそう 思っているのに!!
もう 病院や先生を 頼るのは やめよう……
ぼくは 心に決めたのだった

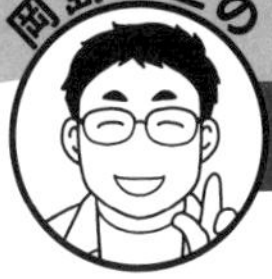

岡島先生の 解説②

不眠症と間違われやすい睡眠障害

「睡眠障害」というと不眠症が有名ですが、ほかにも80種類以上の病名があります。困り感として多いのは、「寝つけない」「途中で目が覚める」「朝早く目が覚める」「よく寝た感じがしない」「日中とても眠い」の5つに集約されます。このような困り感を訴える睡眠障害のうち、不眠症以外のものについて紹介しましょう。

●**睡《すい》眠《みん》覚《かく》醒《せい》相《そう》後《こう》退《たい》障《しょう》害《がい》**：いわゆる夜型の人で、「リズム」が乱れている状態です。どんなに早く寝床に入っても眠るのはたいてい深夜〜明け方のため「寝つけない」困り感を強く持ちます。しかも、一度寝つけば一般的な睡眠時間は眠れるので、「朝起きられない」という困り感も同時に持っています。午前中よりも夕方以降の方が調子がいいと感じます。必要な睡眠時間が確保できれば眠気はありませんが、予定があるときにがんばって朝早く起きると、「量」が低下し、日中の眠気が強くなります。

●**睡《すい》眠《みん》覚《かく》醒《せい》相《そう》前《ぜん》進《しん》障《しょう》害《がい》**：いわゆる朝型の人で、「リズム」が乱れている状態です。20〜22時頃には寝てしまい、その分、早朝に目が覚めます。そのため、「朝早く目が覚める」困り感を強く持ちます。ただ、一般的な睡眠時間は眠れているので、日常生活に支障はありません。

●**睡眠不足症候群**：慢性的な睡眠不足が続いている人で、「量」の低下が顕著です。寝不足なので寝つきはよく、途中で起きる困り感は持っていません。一方で、体の欲求に逆らって起きようとするため、「よく寝た感じがしない」「日中とても眠い」といった困り感を持っています。

●**レストレスレッグス症候群**：夕方以降になると、脚に違和感を感じ動かさずにはいられなくなるのが特徴です。とくに静かに座っていたりするとその特徴が顕著になります。そのため、「量」と「質」が低下し、「寝つけない」「途中で目が覚める」と同時に「よく寝た感じがしない」「日中とても眠い」といった困り感を持ちます。

●**睡眠時無呼吸症候群**：睡眠中の空気の取り込みが上手くいかず、覚醒を頻繁にくり返すため、「量」が低下した状態です。寝ている間は溺れている状態と言ってもよいかもしれません。それにもかかわらず、本人には途中で起きた記憶はほとんどありません。そのため、十分に寝ているはずなのに「よく寝た感じがしない」「日中とても眠い」といった困り感を持ちます。

このように、5つの困り感の中には、さまざまな睡眠障害の可能性が考えられます。睡眠障害は、これ以外にもたくさんありますが、それぞれに合った治療法があります。なかなか症状が改善しない人は睡眠専門クリニックを受診することが解決の糸口になるでしょう。

各睡眠障害に認められる睡眠問題

困り感／睡眠障害	寝つけない	途中で目が覚める	朝早く目が覚める	よく寝た感じがしない	日中とても眠い
不眠障害〔急性期〕	○	○	○	○	○
不眠障害〔慢性期〕	○	○	○	○	△＊1
睡眠覚醒相後退障害	○				○＊2
睡眠覚醒相前進障害			○		
睡眠不足症候群				○	○
レストレスレッグス症候群	○	○		○	○
睡眠時無呼吸症候群				○	○

＊1　一部の不眠障害には日中の眠気がともなうことがある。
＊2　予定（授業、仕事）によって、早起きした場合は、睡眠不足状態となって眠気を訴えることがある。

（岡島、2019より一部改変）

第3章
「ついに不眠卒業 !?」な中学生時代

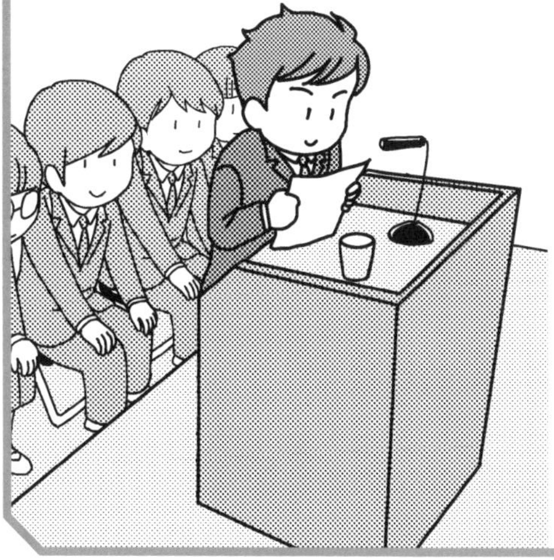

⑥ 人生最大の黄金期が一転……!?

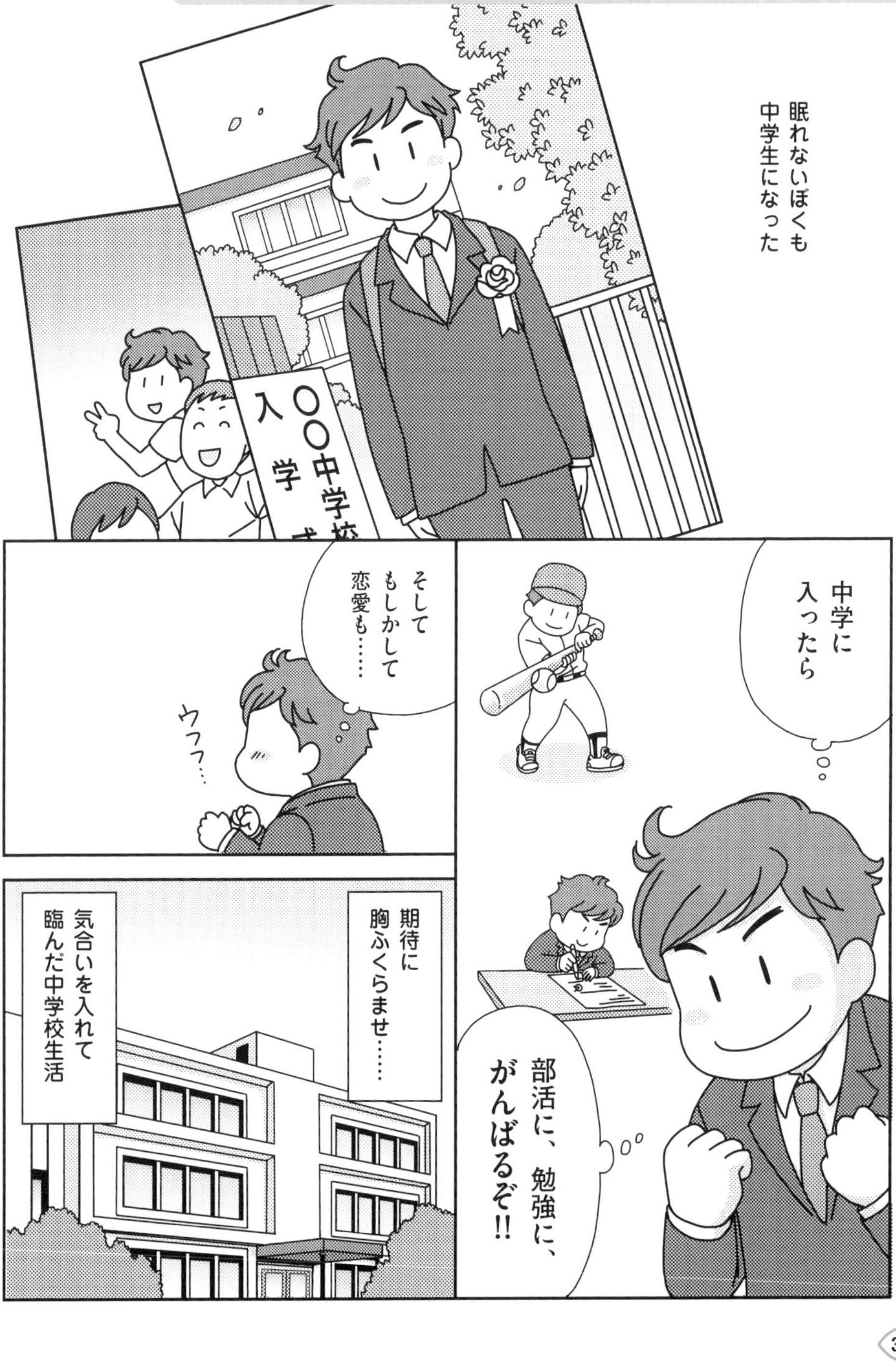

眠れないぼくも中学生になった
〇〇中学校
入学
中学に入ったら
部活に、勉強に、がんばるぞ!!
そしてもしかして恋愛も……
ウフフ…
期待に胸ふくらませ……
気合いを入れて臨んだ中学校生活

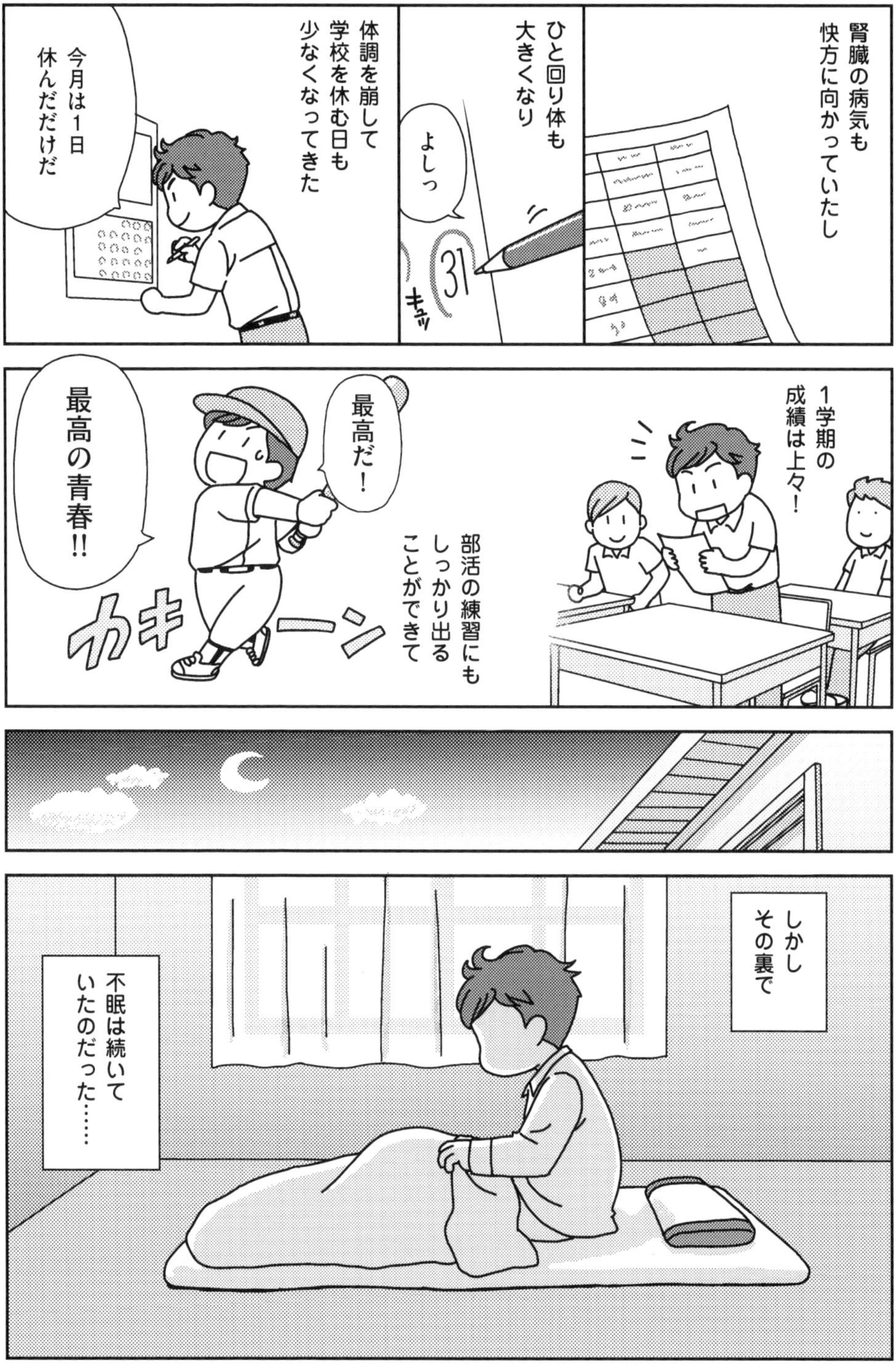

腎臓の病気も快方に向かっていたし
ひと回り体も大きくなり
よしっ
キュッ
体調を崩して学校を休む日も少なくなってきた
今月は1日休んだだけだ
1学期の成績は上々!
部活の練習にもしっかり出ることができて
最高だ!
最高の青春!!
カキーン
しかしその裏で
不眠は続いていたのだった……

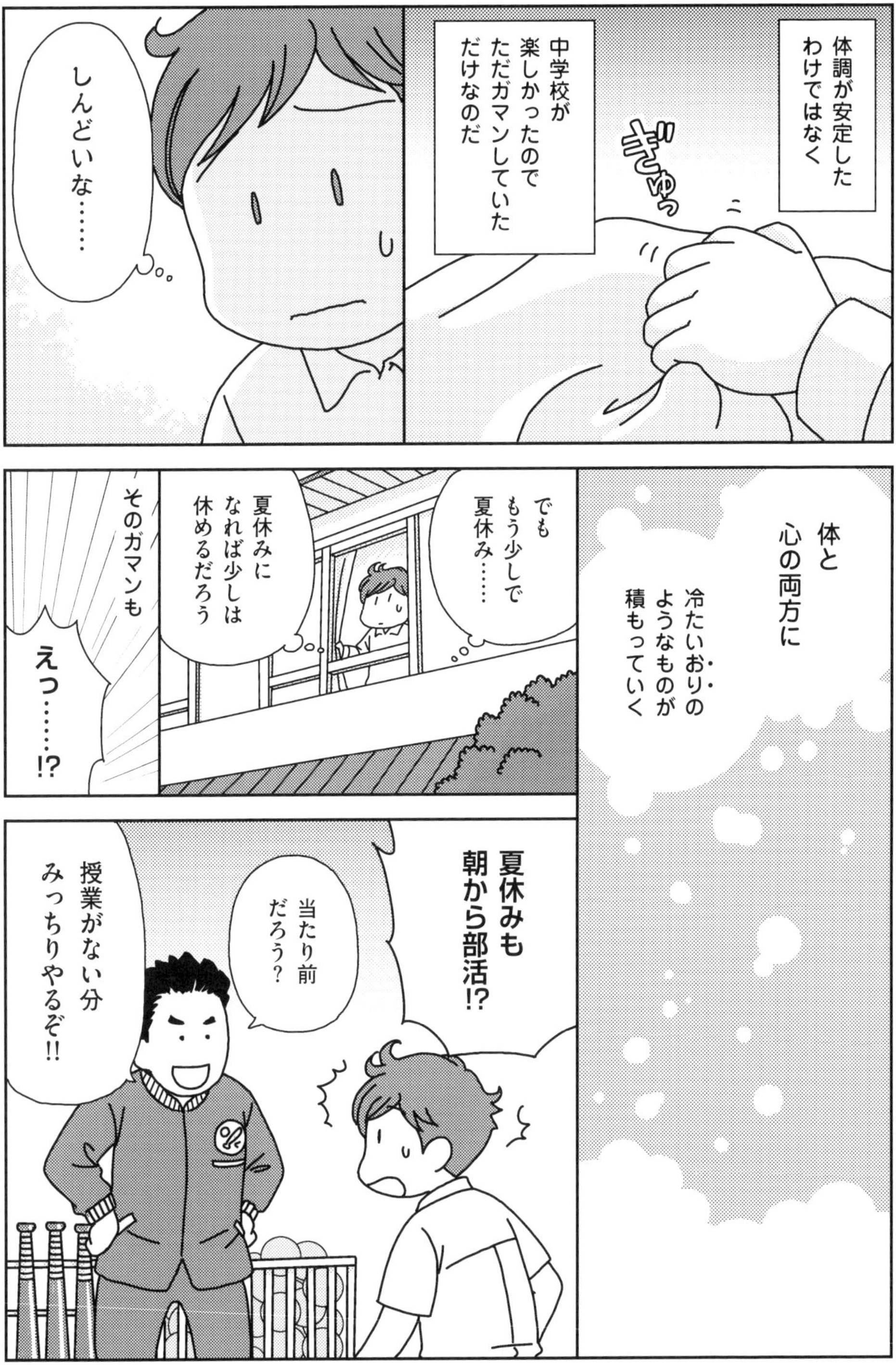
体調が安定したわけではなく
ぎゅっ
中学校が楽しかったのでただガマンしていただけなのだ
しんどいな……
体と心の両方に
冷たいおりのようなものが積もっていく
でももう少しで夏休み……
夏休みになれば少しは休めるだろう
そのガマンも
えっ……!?
夏休みも朝から部活!?
当たり前だろう?
授業がない分みっちりやるぞ!!

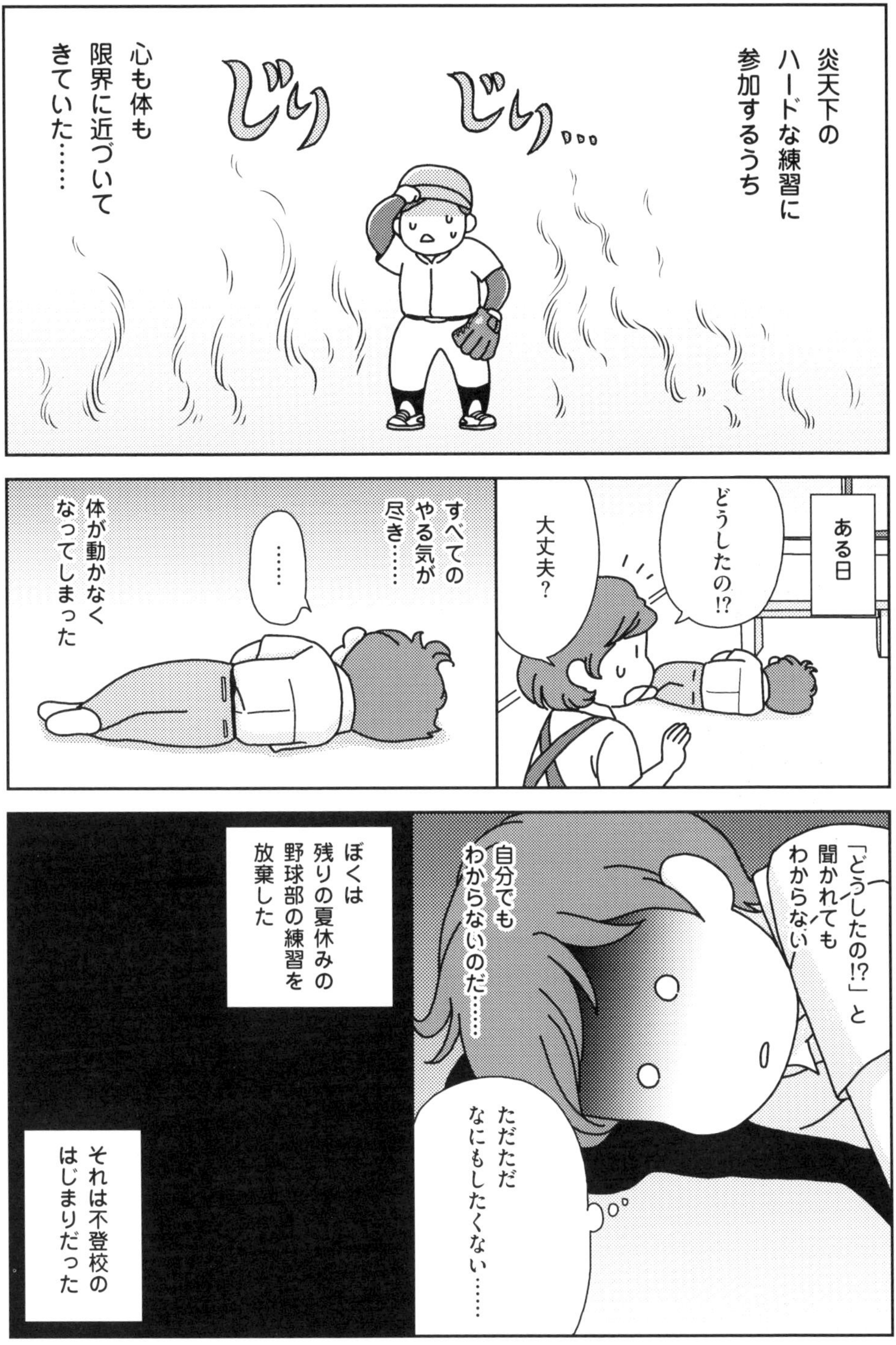
炎天下の
ハードな練習に
参加するうち
じり　じり…
心も体も
限界に近づいて
きていた……
ある日
どうしたの!?
大丈夫？
すべての
やる気が
尽き……
……
体が動かなく
なってしまった
「どうしたの!?」と
聞かれても
わからない
自分でも
わからないのだ……

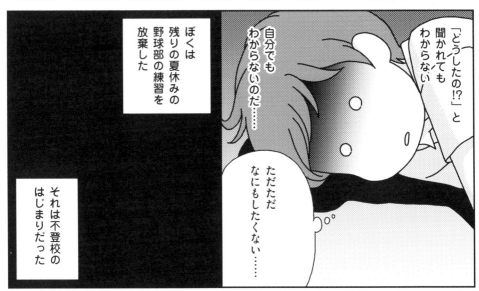

ただただ
なにもしたくない……

ぼくは
残りの夏休みの
野球部の練習を
放棄した

それは不登校の
はじまりだった

7 完璧主義なぼくと眠れない日々

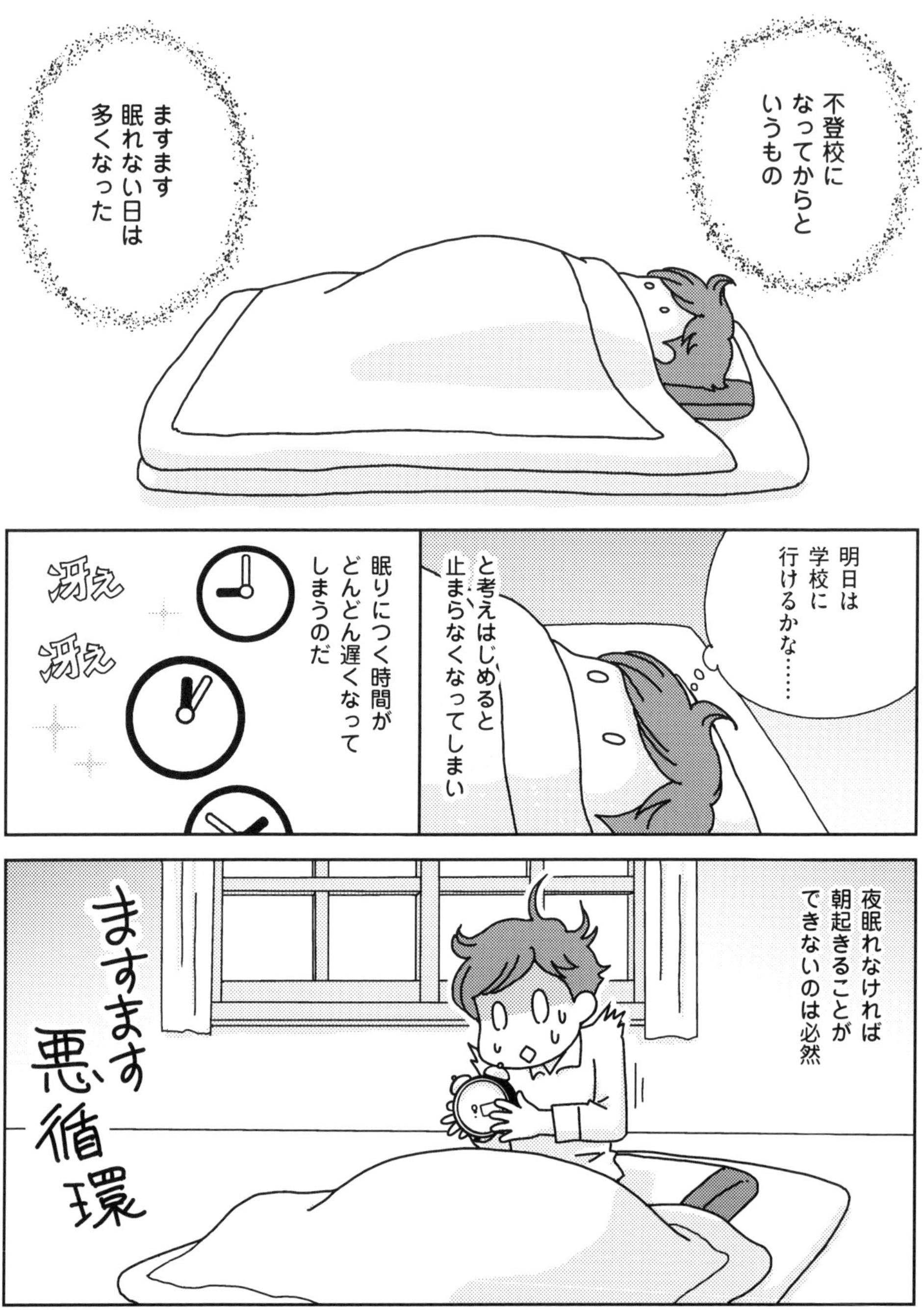

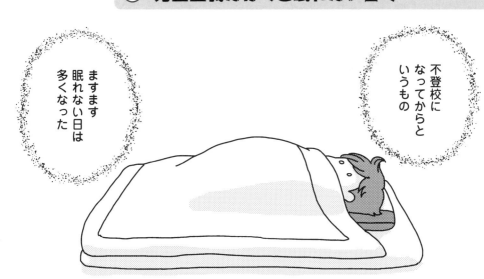

不登校になってからというもの
ますます眠れない日は多くなった
明日は学校に行けるかな……
と考えはじめると止まらなくなってしまい
眠りにつく時間がどんどん遅くなってしまうのだ
冴え
冴え
夜眠れなければ朝起きることができないのは必然
ますます悪循環

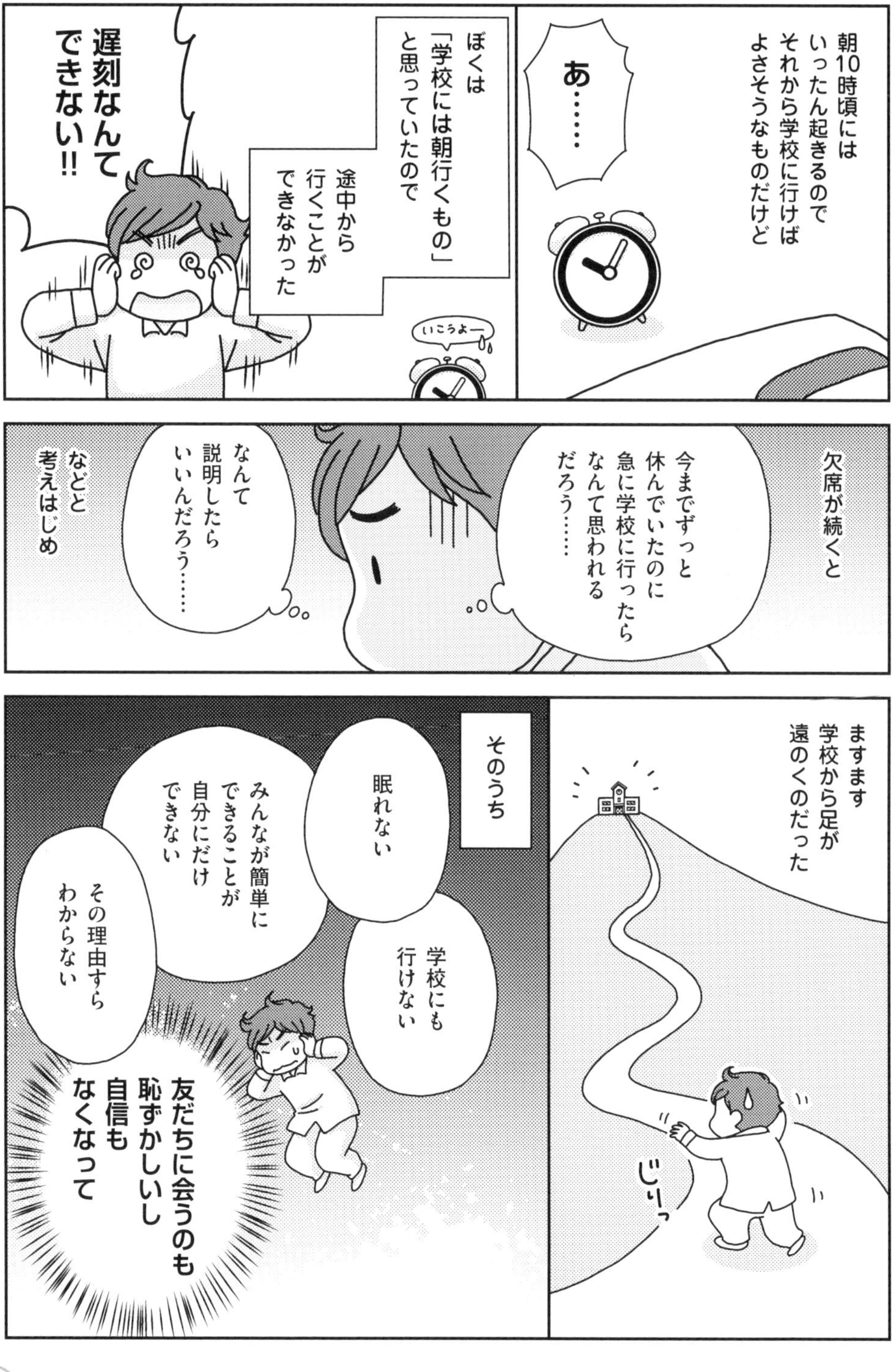

朝10時頃には いったん起きるので それから学校に行けば よさそうなものだけど
あ……
いこうよー
ぼくは「学校には朝行くもの」と思っていたので
途中から行くことができなかった
遅刻なんてできない!!
欠席が続くと
今までずっと休んでいたのに急に学校に行ったらなんて思われるだろう……
なんて説明したらいいんだろう……
などと考えはじめ
ますます学校から足が遠のくのだった
じりっ
そのうち
眠れない
学校にも行けない
みんなが簡単にできることが自分にだけできない
その理由すらわからない
友だちに会うのも恥ずかしいし自信もなくなって

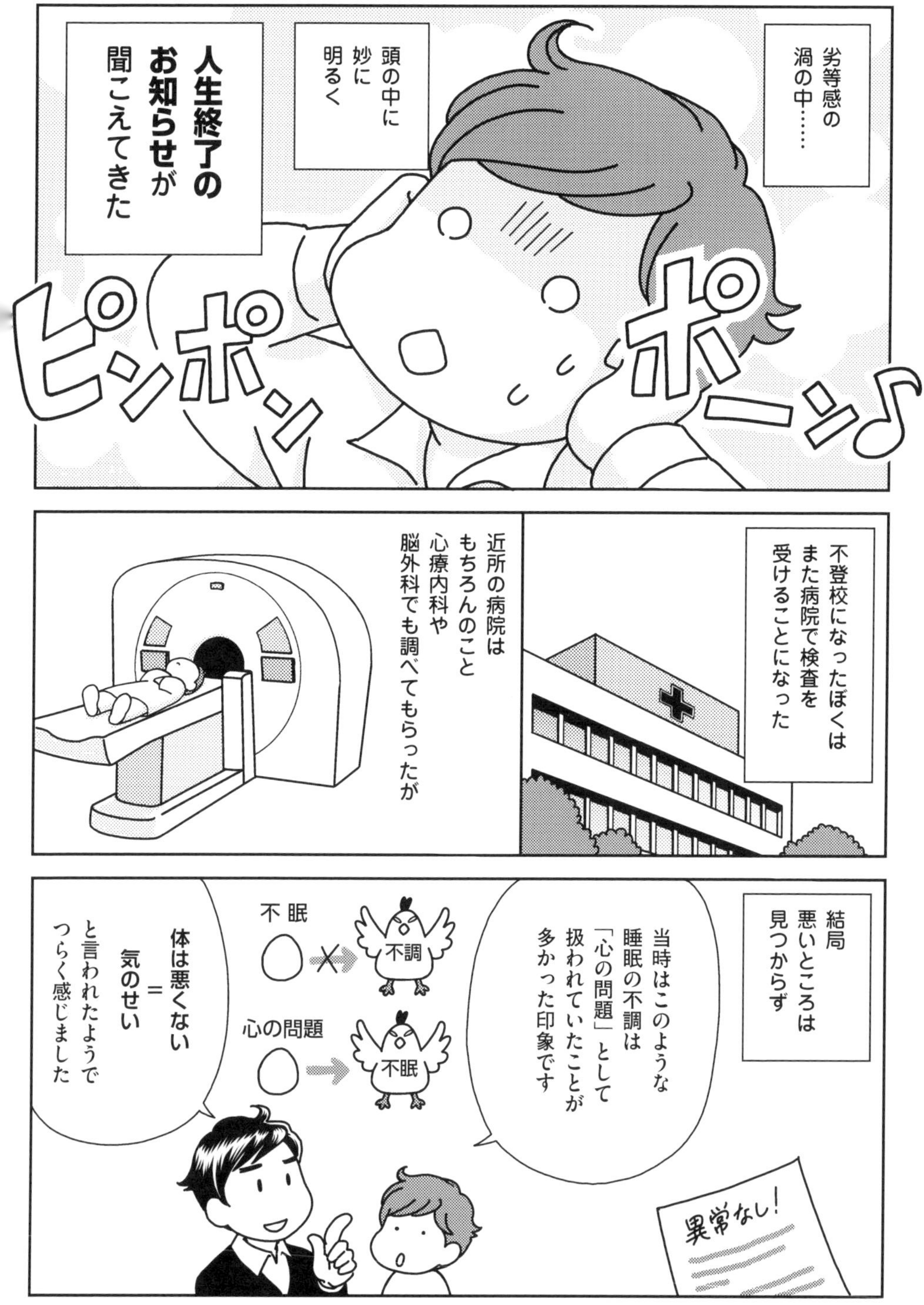
劣等感の渦の中……
頭の中に妙に明るく
人生終了のお知らせが聞こえてきた
ピンポンポーン♪
不登校になったぼくはまた病院で検査を受けることになった
近所の病院はもちろんのこと心療内科や脳外科でも調べてもらったが
結局悪いところは見つからず
当時はこのような睡眠の不調は「心の問題」として扱われていたことが多かった印象です
不眠
不調
心の問題
不眠
体は悪くない＝気のせいと言われたようでつらく感じました
異常なし!

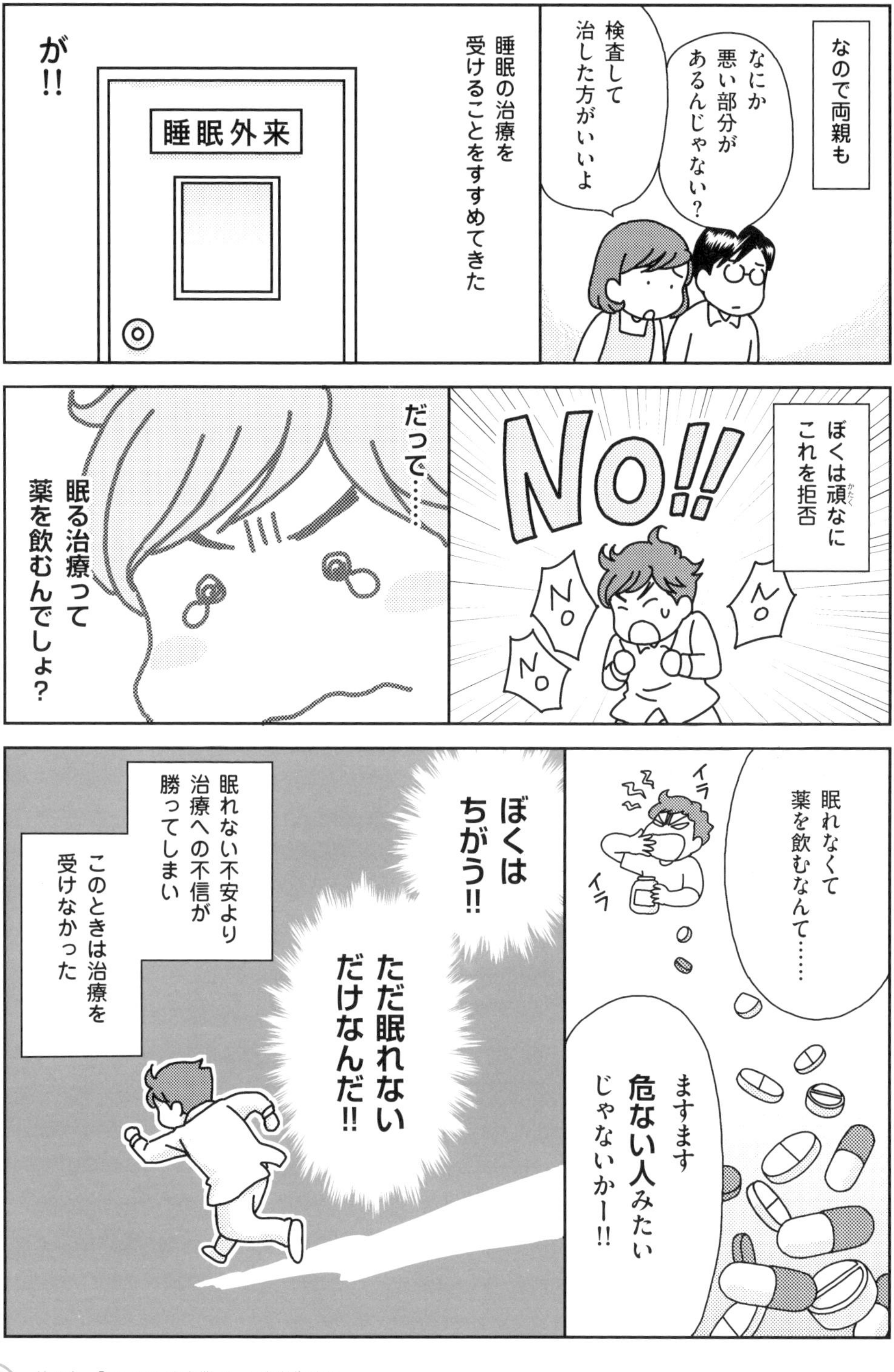
なので両親も
なにか悪い部分があるんじゃない?
検査して治した方がいいよ
睡眠の治療を受けることをすすめてきた
睡眠外来
が!!
ぼくは頑《かたく》なにこれを拒否
NO!!
NO
NO
NO
だって……
眠る治療って薬を飲むんでしょ?
眠れなくて薬を飲むなんて……
イラ
イラ
ますます危ない人みたいじゃないかー!!
ぼくはちがう!!
ただ眠れないだけなんだ!!
眠れない不安より治療への不信が勝ってしまい
このときは治療を受けなかった

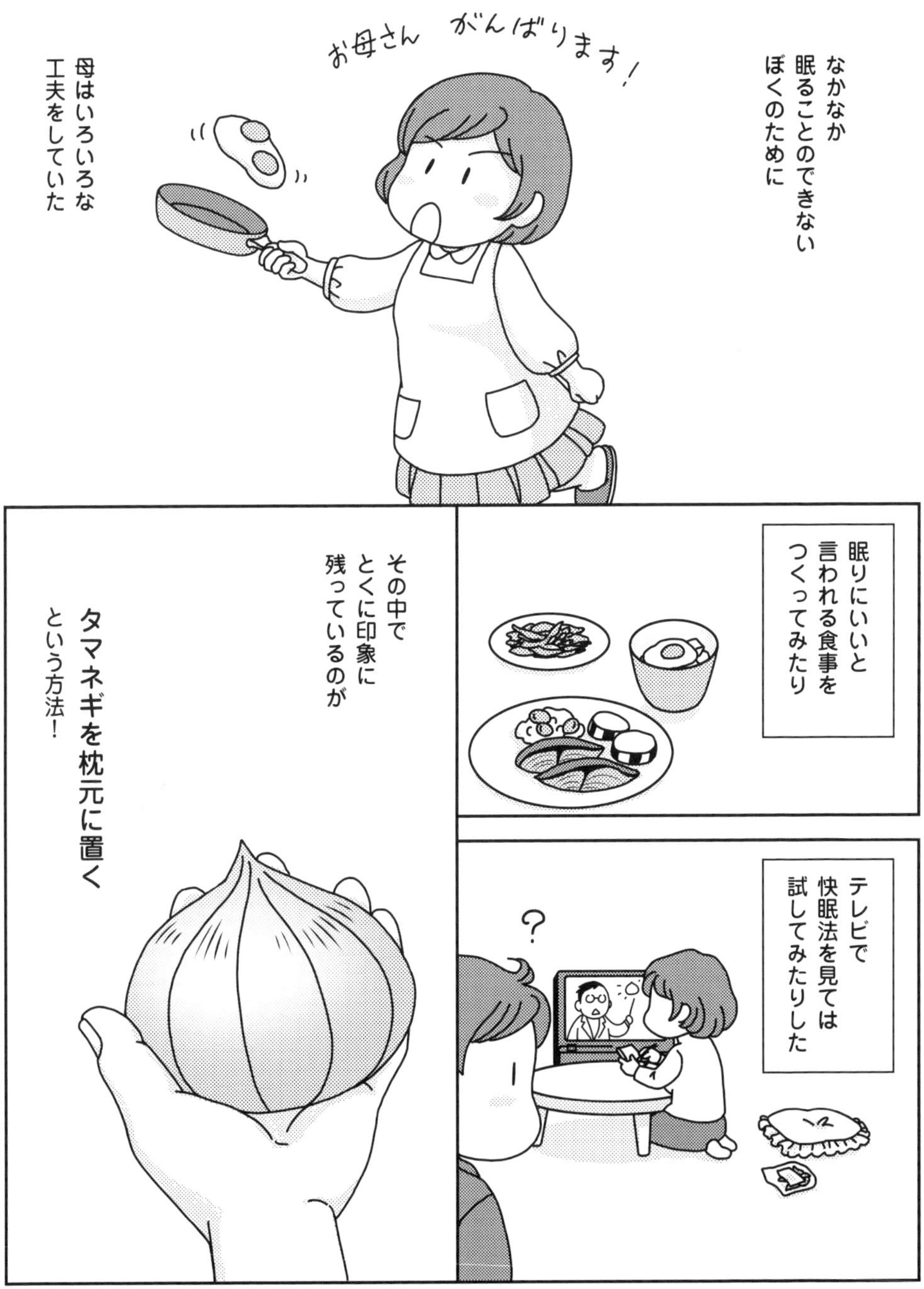
なかなか眠ることのできないぼくのために
お母さん がんばります!

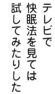

8 不眠よサヨナラ!? 青春期再来

母はいろいろな工夫をしていた
眠りにいいと言われる食事をつくってみたり
テレビで快眠法を見ては試してみたりした
?
その中でとくに印象に残っているのが
タマネギを枕元に置く
という方法!

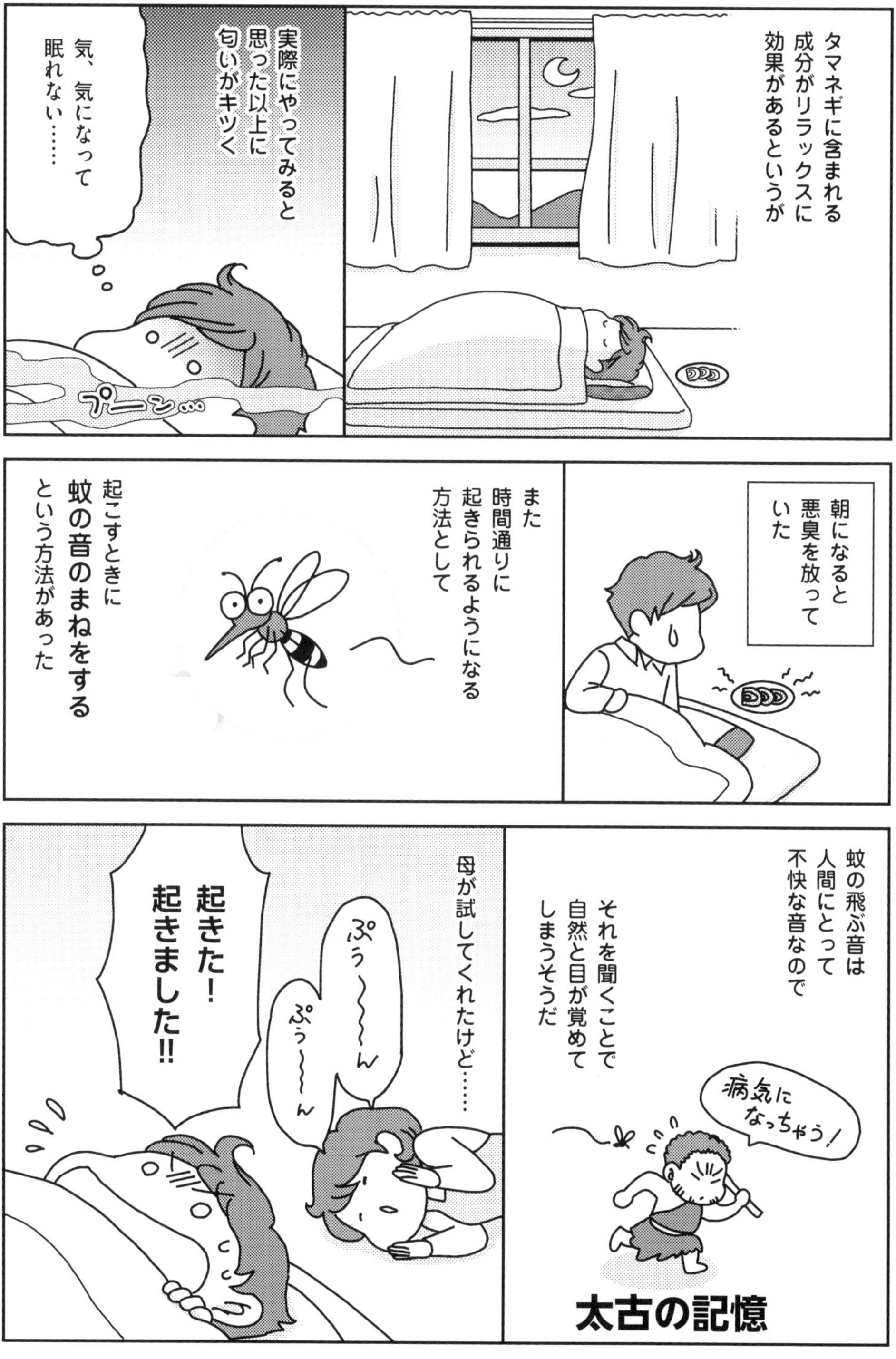
タマネギに含まれる成分がリラックスに効果があるというが
実際にやってみると思った以上に匂いがキツく
気、気になって眠れない……
プーン…
朝になると悪臭を放っていた
また時間通りに起きられるようになる方法として
起こすときに蚊の音のまねをするという方法があった
蚊の飛ぶ音は人間にとって不快な音なので
それを聞くことで自然と目が覚めてしまうそうだ
病気になっちゃう!
太古の記憶
母が試してくれたけど……
ぷぅ〜〜ん
ぷぅ〜〜ん
起きた! 起きました!!

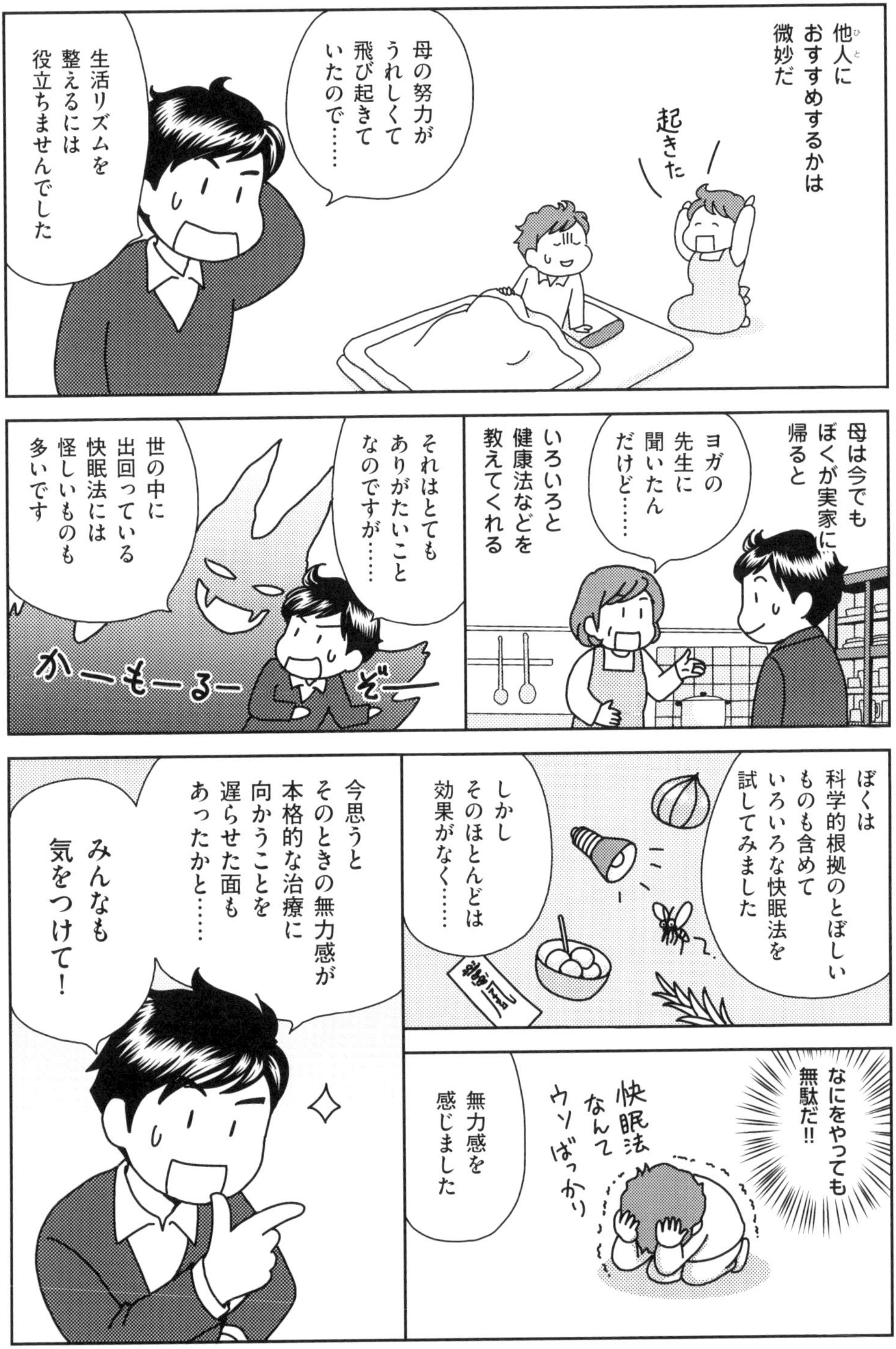

他人《ひと》におすすめするかは微妙だ
起きた
母の努力がうれしくて飛び起きていたので……
生活リズムを整えるには役立ちませんでした
母は今でもぼくが実家に帰ると
ヨガの先生に聞いたんだけど……
いろいろと健康法などを教えてくれる
それはとてもありがたいことなのですが……
世の中に出回っている快眠法には怪しいものも多いです
かーもーるーぞー
ぼくは科学的根拠のとぼしいものも含めていろいろな快眠法を試してみました
しかしそのほとんどは効果がなく……
なにをやっても無駄だ!!
快眠法なんてウソばっかり
無力感を感じました
今思うとそのときの無力感が本格的な治療に向かうことを遅らせた面もあったかと……
みんなも気をつけて!

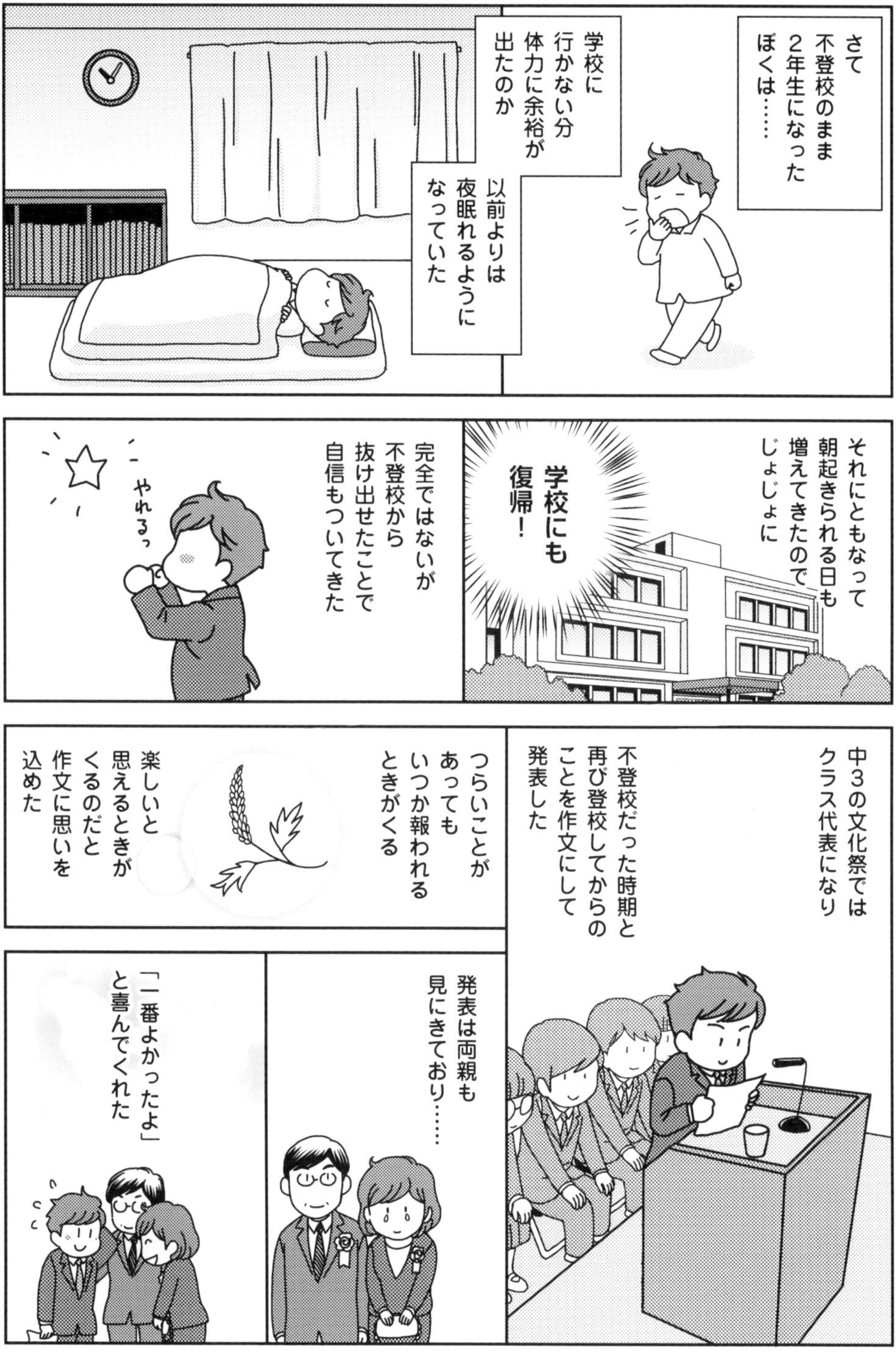
さて
不登校のまま
2年生になった
ぼくは……
学校に
行かない分
体力に余裕が
出たのか
以前よりは
夜眠れるように
なっていた
それにともなって
朝起きられる日も
増えてきたので
じょじょに
学校にも
復帰!
完全ではないが
不登校から
抜け出せたことで
自信もついてきた
やれるっ
中3の文化祭では
クラス代表になり
不登校だった時期と
再び登校してからの
ことを作文にして
発表した
つらいことが
あっても
いつか報われる
ときがくる
楽しいと
思えるときが
くるのだと
作文に思いを
込めた
発表は両親も
見にきており……
「一番よかったよ」
と喜んでくれた

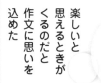

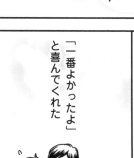

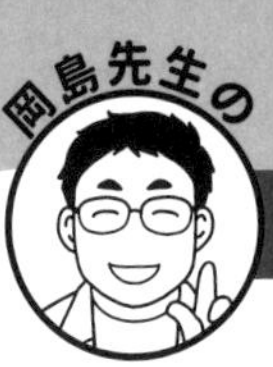
岡島先生の

解説③ パターンで見る不眠症

不眠症にはいくつかのパターンが見られます。

●典型的な不眠症

「質」の低下は見られるものの、「量」や「リズム」は問題ありません。眠れなかったという気持ちの影響は強いですが、思いのほか眠れているので、日中の眠気やパフォーマンスの低下はあまり見られません。しかし、急性期（18ページ解説①参照）を経て「眠れない恐怖」が心に刻まれてしまったため、ふだんはやり過ごせるような些細なこと（たとえば、あくびが出る）でも、不眠のせいだと帰結し、日中の活動を抑えたりと、余計に眠ることへのこだわりを強めてしまいます。

●「量」が低下した不眠症

「質」と「量」の低下が見られます。言い換えると、不眠による寝不足です。「量」の低下によって日中の眠気があったり、寝不足によるパフォーマンスの低下が見られます。また、頭痛などの身体症状が出現することもしばしばあります。もちろん「質」も低下しているので、眠りたい願望はかなり高まっています。これらが相まって、日中はかなりイライラしています。中には、もともと5、6時間の短時間睡眠でも日中に支障がない人が、「7、8時間寝ないと体によくない！」と寝床にとど

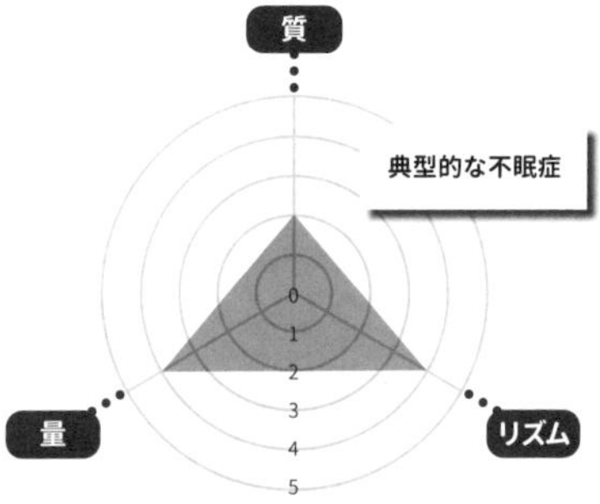
質
典型的な不眠症
0
1
2
3
4
5
量
リズム

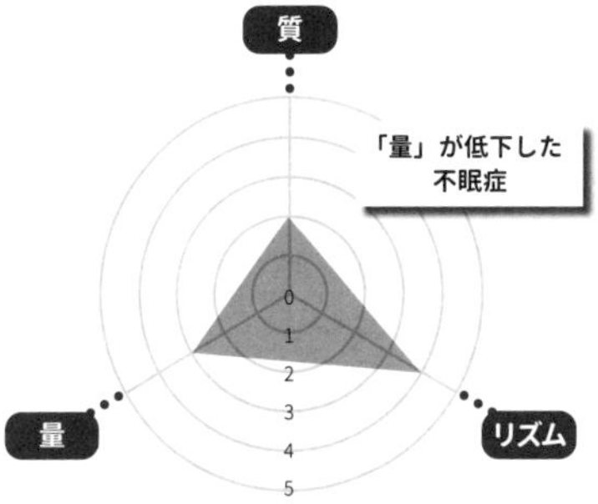
質
「量」が低下した
不眠症
0
1
2
3
4
5
量
リズム

まった結果、「質」が低下してしまう場合もあります。この場合は、「典型的な不眠症」といえるでしょう。

●「リズム」が乱れた不眠症

「質」の低下に加えて、「リズム（朝型、夜型傾向）」の偏りがあります。夜型傾向があると、早く寝ようと思っても深夜1、2時以降にならないと眠れません。一方で、朝は決まった時間に起きられるため、寝不足気味になります。

反対に、朝型傾向があると朝早く目が覚めてしまいます。また、21、22時頃に強い眠気が出てうたた寝してしまい、それによって夜の睡眠が妨害され、就寝時刻が遅くなることがあります。

●著者のパターン

土井さんの場合、不眠のことで頭がいっぱいになっていて、なかなか寝つけない（質の低下・リズムの乱れ）、朝起きる時間が遅くなる（リズムの乱れ）という特徴から（「リズム」が乱れた不眠症）のパターンが見てとれます。しかも幼い頃からとなると、生まれつきの「夜型」睡眠覚醒リズムといえそうです。さらに、体調不良も頻繁に見られるので、学校がある平日はかなりの寝不足状態（量の低下）であったと思われます。

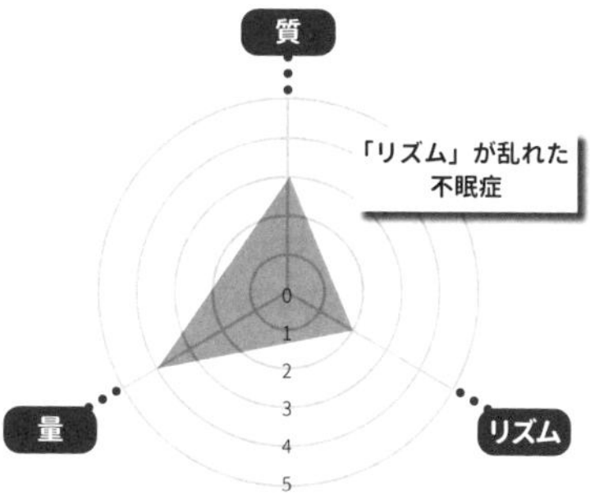
質
「リズム」が乱れた不眠症
0
1
2
3
4
5
量
リズム

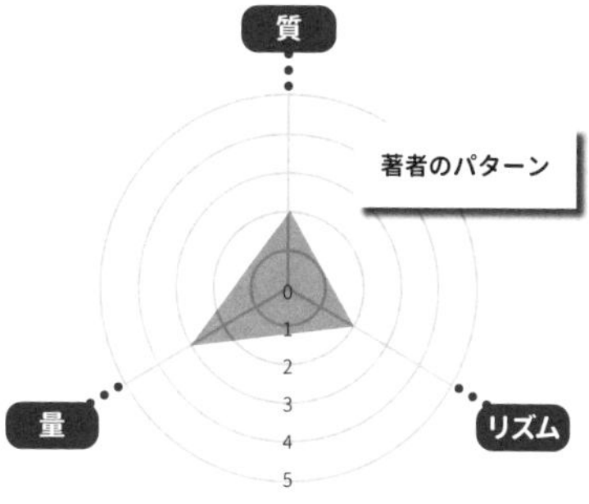
質
著者のパターン
0
1
2
3
4
5
量
リズム

マンガ解説①

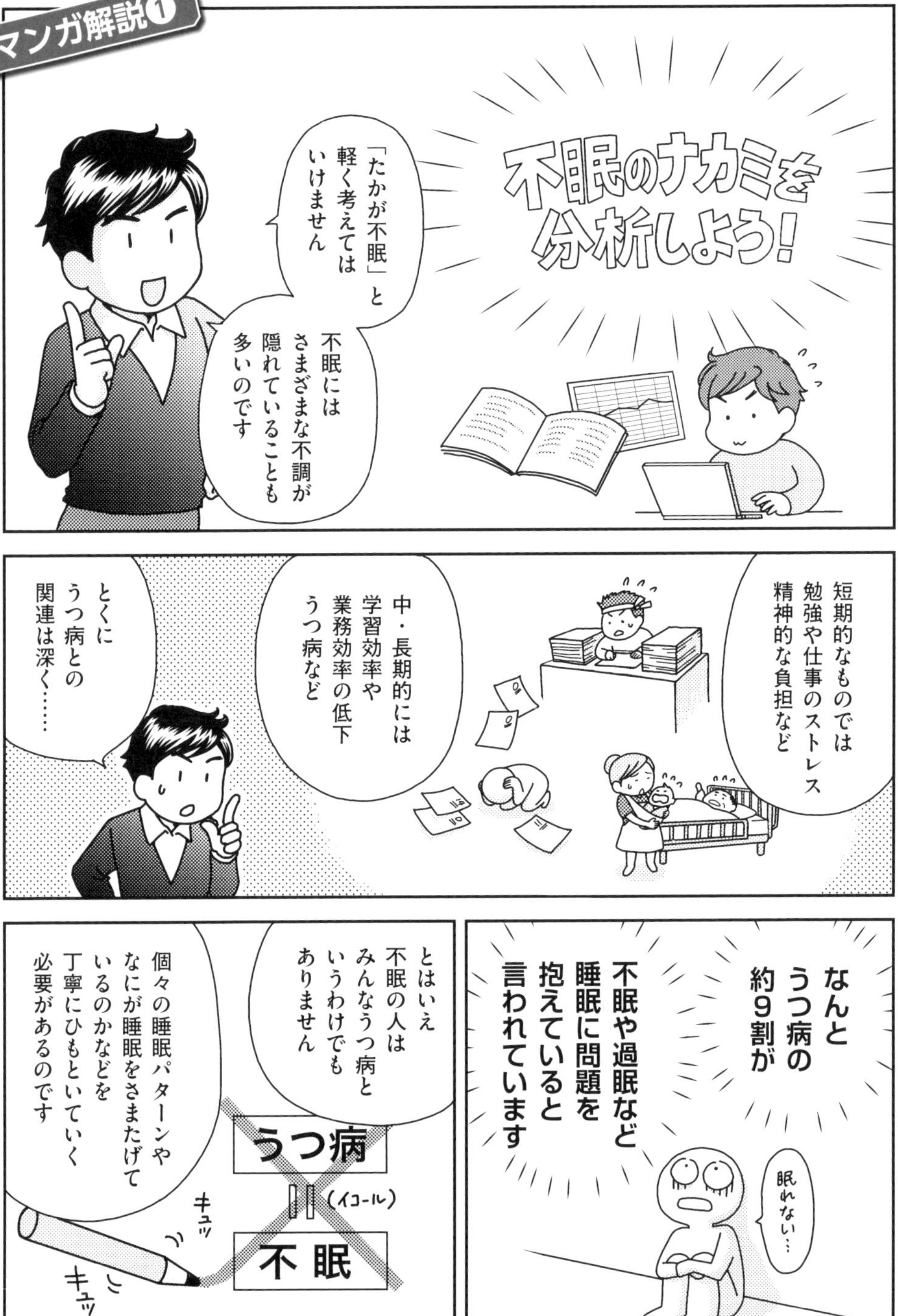

不眠のナカミを分析しよう!
「たかが不眠」と軽く考えてはいけません
不眠にはさまざまな不調が隠れていることも多いのです
短期的なものでは勉強や仕事のストレス精神的な負担など
中・長期的には学習効率や業務効率の低下うつ病など
とくにうつ病との関連は深く……
なんとうつ病の約9割が不眠や過眠など睡眠に問題を抱えていると言われています
眠れない…
とはいえ不眠の人はみんなうつ病というわけでもありません
個々の睡眠パターンやなにが睡眠をさまたげているのかなどを丁寧にひもといていく必要があるのです
うつ病
=
(イコール)
不眠
キュッ
キュッ

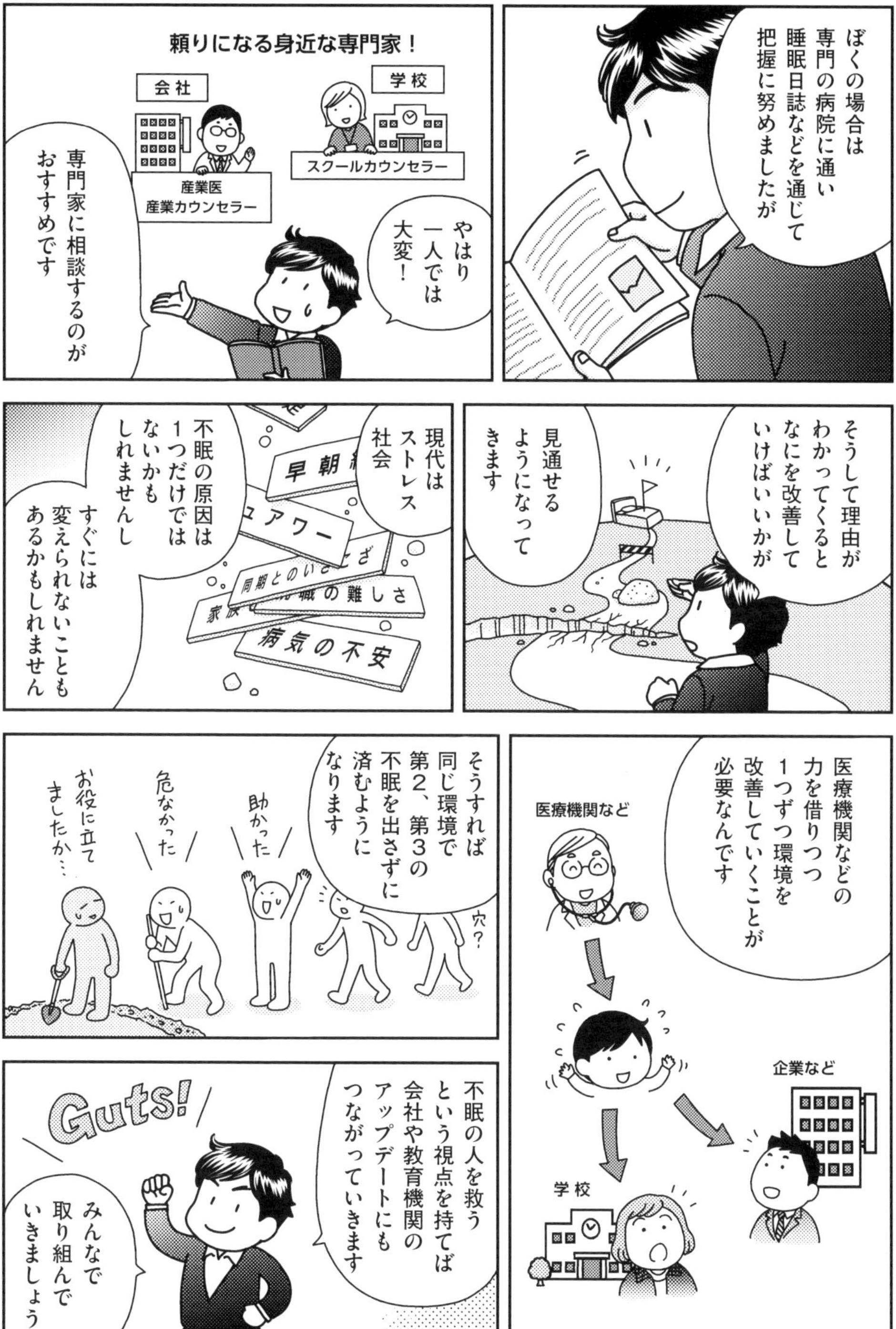

ぼくの場合は専門の病院に通い睡眠日誌などを通じて把握に努めましたが
頼りになる身近な専門家!
学校
スクールカウンセラー
会社
産業医
産業カウンセラー
やはり一人では大変!
専門家に相談するのがおすすめです
そうして理由がわかってくるとなにを改善していけばいいかが
見通せるようになってきます
現代はストレス社会
早朝
家族
病気の不安
不眠の原因は1つだけではないかもしれませんし
すぐには変えられないこともあるかもしれません
医療機関などの力を借りつつ1つずつ環境を改善していくことが必要なんです
医療機関など
企業など
学校
そうすれば同じ環境で第2、第3の不眠を出さずに済むようになります
穴?
助かった
危なかった
お役に立てましたか…
不眠の人を救うという視点を持てば会社や教育機関のアップデートにもつながっていきます
Guts!
みんなで取り組んでいきましょう

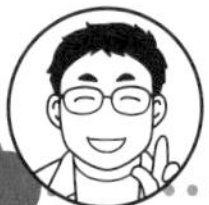

POINT《ポイント》

「不眠症になったかも……」そんなときの「明日《あす》、よい」心構え

あ あまり焦らないこと。未経験のことに不安はつきものです。焦ると脳が興奮してしまい、目が覚めてしまいます。ジタバタせずに、どっしり構えましょう。

す 睡眠に関する正しい知識を身につけよう。インターネットを見ると不安をあおる内容が多く目にとまります。睡眠の専門家が書いた書籍やサイトを読むとよいでしょう（164ページ参照）。

よ 夜には眠ってしまう体をつくろう。夜の睡眠には、日中の生活スタイルが大きく関わっています。眠れなかったとしても、いつも通りの生活を送りましょう。

い 一喜一憂するのをやめよう。睡眠は、１日１日が独立しているわけではありません。補い合うようにできています。眠れない日が続けば、必ず体は寝ようとするので、１週間単位で睡眠状態を確認する方がよいでしょう。

「明日、よい」心構えを紹介しましたが、これだけでは改善しないこともあります。その場合は、おそらくしつこい睡眠問題が隠れている可能性があります。解決しない場合は、睡眠専門機関に相談することをおすすめします。

第4章
進級ピンチな高校生時代

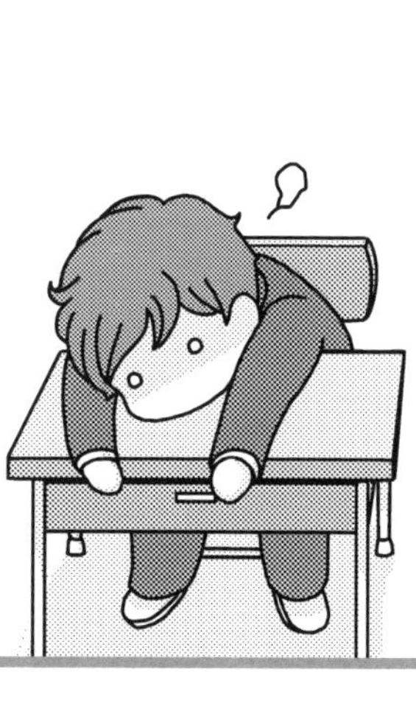

⑨ 眠れない地獄に突入！　もう体は限界

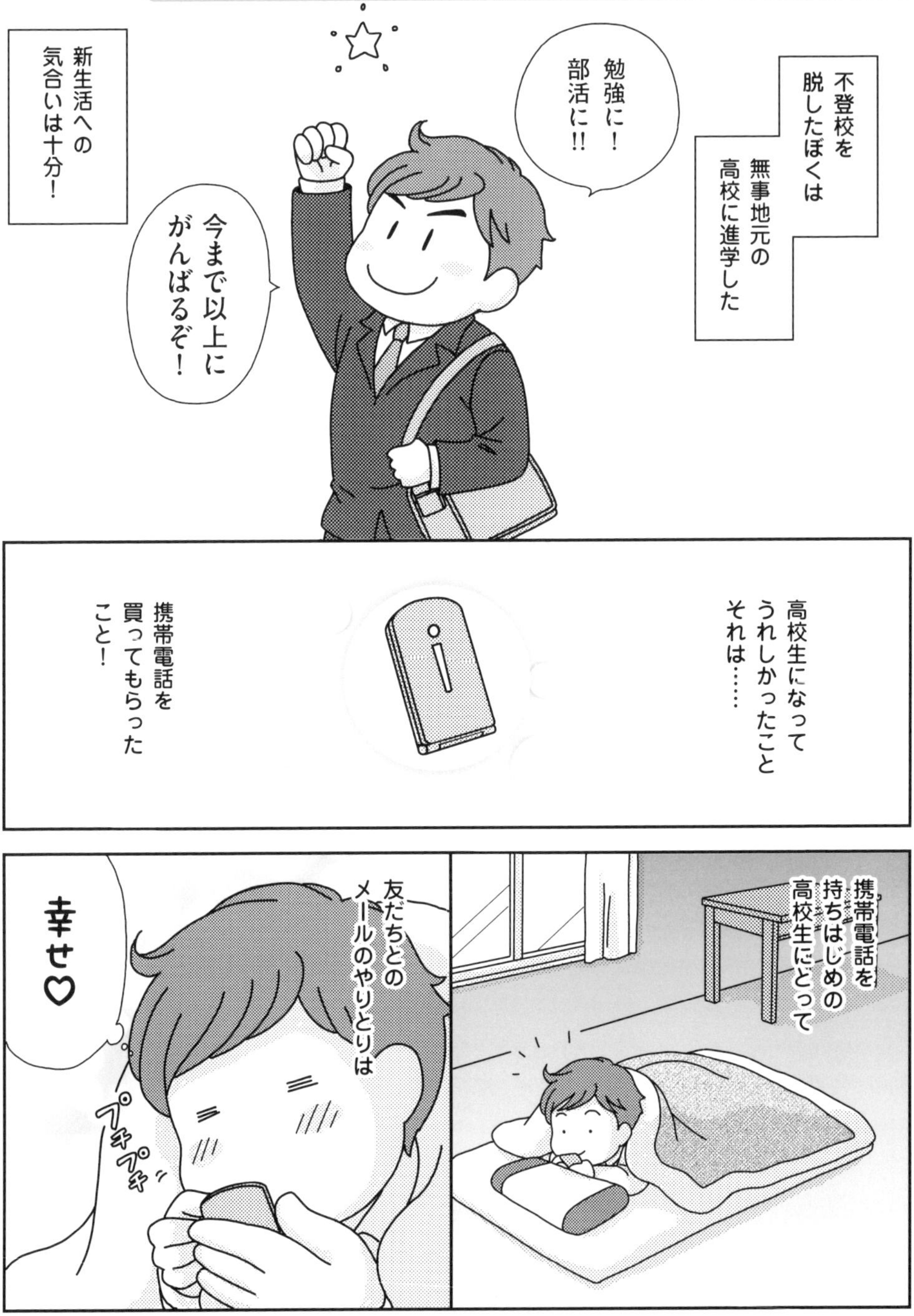
不登校を脱したぼくは無事地元の高校に進学した
勉強に！部活に!!
今まで以上にがんばるぞ！
新生活への気合いは十分！
高校生になってうれしかったことそれは……
携帯電話を買ってもらったこと！
携帯電話を持ちはじめの高校生にとって
友だちとのメールのやりとりは
幸せ♡
プチプチ

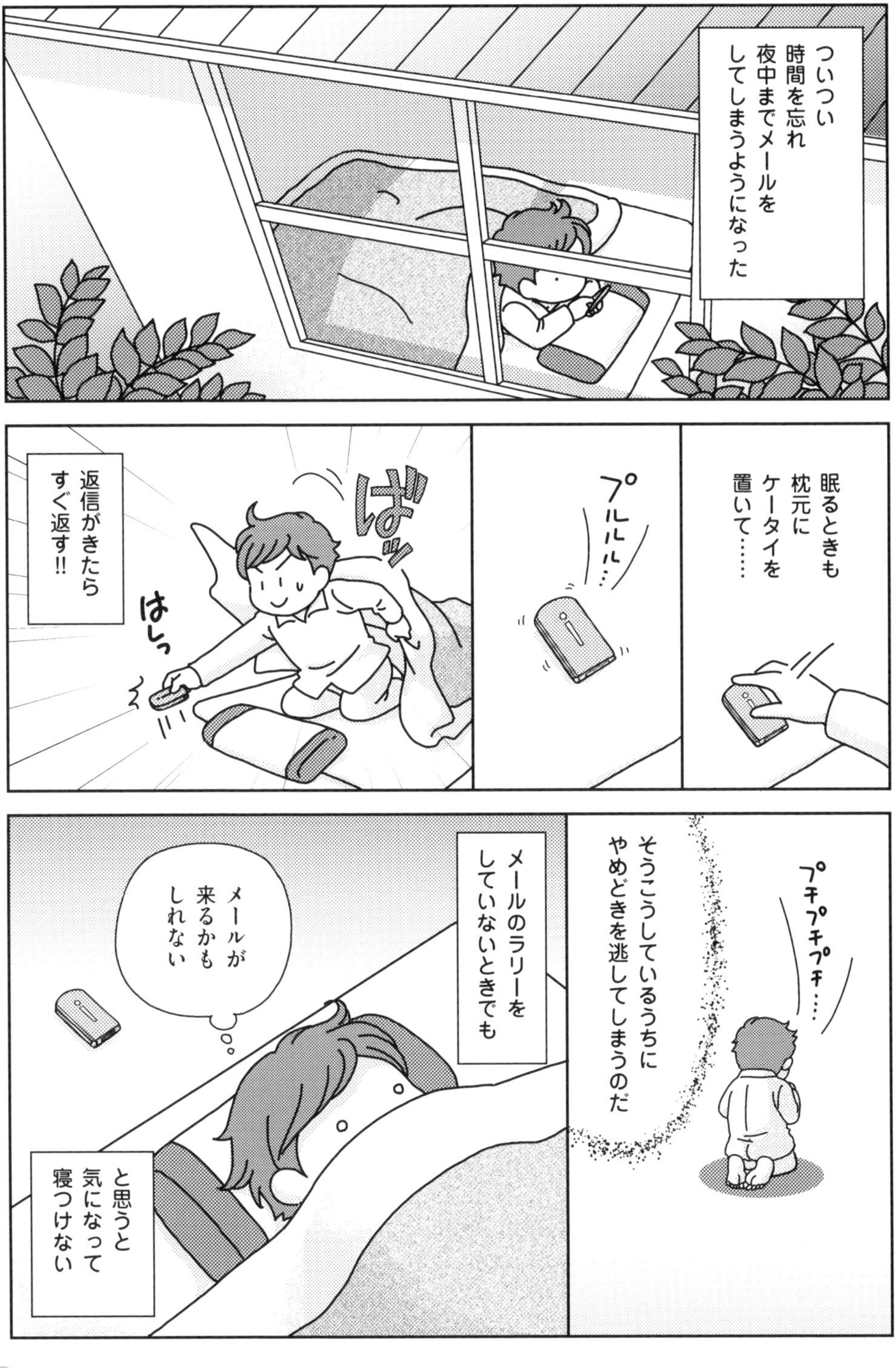

ついつい
時間を忘れ
夜中までメールを
してしまうようになった
眠るときも
枕元に
ケータイを
置いて……
プルルル…
ばッ
返信がきたら
すぐ返す!!
はしっ
プチプチプチ……
そうこうしているうちに
やめどきを逃してしまうのだ
メールのラリーを
していないときでも
メールが
来るかも
しれない
と思うと
気になって
寝つけない

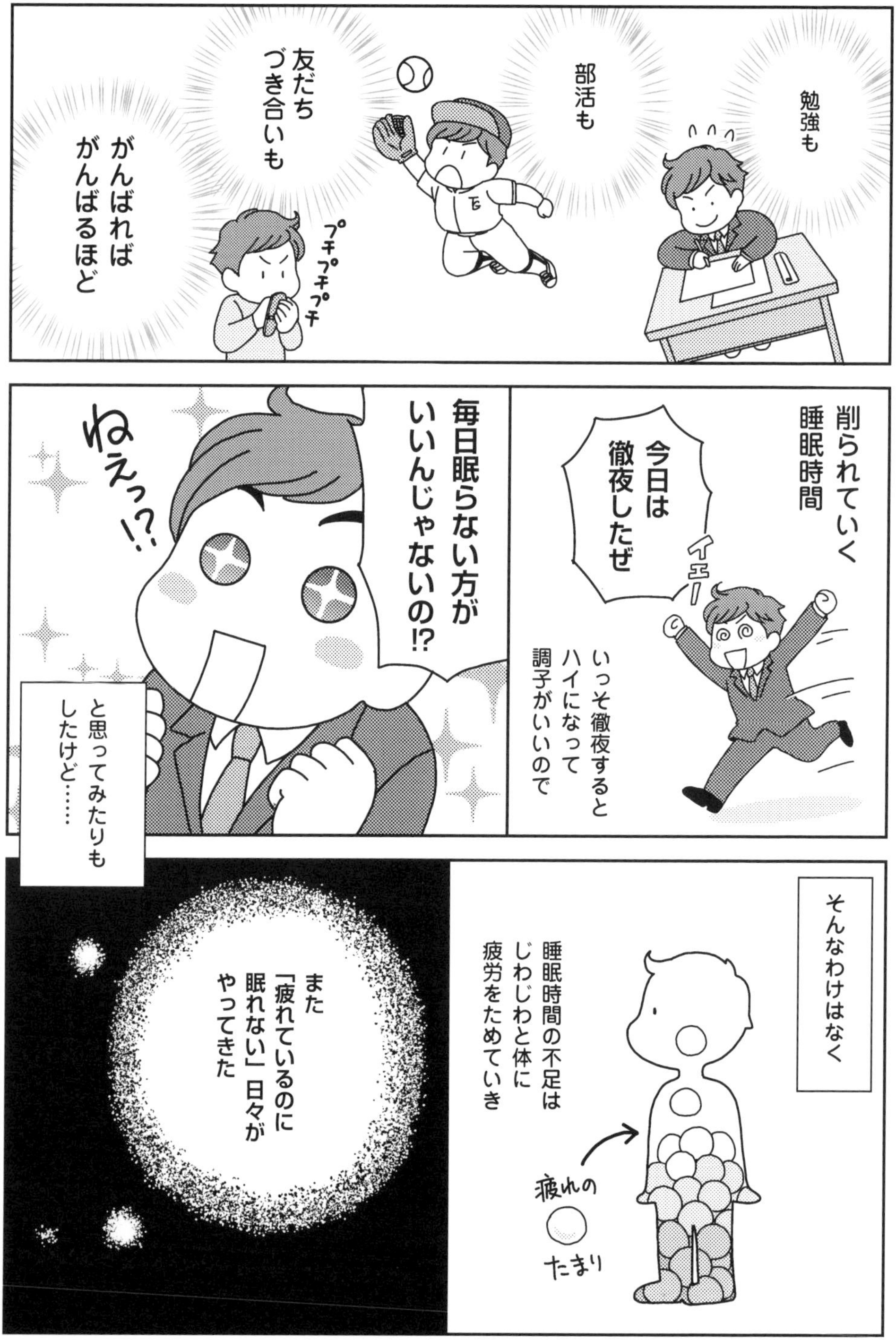
勉強も
部活も
友だち
づき合いも
プチプチプチ
がんばれば
がんばるほど
削られていく
睡眠時間
今日は
徹夜したぜ
イェー
いっそ徹夜すると
ハイになって
調子がいいので
毎日眠らない方が
いいんじゃないの!?
ねえっ!?
と思ってみたりも
したけど……
そんなわけはなく
睡眠時間の不足は
じわじわと体に
疲労をためていき
疲れの
たまり
また
「疲れているのに
眠れない」日々が
やってきた

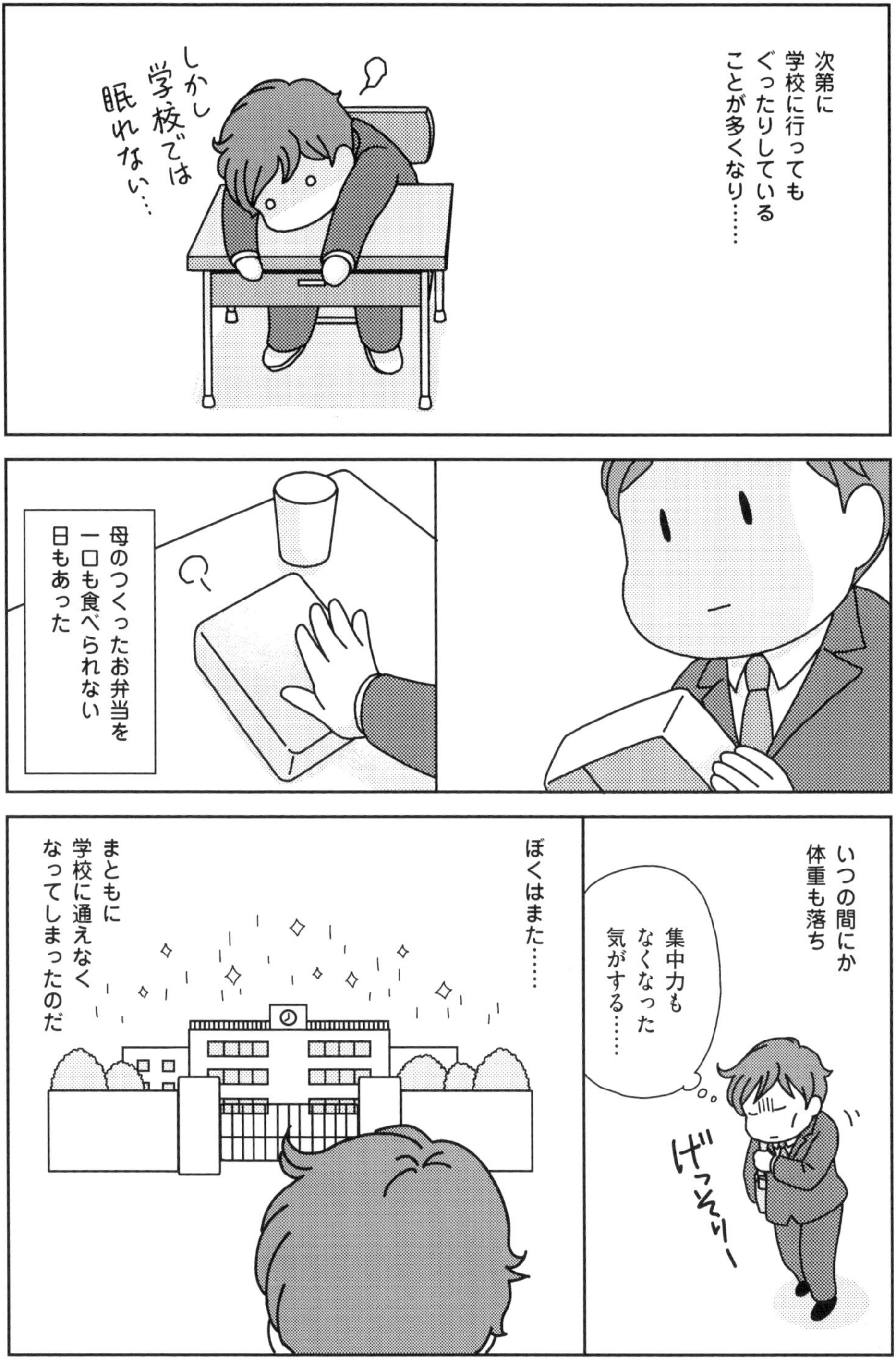
次第に学校に行ってもぐったりしていることが多くなり……
しかし学校では眠れない…
母のつくったお弁当を一口も食べられない日もあった
いつの間にか体重も落ち
集中力もなくなった気がする……
げっそりー
ぼくはまた……
まともに学校に通えなくなってしまったのだ

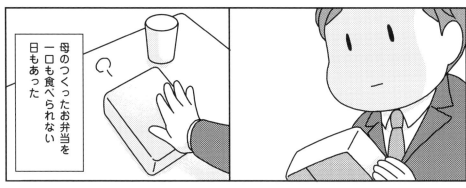

⑩ 脱！ 学校宣言

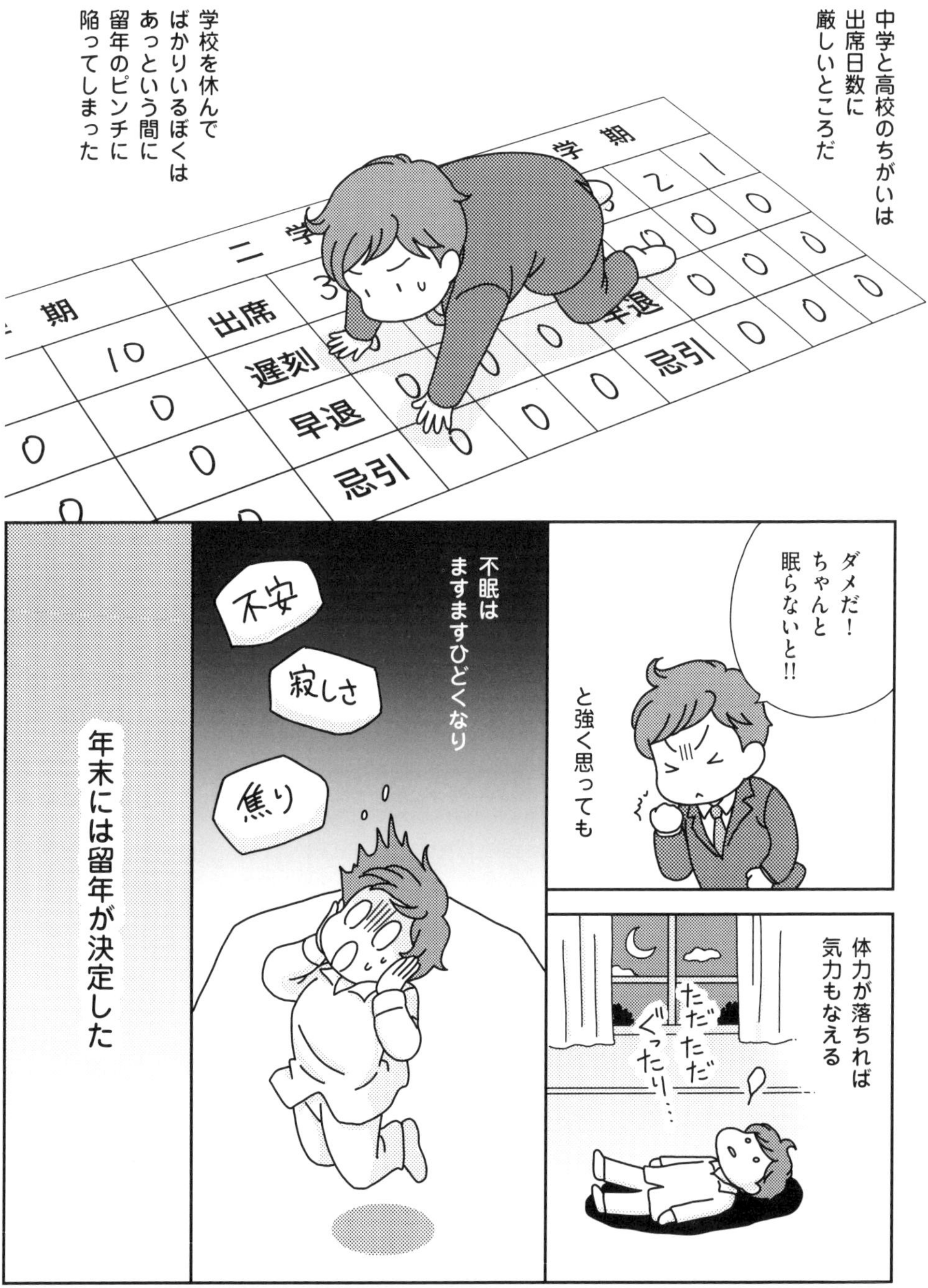
中学と高校のちがいは
出席日数に
厳しいところだ
学校を休んで
ばかりいるぼくは
あっという間に
留年のピンチに
陥ってしまった
学期
出席
遅刻
早退
忌引
ダメだ！
ちゃんと
眠らないと!!
と強く思っても
体力が落ちれば
気力もなえる
ただただ
ぐったり…
不眠は
ますますひどくなり
不安
寂しさ
焦り
年末には留年が決定した

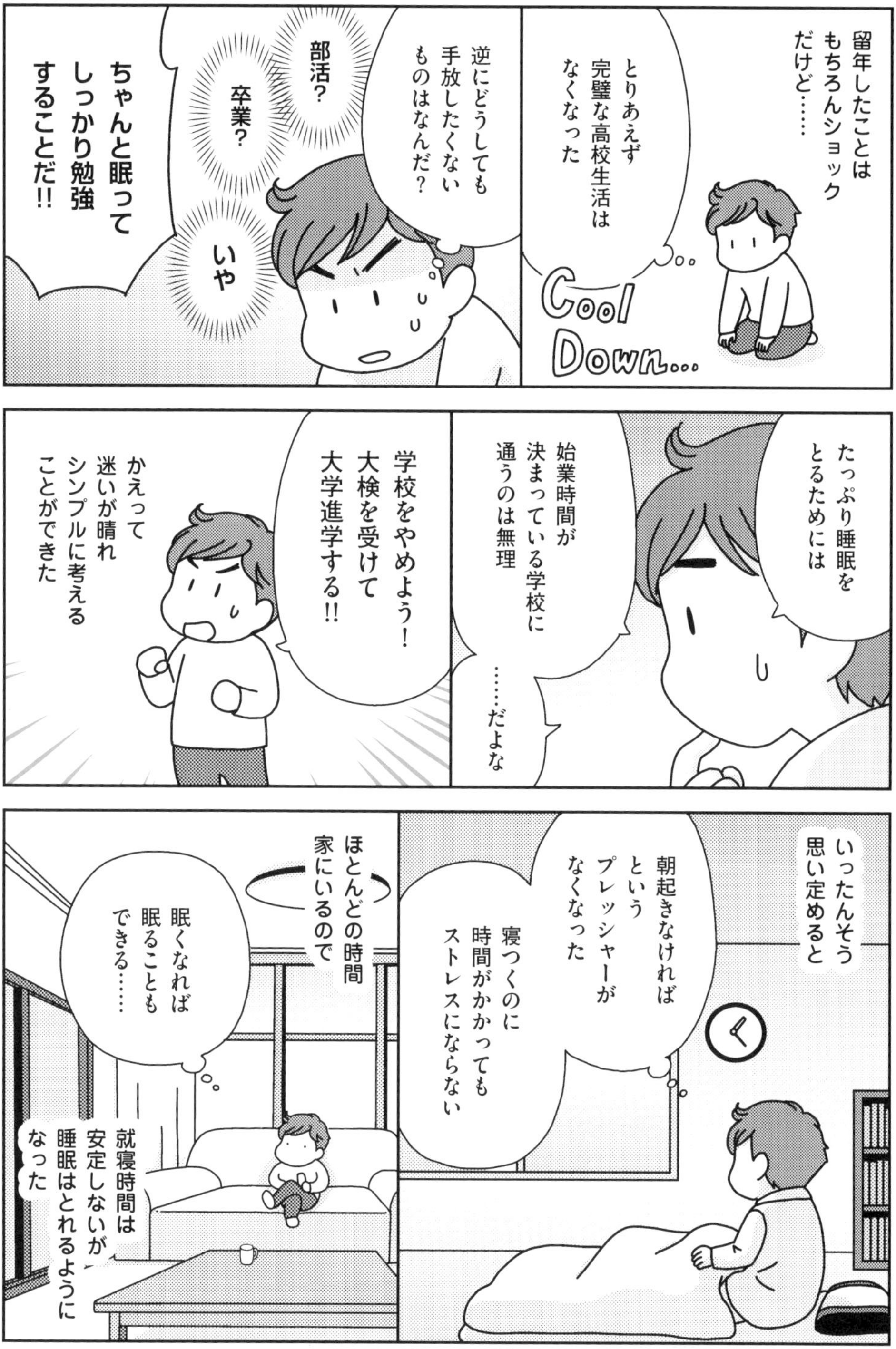
留年したことはもちろんショックだけど……
とりあえず完璧な高校生活はなくなった
Cool Down...
逆にどうしても手放したくないものはなんだ？
部活？
卒業？
いや
ちゃんと眠ってしっかり勉強することだ!!
たっぷり睡眠をとるためには
始業時間が決まっている学校に通うのは無理
……だよな
学校をやめよう！大検を受けて大学進学する!!
かえって迷いが晴れシンプルに考えることができた
いったんそう思い定めると
朝起きなければというプレッシャーがなくなった
寝つくのに時間がかかってもストレスにならない
ほとんどの時間家にいるので
眠くなれば眠ることもできる……
就寝時間は安定しないが睡眠はとれるようになった

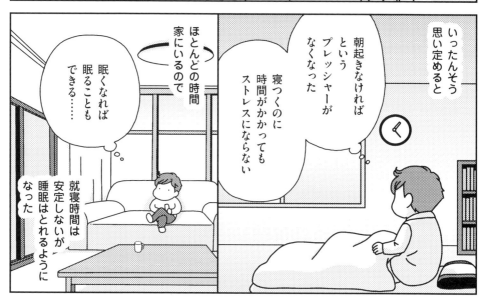

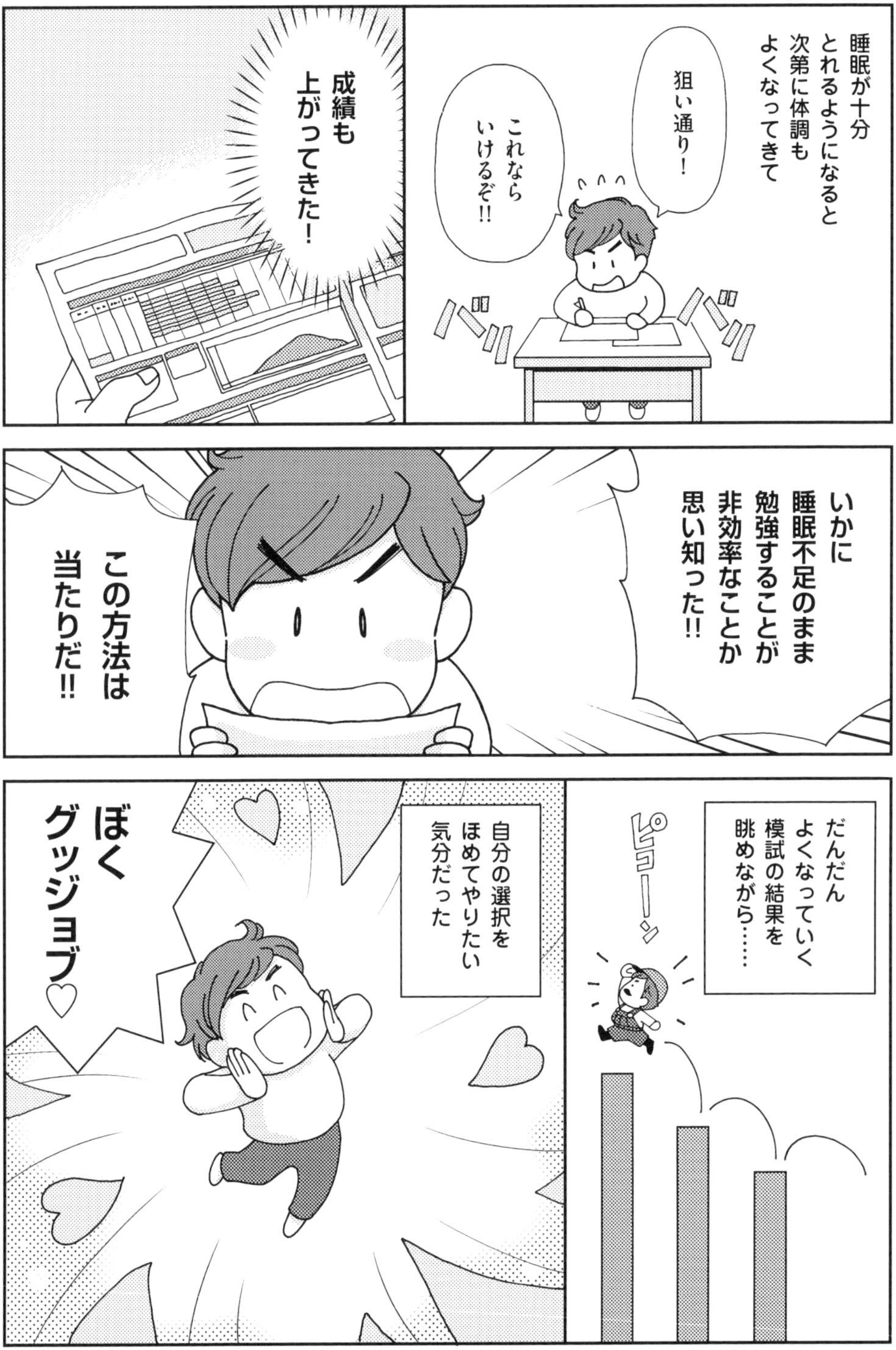

睡眠が十分
とれるようになると
次第に体調も
よくなってきて
狙い通り！
これなら
いけるぞ!!
バリ
バリ
成績も
上がってきた！
いかに
睡眠不足のまま
勉強することが
非効率なことか
思い知った!!
この方法は
当たりだ!!
だんだん
よくなっていく
模試の結果を
眺めながら……
ピョーン
自分の選択を
ほめてやりたい
気分だった
ぼく
グッジョブ♡

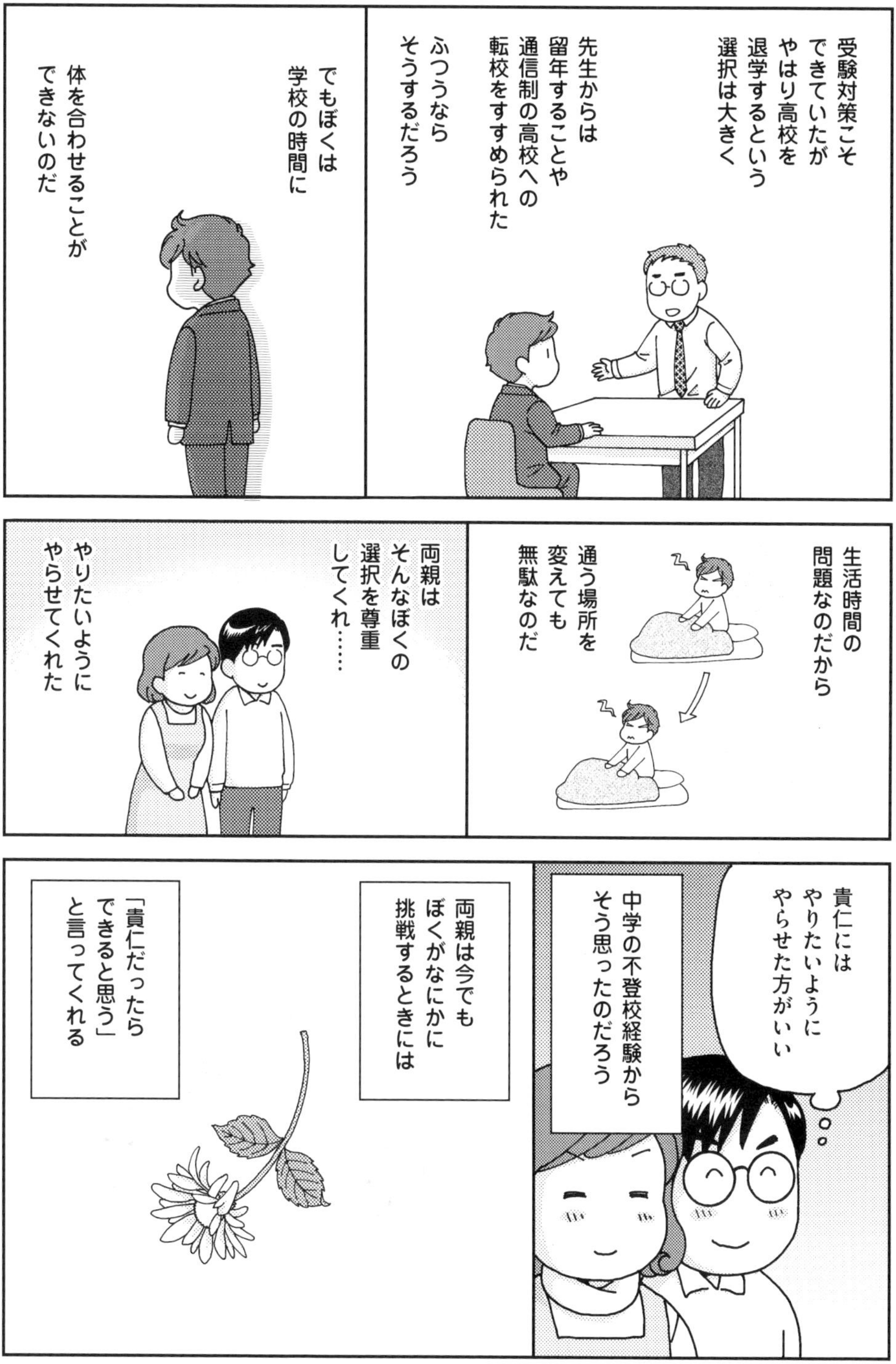
受験対策こそできていたがやはり高校を退学するという選択は大きく
先生からは留年することや通信制の高校への転校をすすめられた
ふつうならそうするだろう
でもぼくは学校の時間に
体を合わせることができないのだ
生活時間の問題なのだから
通う場所を変えても無駄なのだ
両親はそんなぼくの選択を尊重してくれ……
やりたいようにやらせてくれた
貴仁にはやりたいようにやらせた方がいい
中学の不登校経験からそう思ったのだろう
両親は今でもぼくがなにかに挑戦するときには
「貴仁だったらできると思う」と言ってくれる

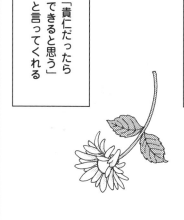

⑪ 受験に立ちはだかる「眠れない」という壁

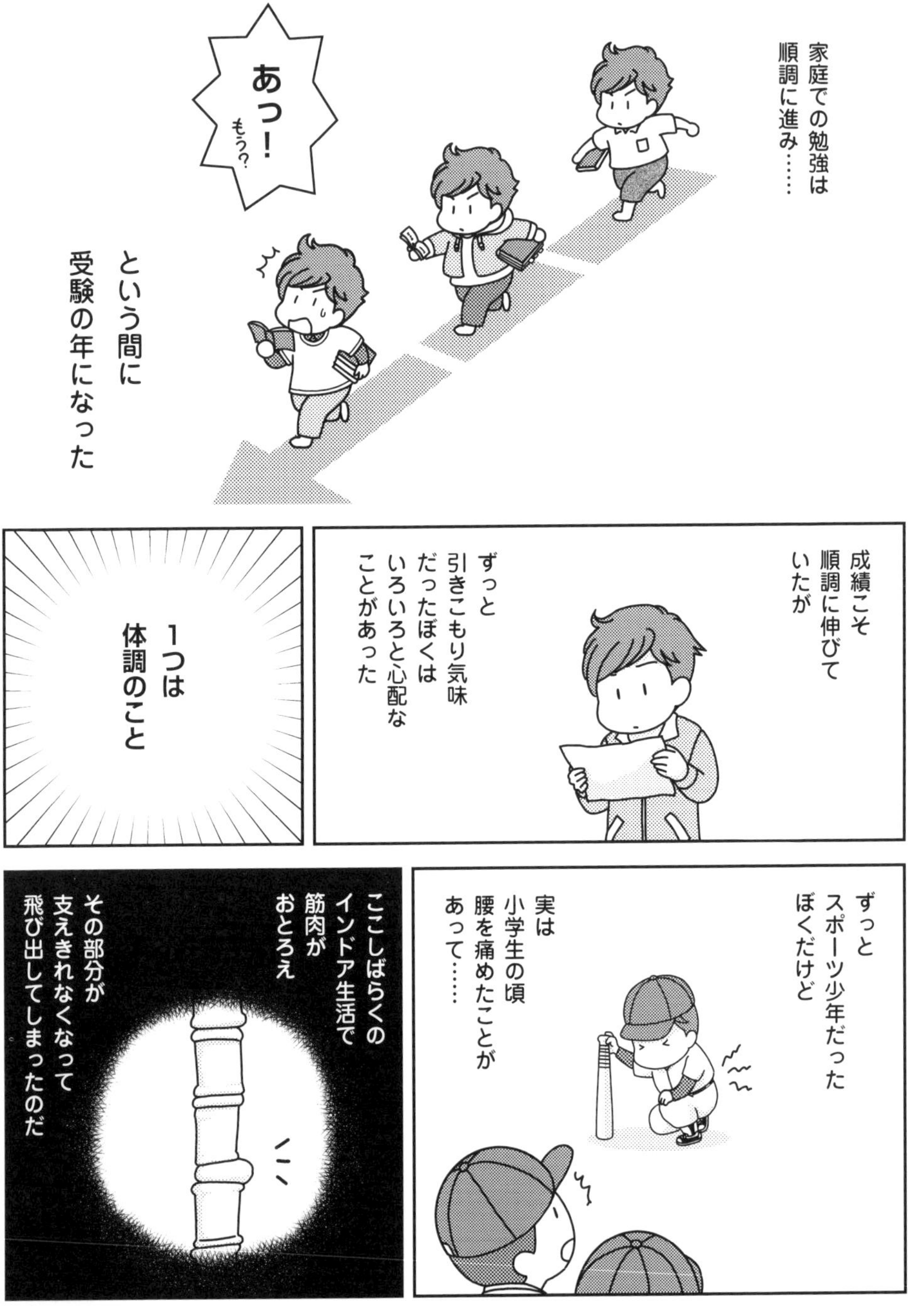
家庭での勉強は順調に進み……
あっ！
もう？
という間に受験の年になった
成績こそ順調に伸びていたが
ずっと引きこもり気味だったぼくはいろいろと心配なことがあった
1つは体調のこと
ずっとスポーツ少年だったぼくだけど
実は小学生の頃腰を痛めたことがあって……
ここしばらくのインドア生活で筋肉がおとろえ
その部分が支えきれなくなって飛び出してしまったのだ

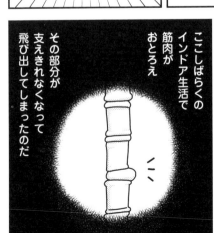

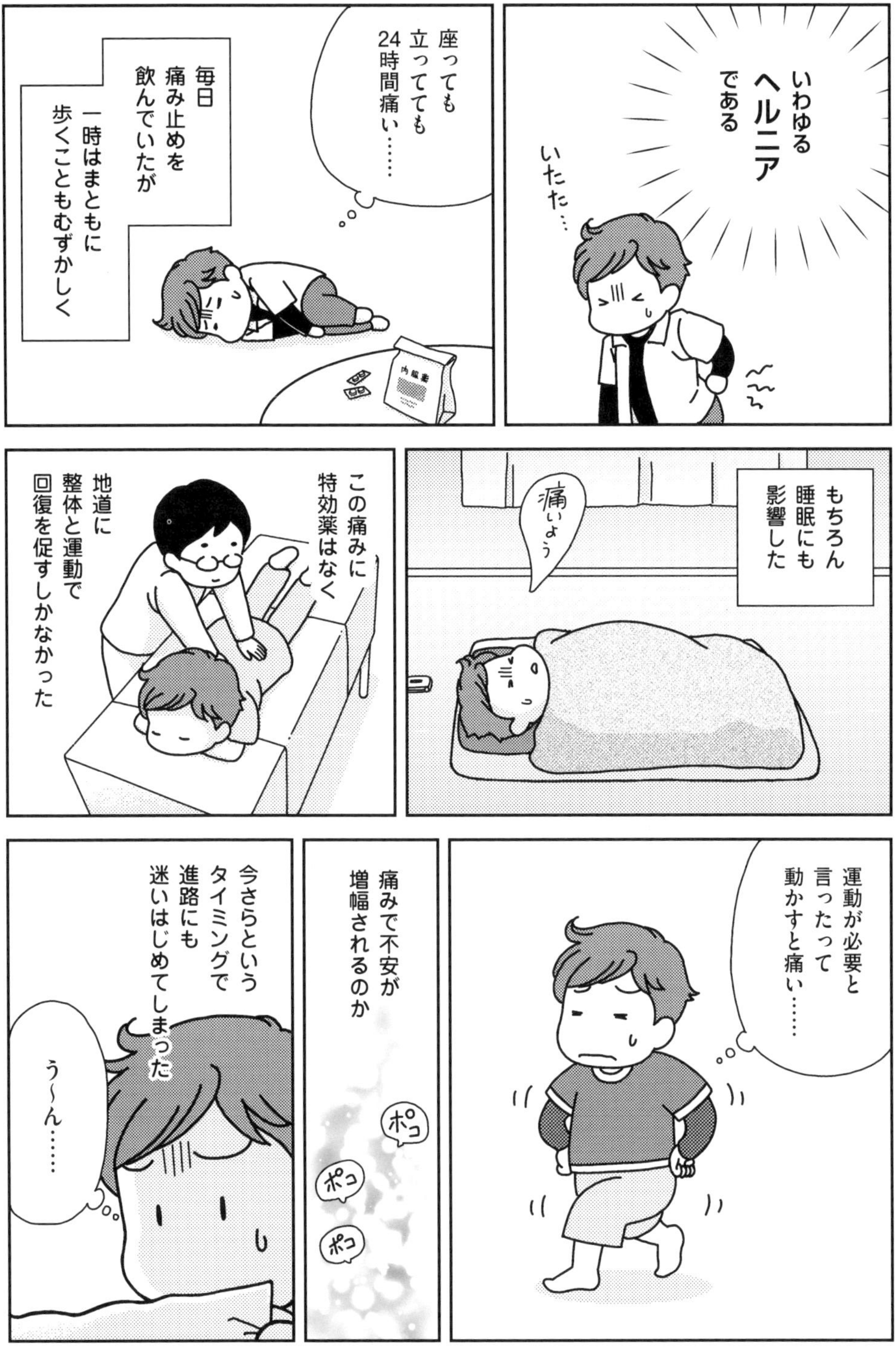
いわゆるヘルニアである
いたた…
座っても立ってても24時間痛い……
毎日痛み止めを飲んでいたが一時はまともに歩くこともむずかしく
内服薬
もちろん睡眠にも影響した
痛ぃょぅ
この痛みに特効薬はなく
地道に整体と運動で回復を促すしかなかった
運動が必要と言ったって動かすと痛い……
痛みで不安が増幅されるのか
ポコ
ポコ
ポコ
今さらというタイミングで進路にも迷いはじめてしまった
う〜ん……

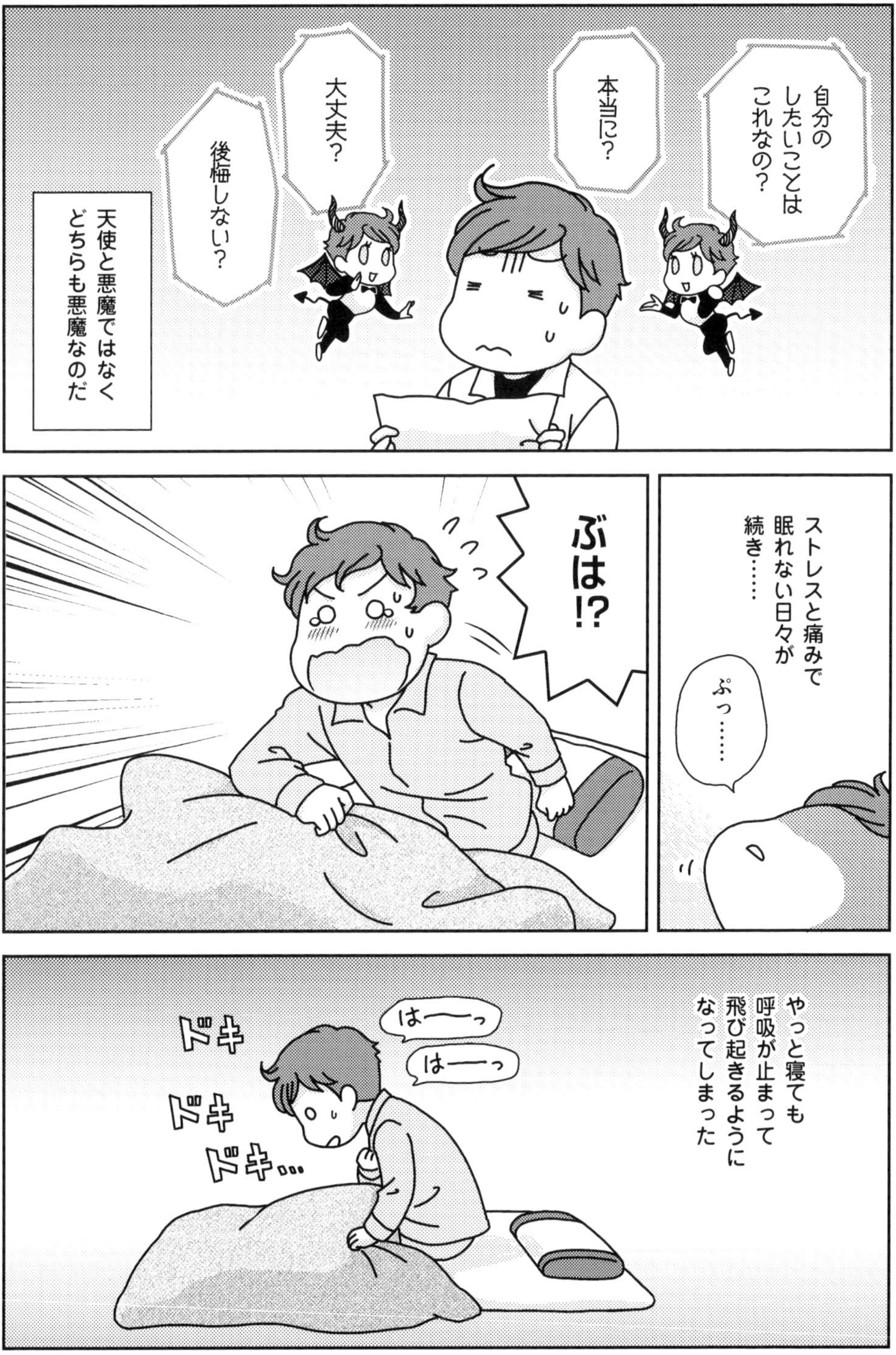

自分のしたいことはこれなの？
本当に？
大丈夫？
後悔しない？
天使と悪魔ではなくどちらも悪魔なのだ
ストレスと痛みで眠れない日々が続き……
ぷっ……
ぶは!?
やっと寝ても呼吸が止まって飛び起きるようになってしまった
は――っ
は――っ
ドキ
ドキ
ドキ…

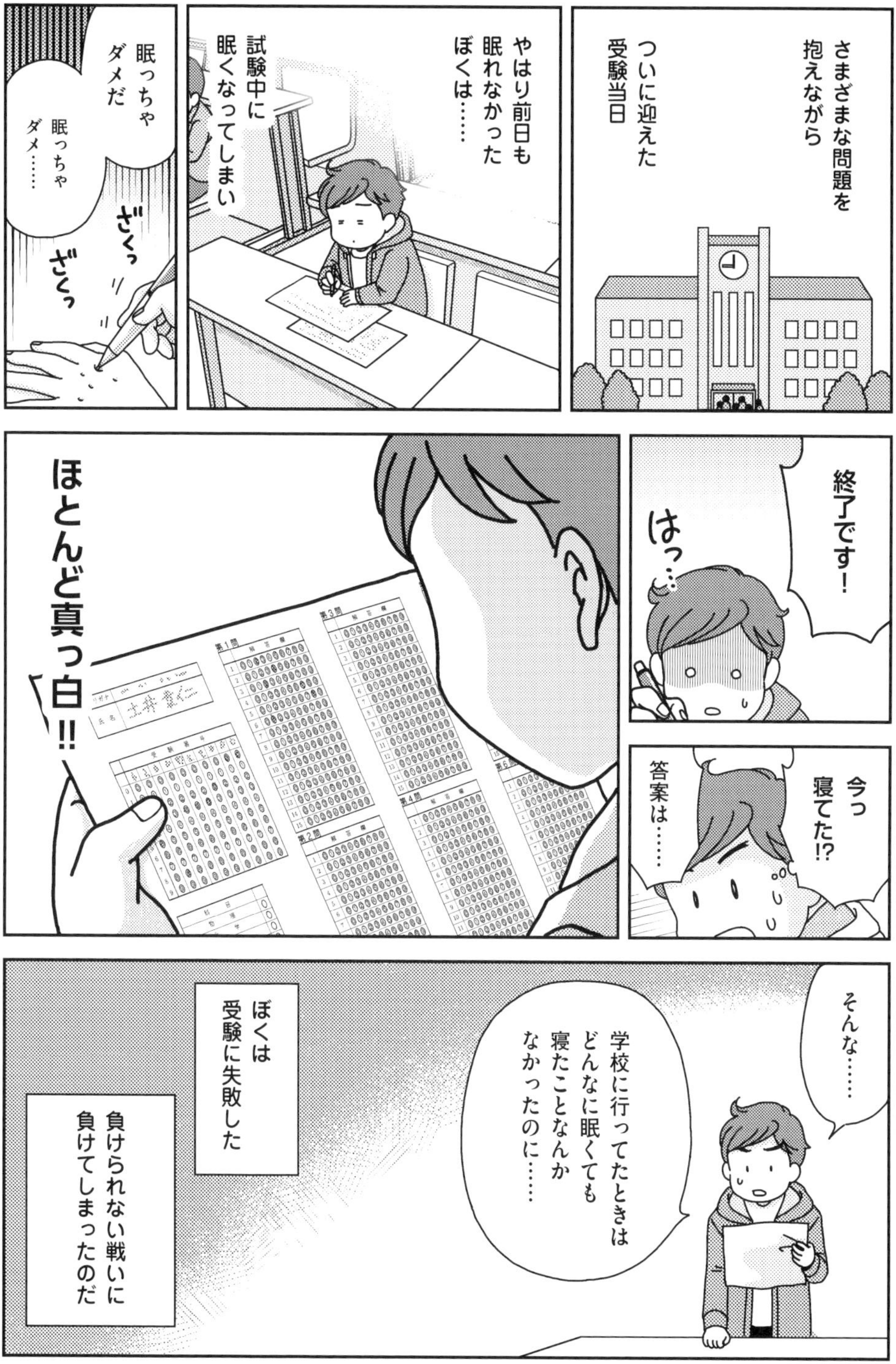
さまざまな問題を抱えながら
ついに迎えた受験当日
やはり前日も眠れなかったぼくは……
試験中に眠くなってしまい
眠っちゃダメだ
眠っちゃダメ……
ざくっ
ざくっ
終了です!
はっ…
今っ寝てた!?
答案は……
ほとんど真っ白!!
そんな……
学校に行ってたときはどんなに眠くても寝たことなんかなかったのに……
ぼくは受験に失敗した
負けられない戦いに負けてしまったのだ

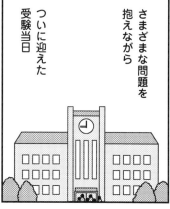

⑫ ぼく19歳、睡眠薬はじめました

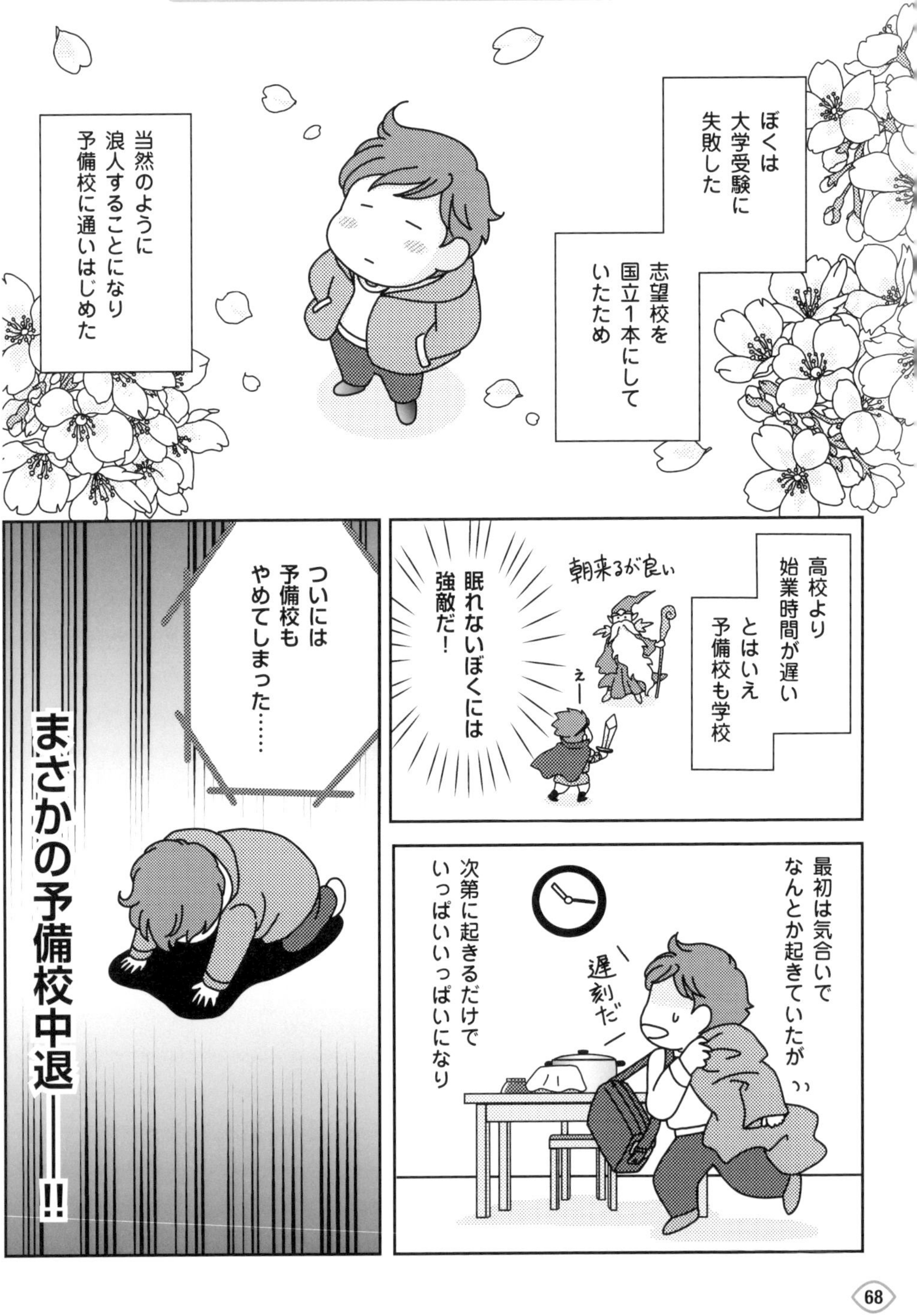
ぼくは大学受験に失敗した
志望校を国立1本にしていたため
当然のように浪人することになり予備校に通いはじめた
高校より始業時間が遅い
とはいえ予備校も学校
朝来るが良い
えー
眠れないぼくには強敵だ！
最初は気合いでなんとか起きていたが
遅刻だ
次第に起きるだけでいっぱいいっぱいになり
ついには予備校もやめてしまった……
まさかの予備校中退――!!

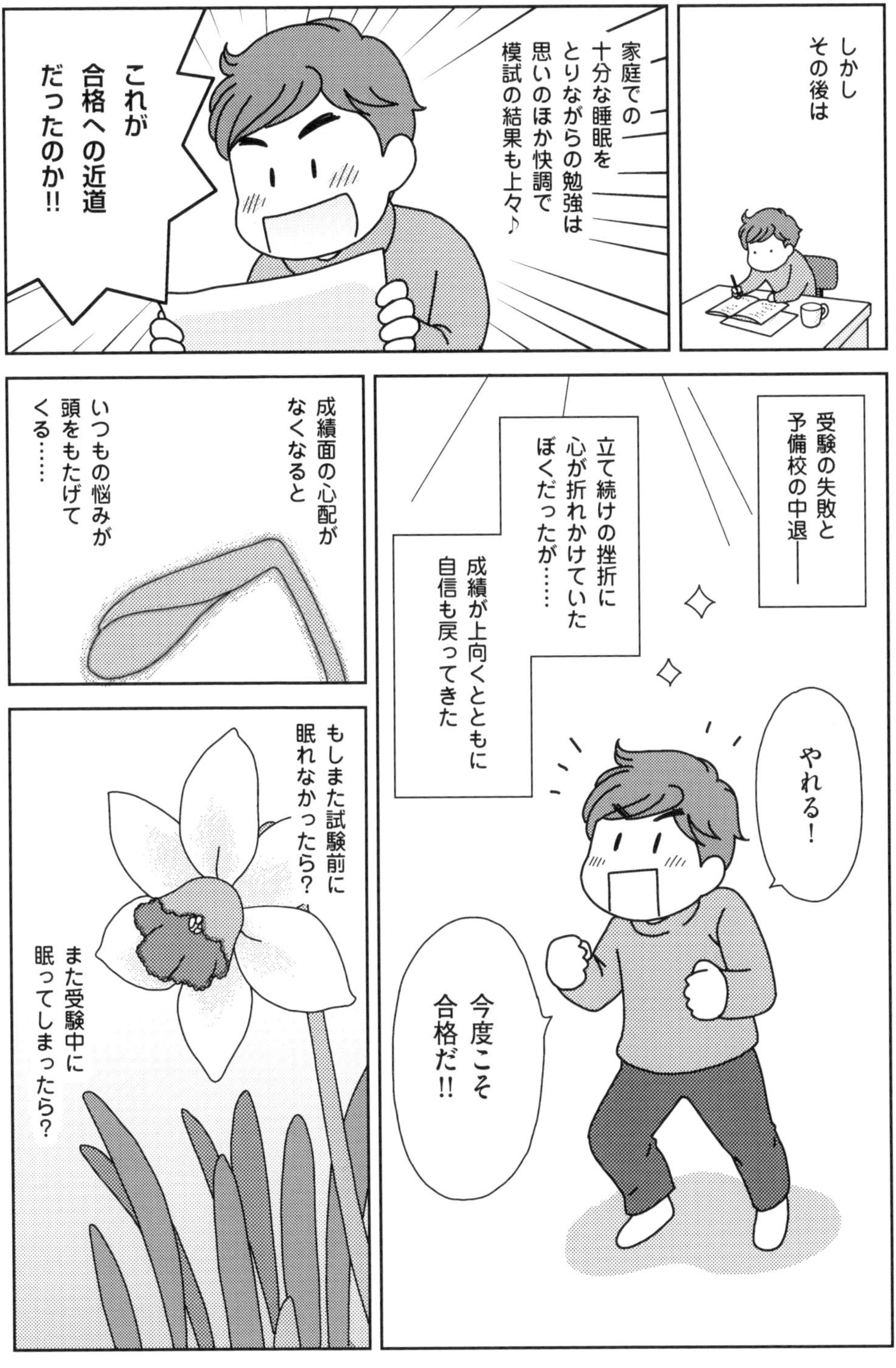
しかし
その後は
家庭での
十分な睡眠を
とりながらの勉強は
思いのほか快調で
模試の結果も上々♪
これが
合格への近道
だったのか!!
受験の失敗と
予備校の中退――
立て続けの挫折に
心が折れかけていた
ぼくだったが……
成績が上向くとともに
自信も戻ってきた
やれる!
今度こそ
合格だ!!
成績面の心配が
なくなると
いつもの悩みが
頭をもたげて
くる……
もしまた試験前に
眠れなかったら?
また受験中に
眠ってしまったら?

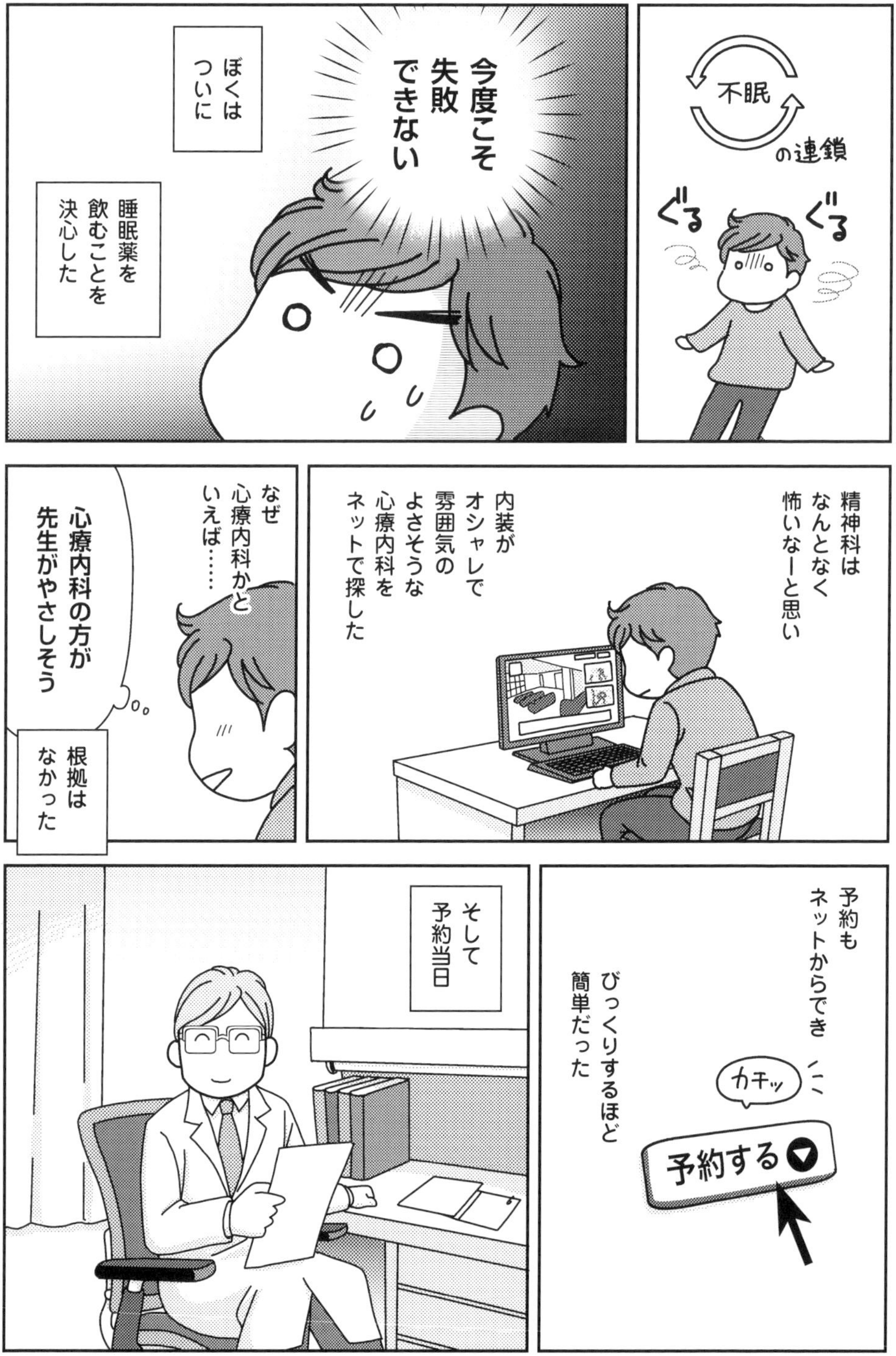
不眠
の連鎖
ぐる
ぐる
今度こそ失敗できない
ぼくはついに
睡眠薬を飲むことを決心した
精神科はなんとなく怖いなーと思い
内装がオシャレで雰囲気のよさそうな心療内科をネットで探した
なぜ心療内科かといえば……
心療内科の方が先生がやさしそう
根拠はなかった
予約もネットからでき
びっくりするほど簡単だった
カチッ
予約する
そして予約当日

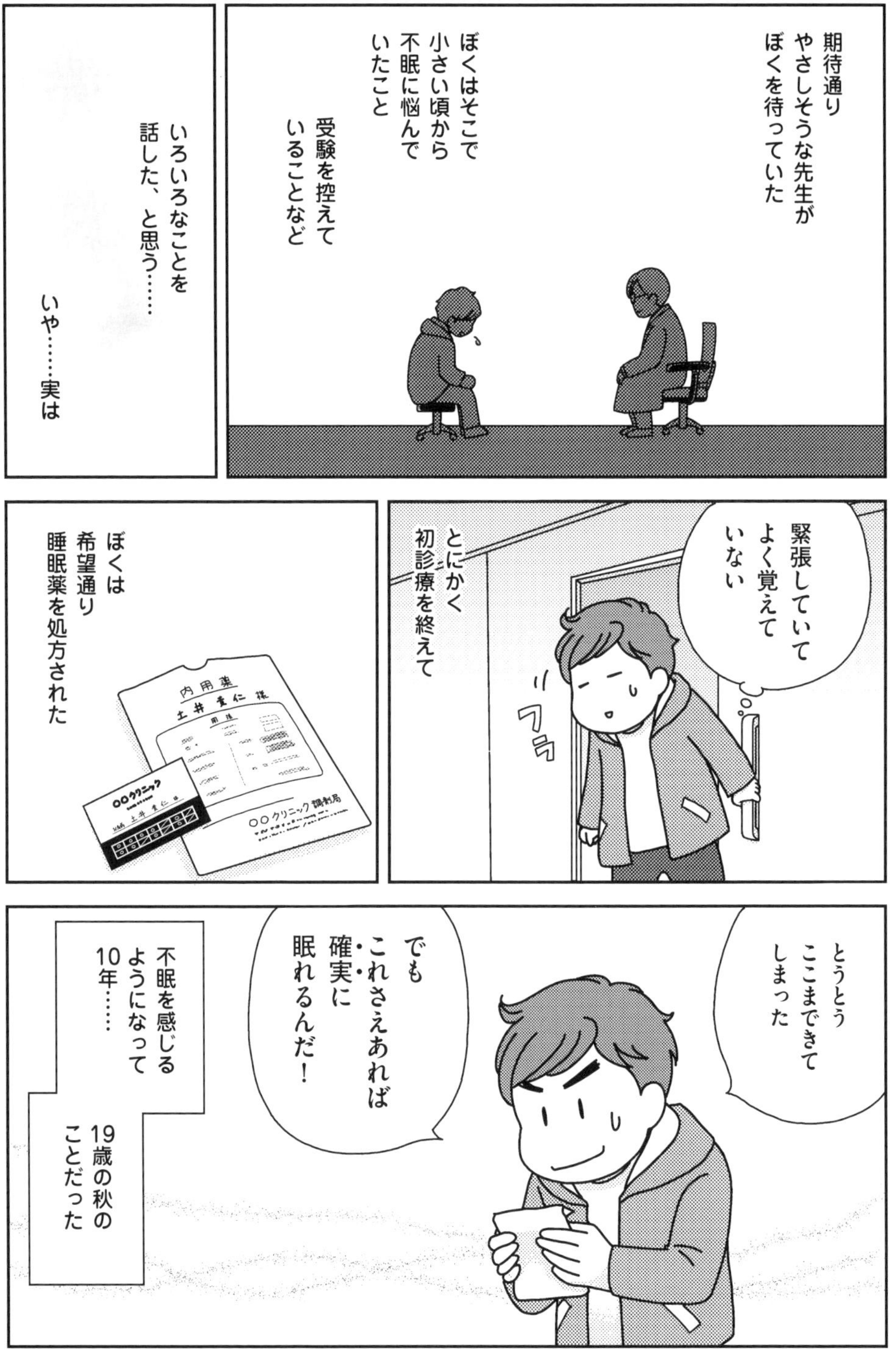
期待通り
やさしそうな先生が
ぼくを待っていた
ぼくはそこで
小さい頃から
不眠に悩んで
いたこと
受験を控えて
いることなど
いろいろなことを
話した、と思う……
いや……実は
緊張していて
よく覚えて
いない
とにかく
初診療を終えて
フラ
ぼくは
希望通り
睡眠薬を処方された
内用薬
〇〇クリニック 調剤局
とうとう
ここまできて
しまった
でも
これさえあれば
確実に
眠れるんだ!
不眠を感じる
ようになって
10年……
19歳の秋の
ことだった

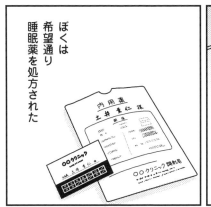

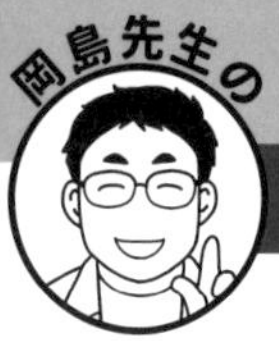

岡島先生の 解説④

試したい！ 不眠症改善のための7箇条

不眠症になると、「眠れない恐怖」だけでなく、眠れないことと関連するあらゆることに恐怖感が乗り移ってしまいます。たとえば、「夜」「ベッド」「枕」「深夜0時」などです。

私の臨床経験上、寝つけないときに、寝ようとがんばる行為は、基本的にすべて成功しません。むしろ、その日はなんらかの理由で体が眠れない日と考えた方がよいでしょう。ここでは、不眠症を改善するための7箇条を紹介します。

第1条 起床時刻を一定にする

早く寝ようと思っても、結局寝つけない経験をした人は多いはずです。それもそのはずで、人の体は遅くまで起きていられても、いつもより早く眠れるようにできていません（寝不足がたまっている場合は例外）。まずは、起床時刻を平日休日に関係なく一定にしましょう。どうしても寝つけない場合は、いったんベッドから出て、しばらくしてから戻るのも一手です。就床時刻が何時になったとしても、途中で起きてしまったとしても、起床時刻だけは守りましょう。

質	量	リズム
◎	△	○

第2条 起床後は素早く日光浴をする

朝日は、目から体内にとり込むことでリズムを安定させます。時間は、起床後からできるだけ早い時間帯に30分以上です。直接太陽を見るのではなく、視野にとらえるように心がけましょう。

質	量	リズム
○	△	◎

第3条 夕食と朝食の間隔を意識する

質	量	リズム
○	△	◎

最近では、食事をとらない時間（絶食時間）が10～12時間あると、その後の食事が体にとっての「朝食」になることがわかっています。その朝食をしっかり、がっつり食べることで、体内時計が調整されるのです。夕食から朝食までの時間を調整すること、昼食を抜かないことが大切です。

第4条 日中はいつも通りの生活を送る

質	量	リズム
◎	○	◎

眠れなかった翌日は、心も体もしんどくなります。すると、活動量が減ってしまったり、日中にうとうとしてしまったりします。これは、悪循環の典型例です。つらさは日中に解消するのではなく、むしろいつも通りの生活を送り、夜の睡眠で解消することが大切です。

第5条 深部体温を下げる工夫をする

質	量	リズム
○	△	◎

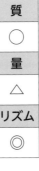

深部体温とは、体の中心の温度で脳の温度を反映していると言われています。人は眠るときには深部体温が低下していきます。反対に手足の体温は上昇します。深部体温を下げるためには、手足から放熱しなければならないからです。深部体温を夜にしっかりと下げるためには、日中の

適度な運動習慣、就寝1時間程度前の入浴が効果的です。同時に、手足の冷えは睡眠には大敵です。冷え性対策として、電気あんかや湯たんぽなどを利用しましょう。

第6条 夜は暖色灯にする

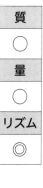

質	量	リズム
○	○	◎

部屋の灯りは睡眠に影響します。青色の波長が含まれている光（たとえば、白色灯）は、眠気を抑える作用があります。そのため、夜は家全体、むずかしい場合は寝室を暖色灯にしましょう。それでもむずかしい場合は、青色の波長をカットするＰＣメガネなどを着用するとよいでしょう。

第7条 寝る前は心が動揺しないことをおこなう

質	量	リズム
◎	◎	○

眠れないときにスマホを見る場合、たいてい興味のあることを目にします。あるいは、メール内容によっては焦りや不快感を抱くこともあります。好きな小説を読む（↓先が気になってしまう）、覚醒したときに時間を確認する（↓眠れていないことを確認してしまう）、心配事や明日のスケジュールを考える（↓予期せぬことに焦る、落ち込む）なども同じです。これによって、脳が興奮し覚醒してしまいます。就寝1時間前くらいからは、平穏な気持ちでいられるような環境づくりをしましょう。

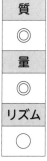

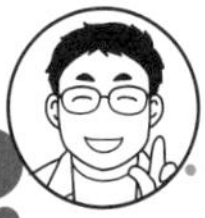

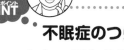

POINT《ポイント》

不眠症のつらさは、わかってもらえないこと

不眠症は、眠れないことのつらさもさることながら、周りの人に理解してもらえないこともしんどさの１つです。

不眠症の人は、「動物だって考えなくても眠れているのに、自分はそれができない。なにかが欠落したダメ人間なのではないか」という気持ちで心がいっぱいになります。そんなことを相談した日には、白い目で見られるかもしれないという不安から、なかなか周囲に相談できません。

信頼できる人に思い切って眠れないことを打ち明けても、「運動したらよく眠れるよ」「大変ね。私だって眠れない日はあるけど、起きていればいつかは眠れるわよ」と言われてしまうかもしれません。すでに取り組んでみたことをアドバイスされるので、言いたくなくなってしまい、鬱々としてしまいます。そんなときは、迷わず専門機関に相談しましょう。

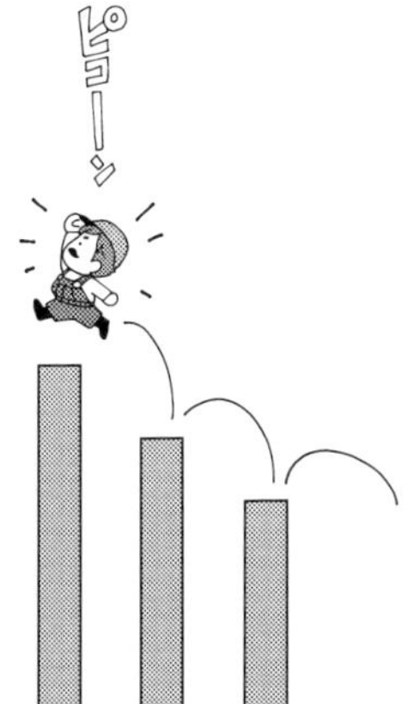
ピコーン

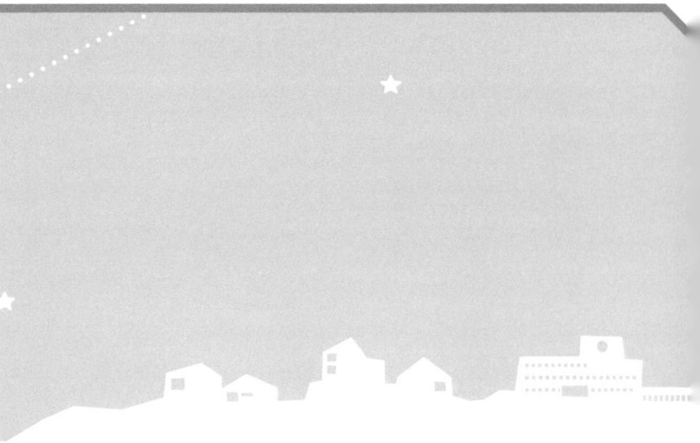

第5章

睡眠薬漬けになった大学生時代

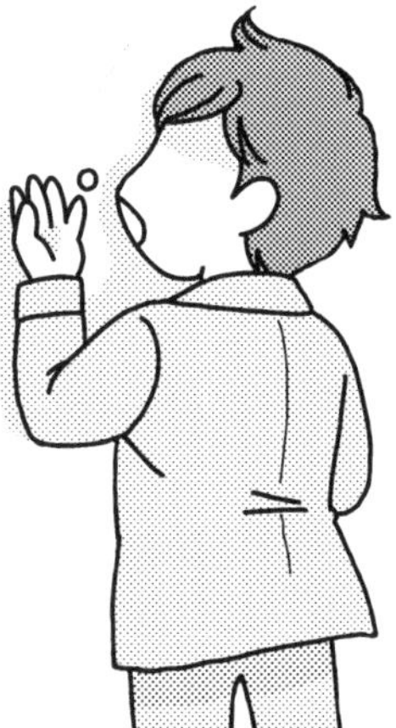

⑬ やめられない、とまらない睡眠薬

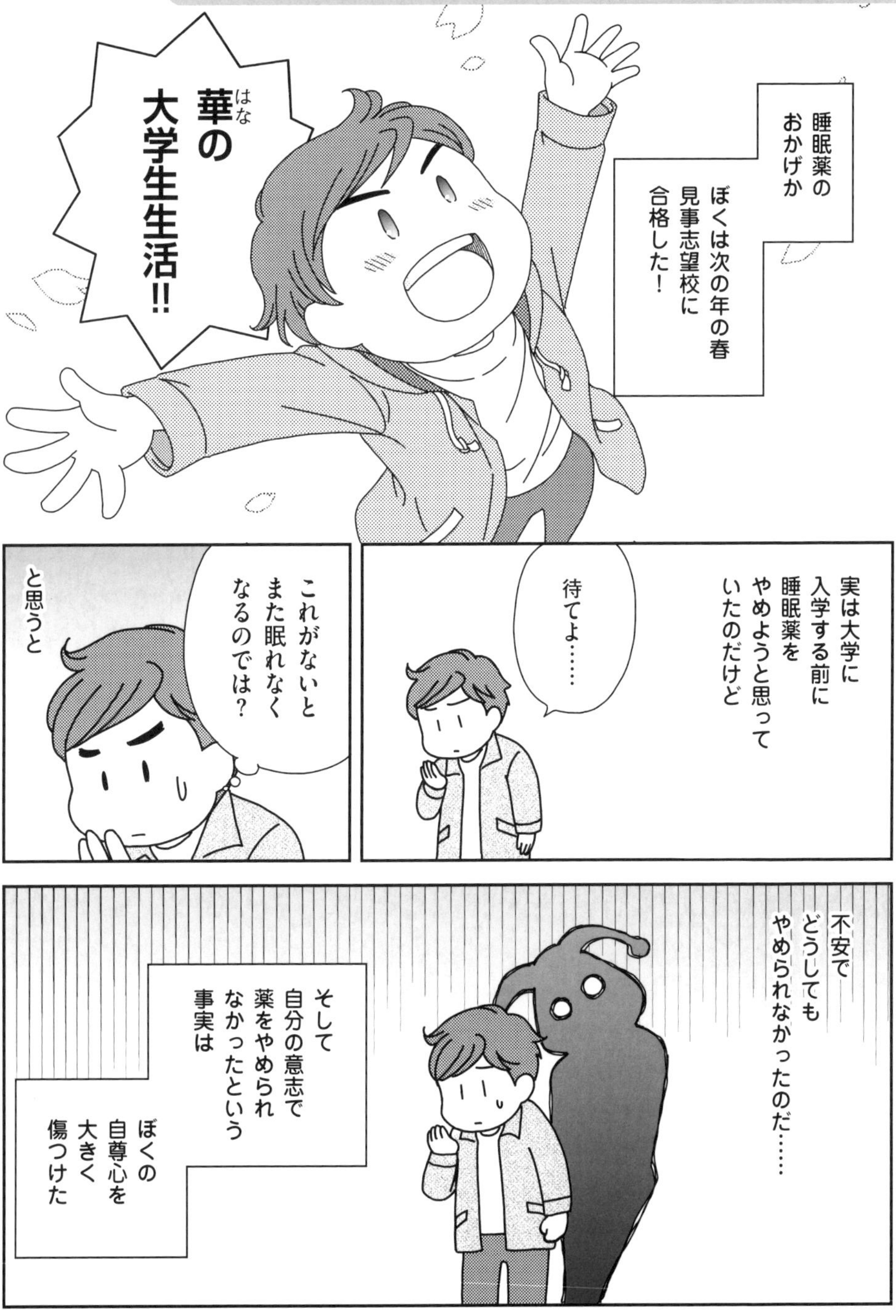

睡眠薬のおかげか
ぼくは次の年の春見事志望校に合格した！
華《はな》の大学生生活!!
実は大学に入学する前に睡眠薬をやめようと思っていたのだけど
待てよ……
これがないとまた眠れなくなるのでは？
と思うと
不安でどうしてもやめられなかったのだ……
そして自分の意志で薬をやめられなかったという事実は
ぼくの自尊心を大きく傷つけた

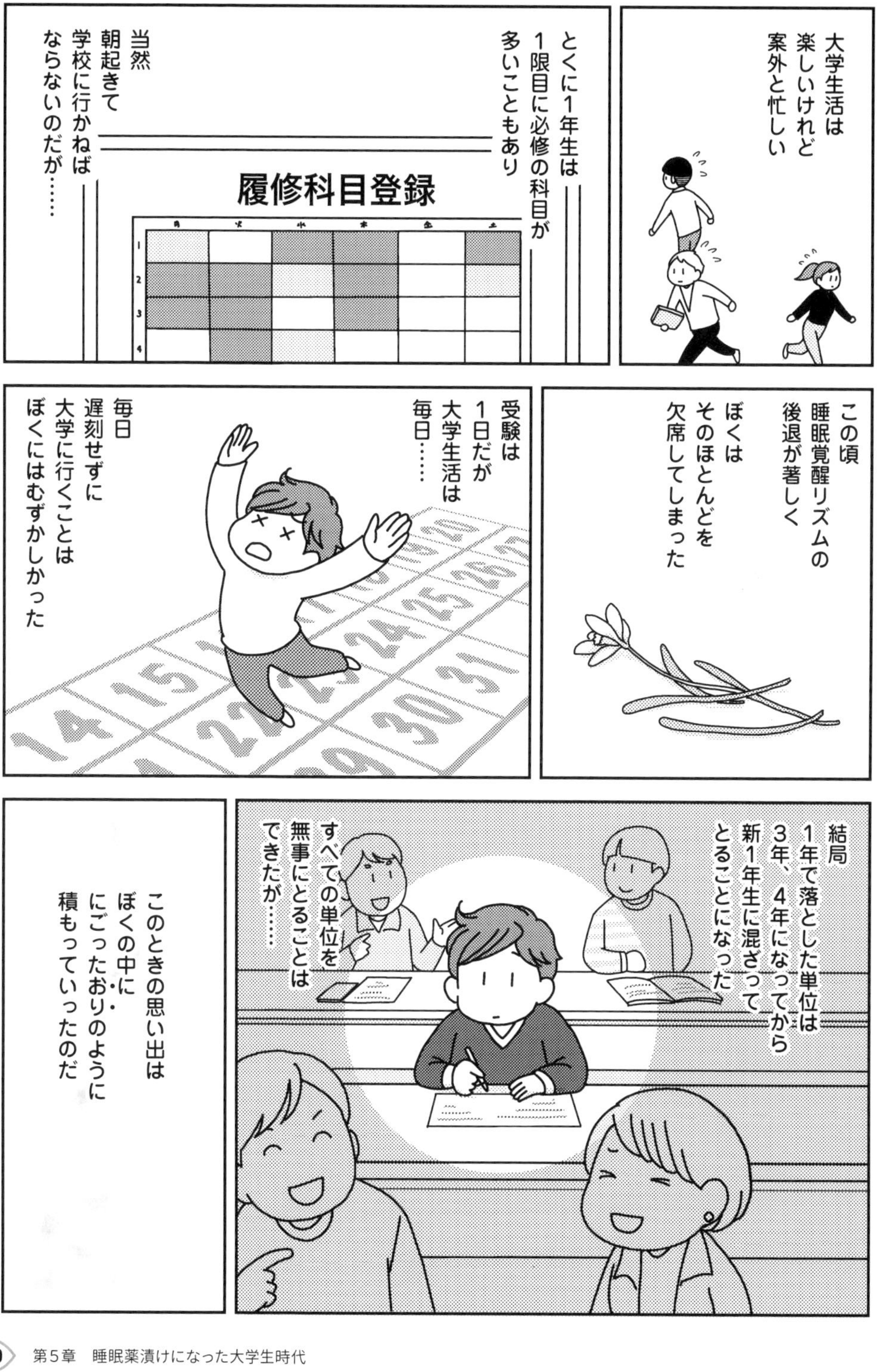
大学生活は楽しいけれど案外と忙しい
とくに1年生は1限目に必修の科目が多いこともあり
履修科目登録
当然朝起きて学校に行かねばならないのだが……
この頃睡眠覚醒リズムの後退が著しくぼくはそのほとんどを欠席してしまった
受験は1日だが大学生活は毎日……
毎日遅刻せずに大学に行くことはぼくにはむずかしかった
結局1年で落とした単位は3年、4年になってから新1年生に混ざってとることになった
すべての単位を無事にとることはできたが……
このときの思い出はぼくの中ににごったおりのように積もっていったのだ

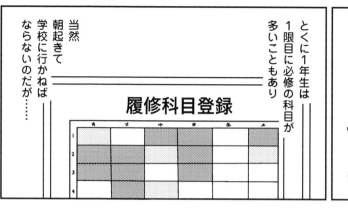

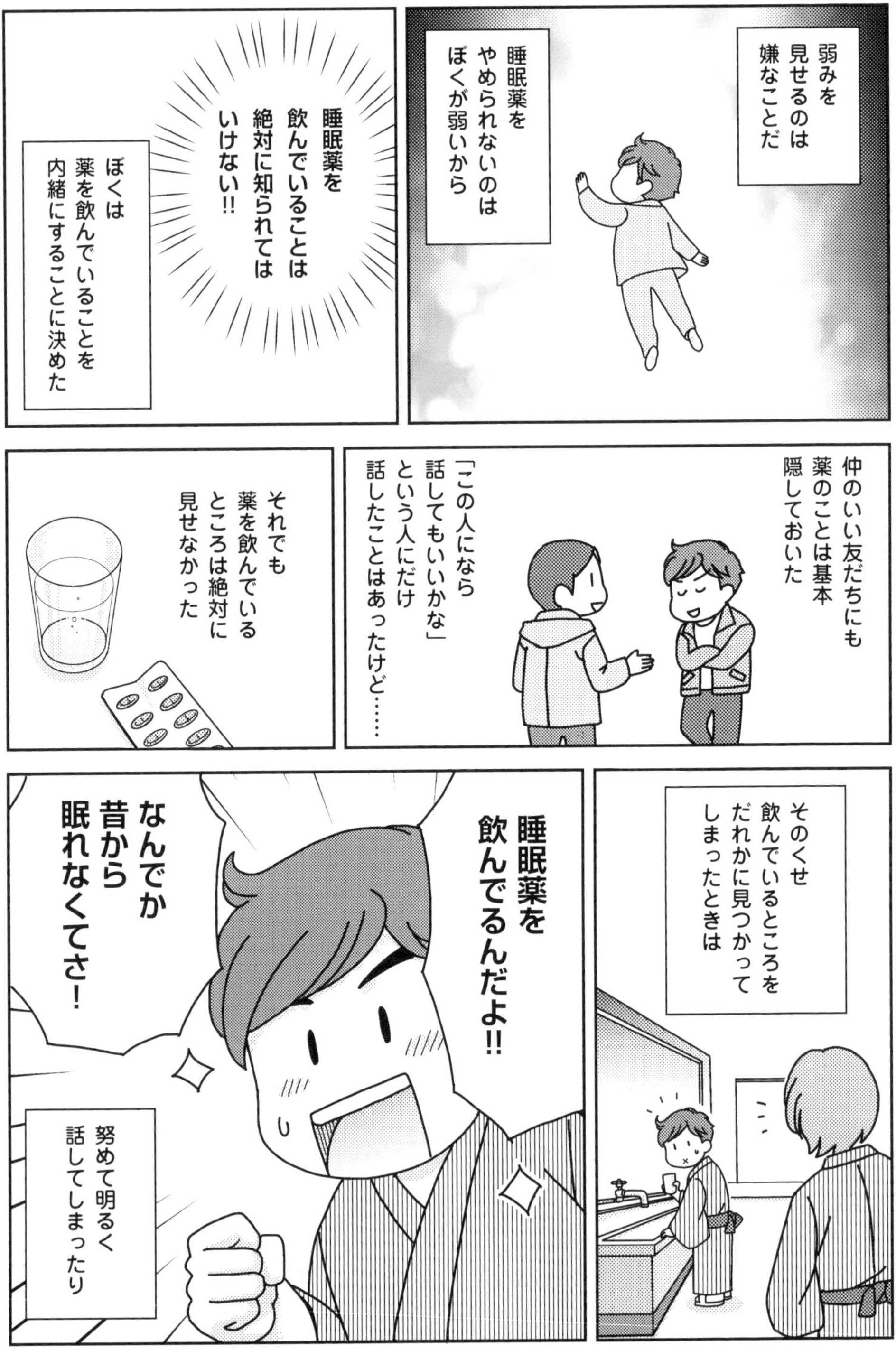

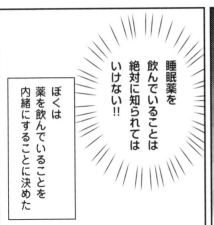

弱みを見せるのは嫌なことだ
睡眠薬をやめられないのはぼくが弱いから
睡眠薬を飲んでいることは絶対に知られてはいけない!!
ぼくは薬を飲んでいることを内緒にすることに決めた
仲のいい友だちにも薬のことは基本隠しておいた
「この人になら話してもいいかな」という人にだけ話したことはあったけど……
それでも薬を飲んでいるところは絶対に見せなかった
そのくせ飲んでいるところをだれかに見つかってしまったときは
睡眠薬を飲んでるんだよ!!
なんでか昔から眠れなくてさ!
努めて明るく話してしまったり

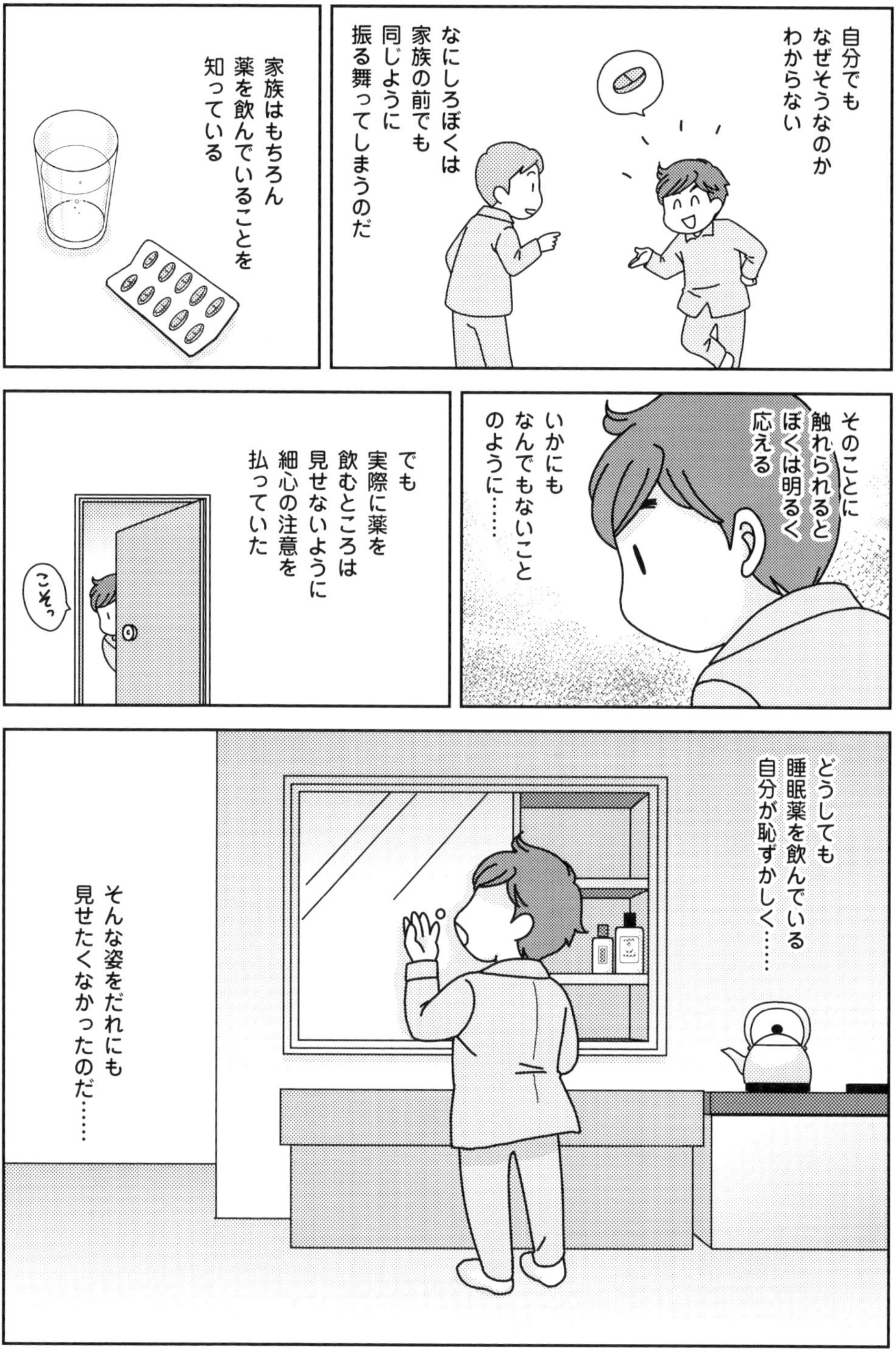
自分でも
なぜそうなのか
わからない
なにしろぼくは
家族の前でも
同じように
振る舞ってしまうのだ
家族はもちろん
薬を飲んでいることを
知っている
そのことに
触れられると
ぼくは明るく
応える
いかにも
なんでもないこと
のように……
でも
実際に薬を
飲むところは
見せないように
細心の注意を
払っていた
こそっ
どうしても
睡眠薬を飲んでいる
自分が恥ずかしく……
そんな姿をだれにも
見せたくなかったのだ……

⑭ プチ断薬に挑戦してみた

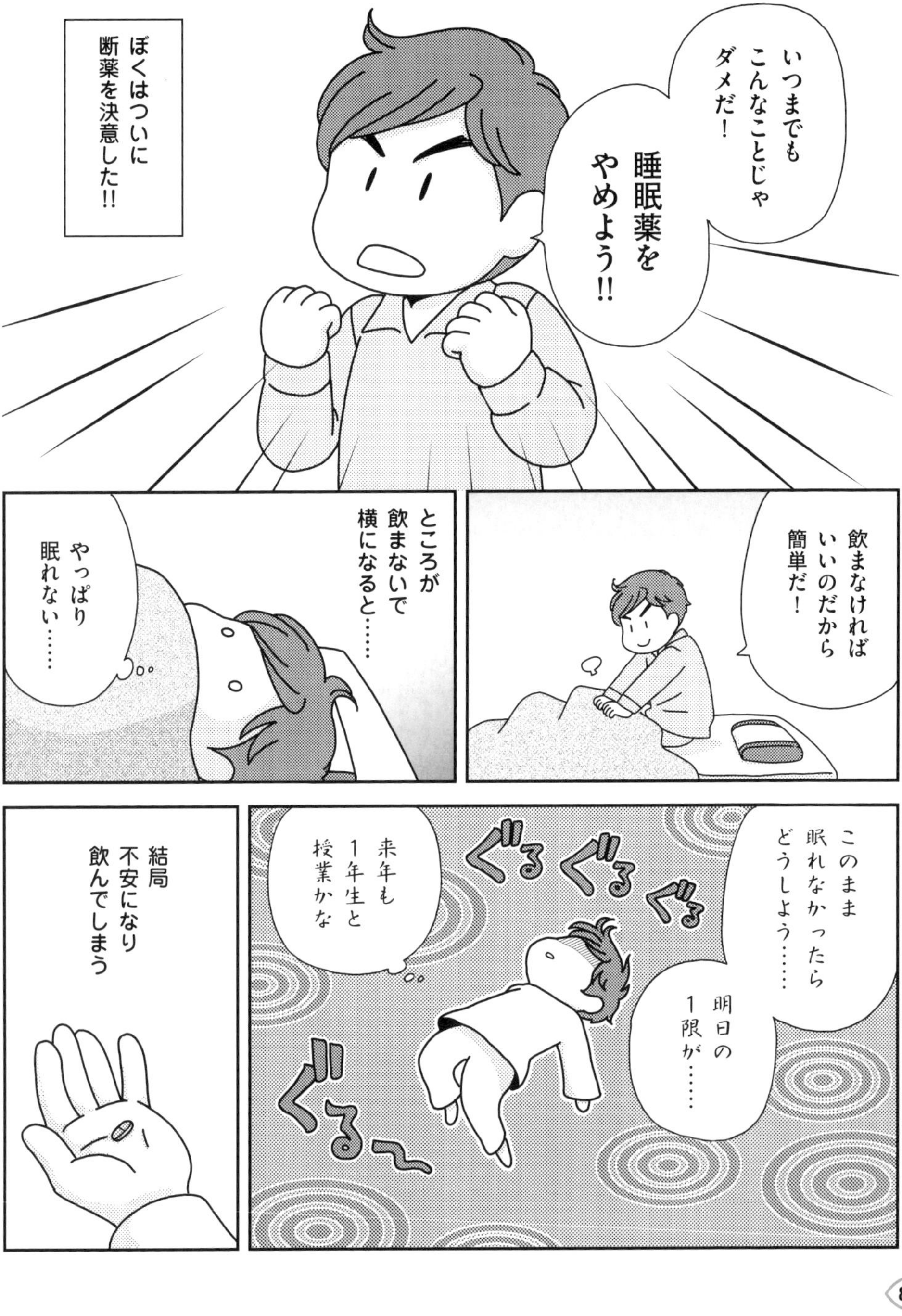

いつまでもこんなことじゃダメだ!
睡眠薬をやめよう!!
ぼくはついに断薬を決意した!!
飲まなければいいのだから簡単だ!
ところが飲まないで横になると……
やっぱり眠れない……
このまま眠れなかったらどうしよう……
明日の1限が……
ぐるぐるぐる
来年も1年生と授業かな
ぐる〜
結局不安になり飲んでしまう

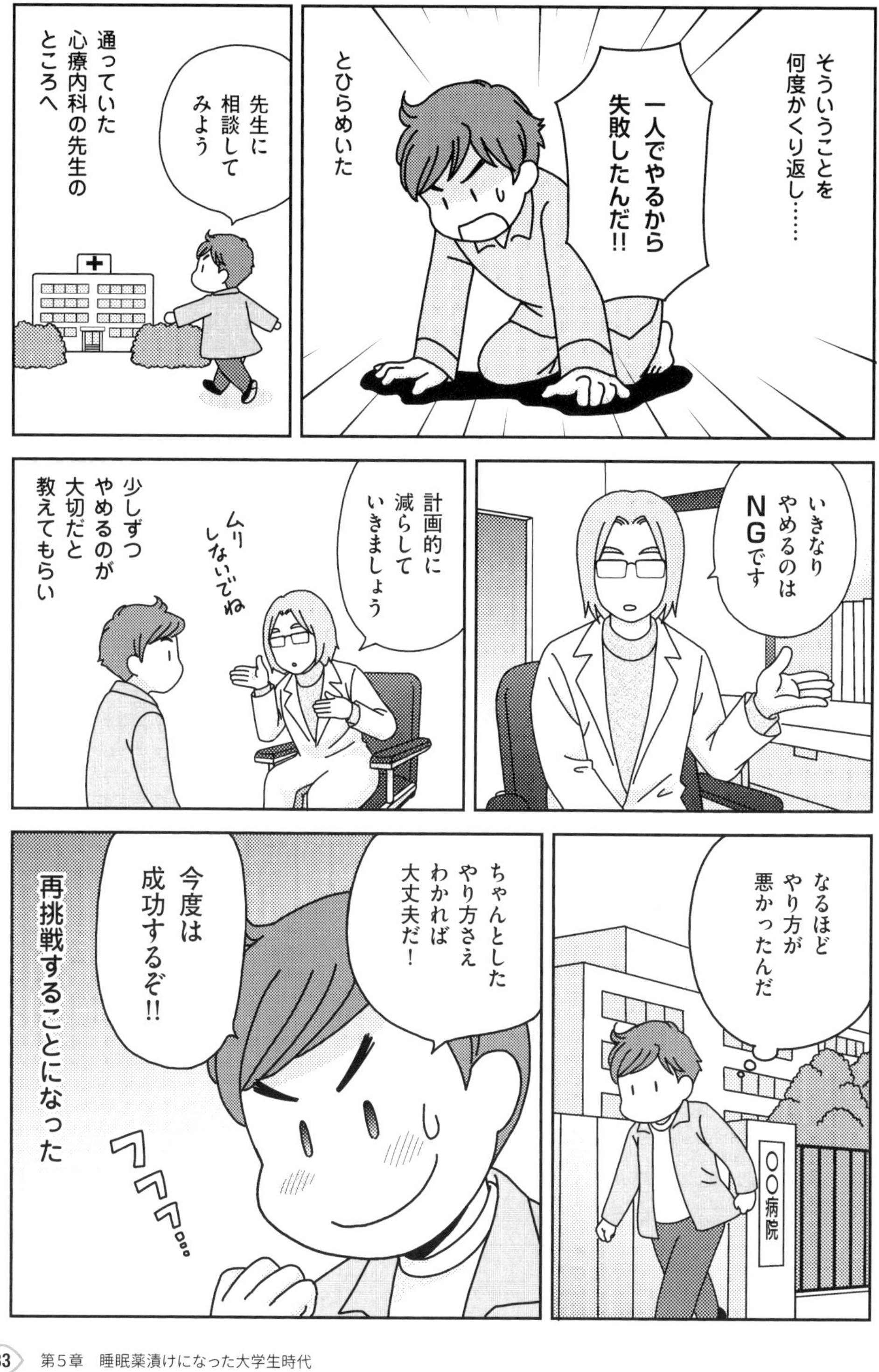
そういうことを何度かくり返し……
一人でやるから失敗したんだ!!
とひらめいた
先生に相談してみよう
通っていた心療内科の先生のところへ
いきなりやめるのはNGです
計画的に減らしていきましょう
ムリしないでね
少しずつやめるのが大切だと教えてもらい
なるほどやり方が悪かったんだ
○○病院
ちゃんとしたやり方さえわかれば大丈夫だ!
今度は成功するぞ!!
ヘヘヘ。。。
再挑戦することになった

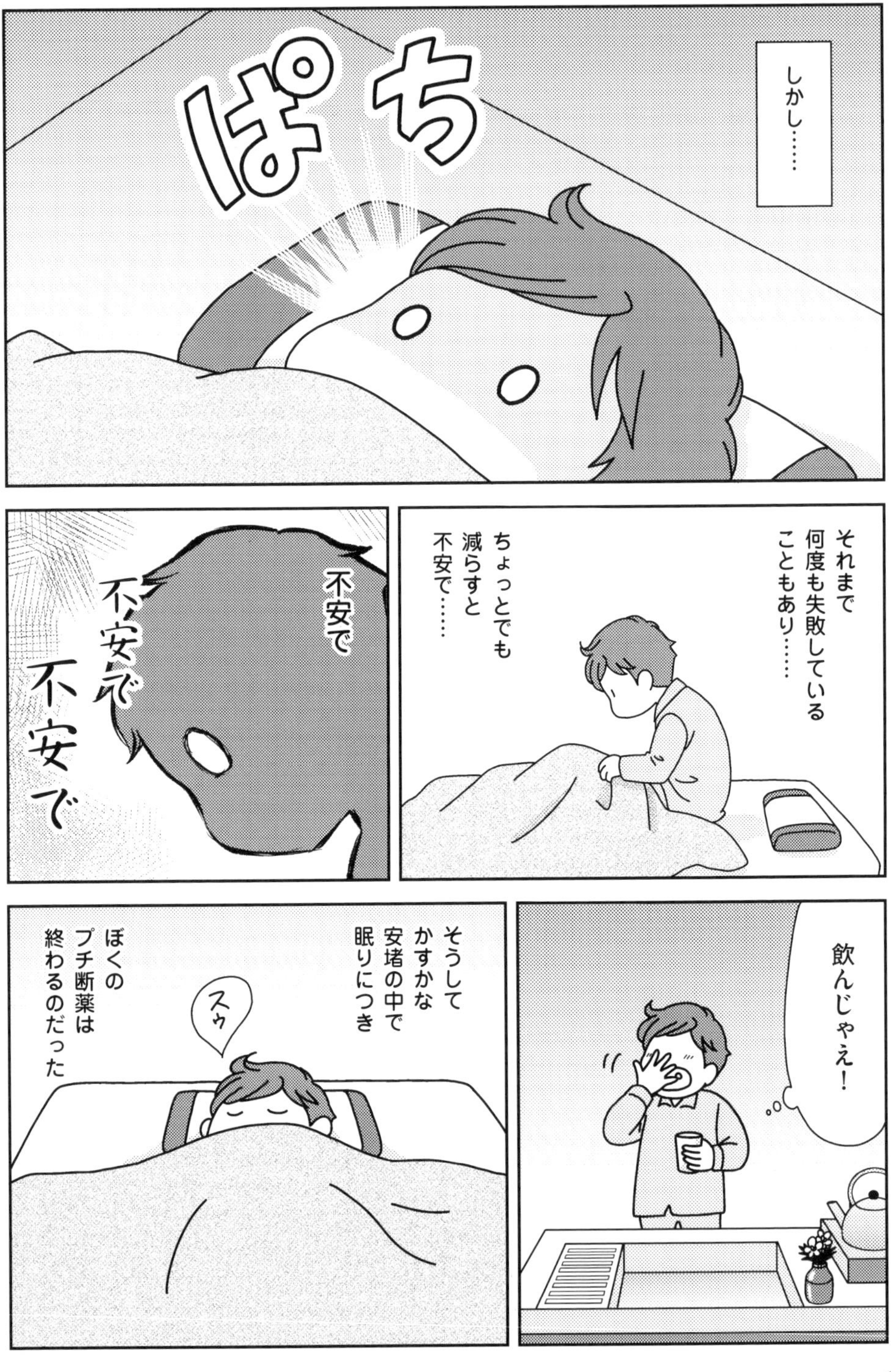
しかし……
ぱち
それまで何度も失敗していることもあり……
ちょっとでも減らすと不安で……
不安で
不安で
不安で
飲んじゃえ！
そうしてかすかな安堵の中で眠りにつき
スゥ
ぼくのプチ断薬は終わるのだった

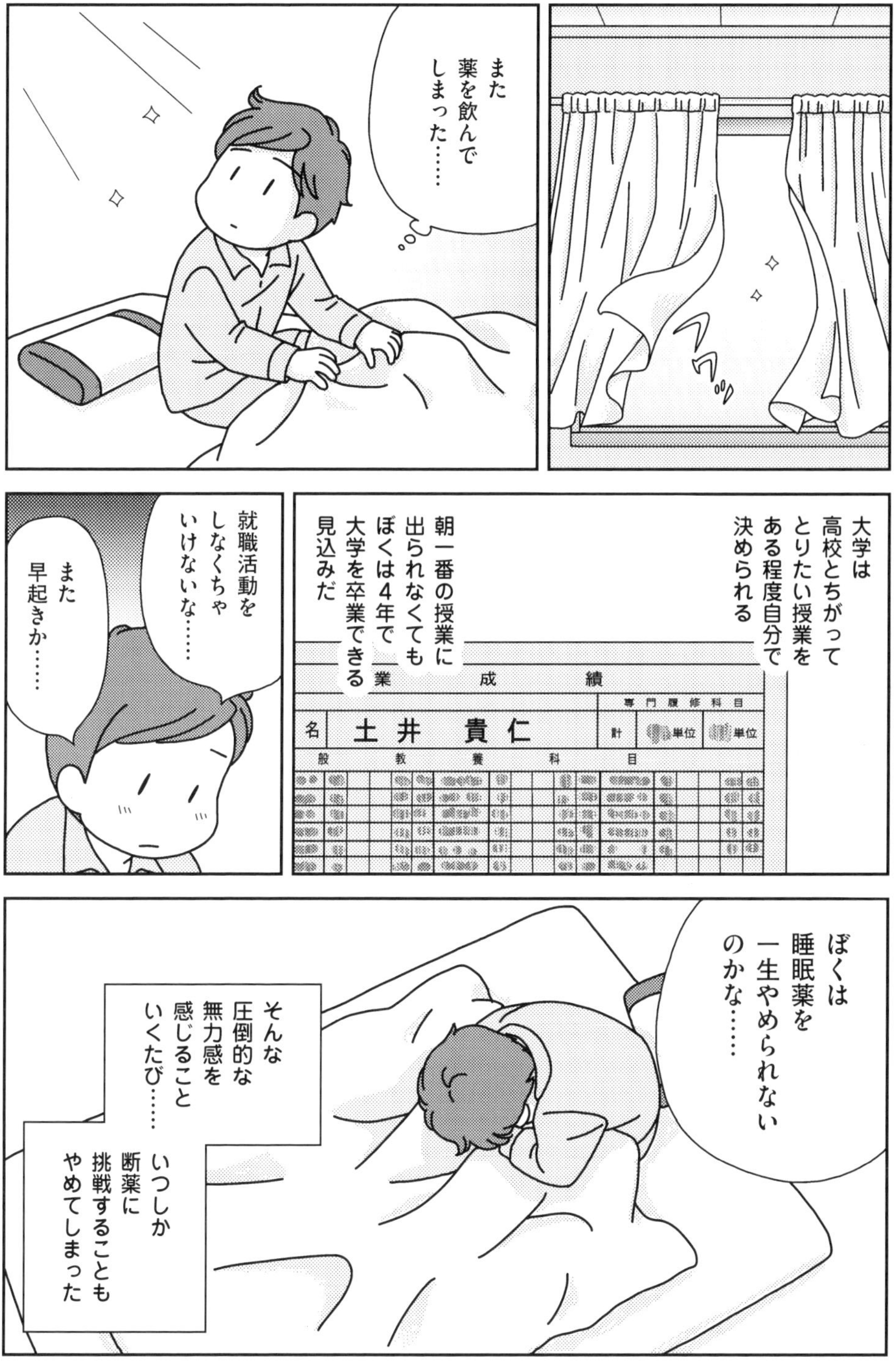
フワッ
また薬を飲んでしまった……
大学は高校とちがってとりたい授業をある程度自分で決められる
朝一番の授業に出られなくてもぼくは4年で大学を卒業できる見込みだ
業　成　績
専門履修科目
名　土井　貴仁
計　単位　単位
般　教　養　科　目
就職活動をしなくちゃいけないいな……
また早起きか……
ぼくは睡眠薬を一生やめられないのかな……
そんな圧倒的な無力感を感じることいくたび……
いつしか断薬に挑戦することもやめてしまった

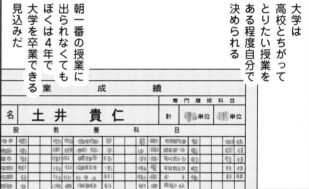

⑮ 不登校はOK！ 不眠はNG！ ぼくの就活戦線

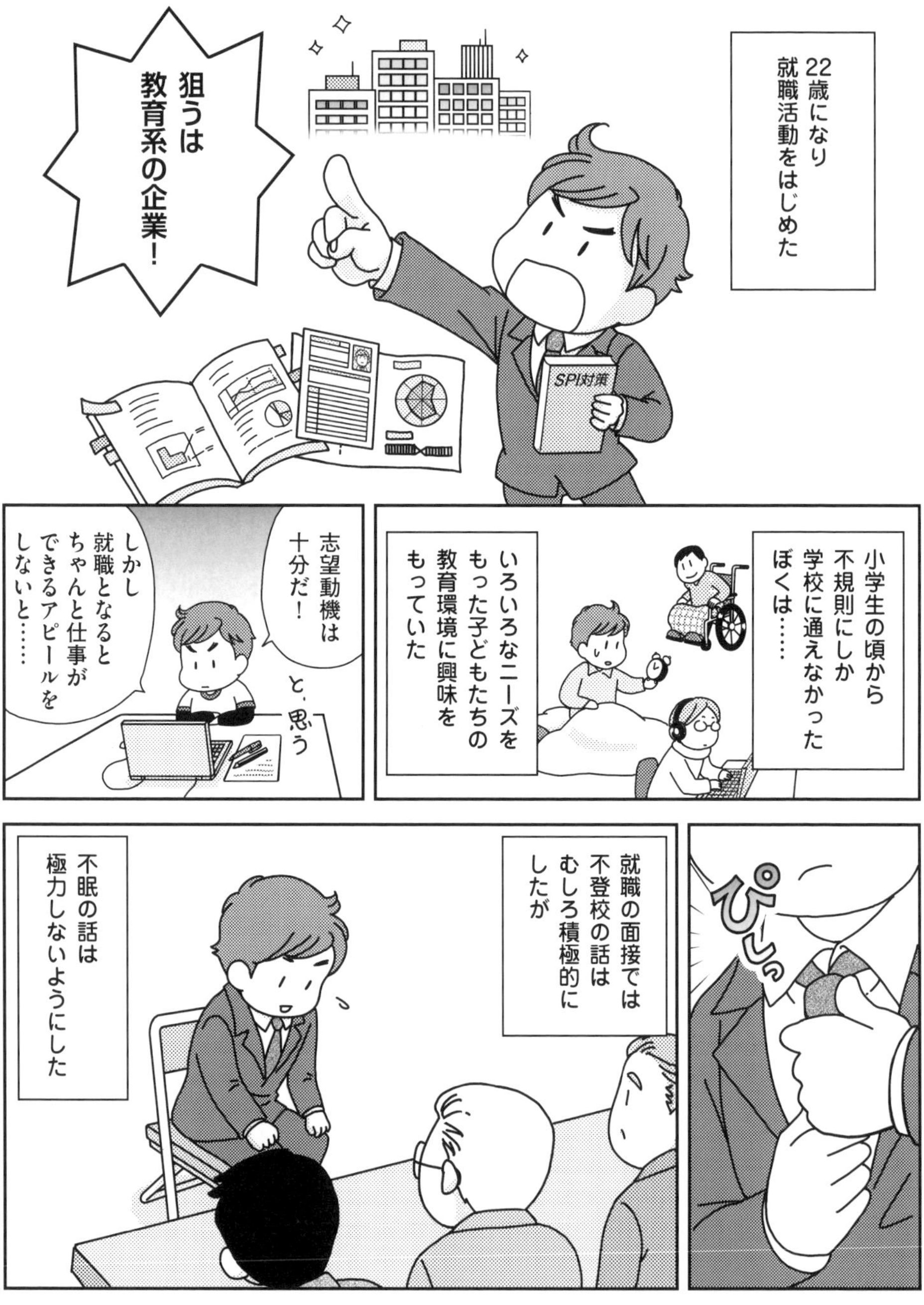

22歳になり就職活動をはじめた
狙うは教育系の企業！
SPI対策
小学生の頃から不規則にしか学校に通えなかったぼくは……
いろいろなニーズをもった子どもたちの教育環境に興味をもっていた
志望動機は十分だ！
と、思う
しかし就職となるとちゃんと仕事ができるアピールをしないと……
ぴしっ
就職の面接では不登校の話はむしろ積極的にしたが
不眠の話は極力しないようにした

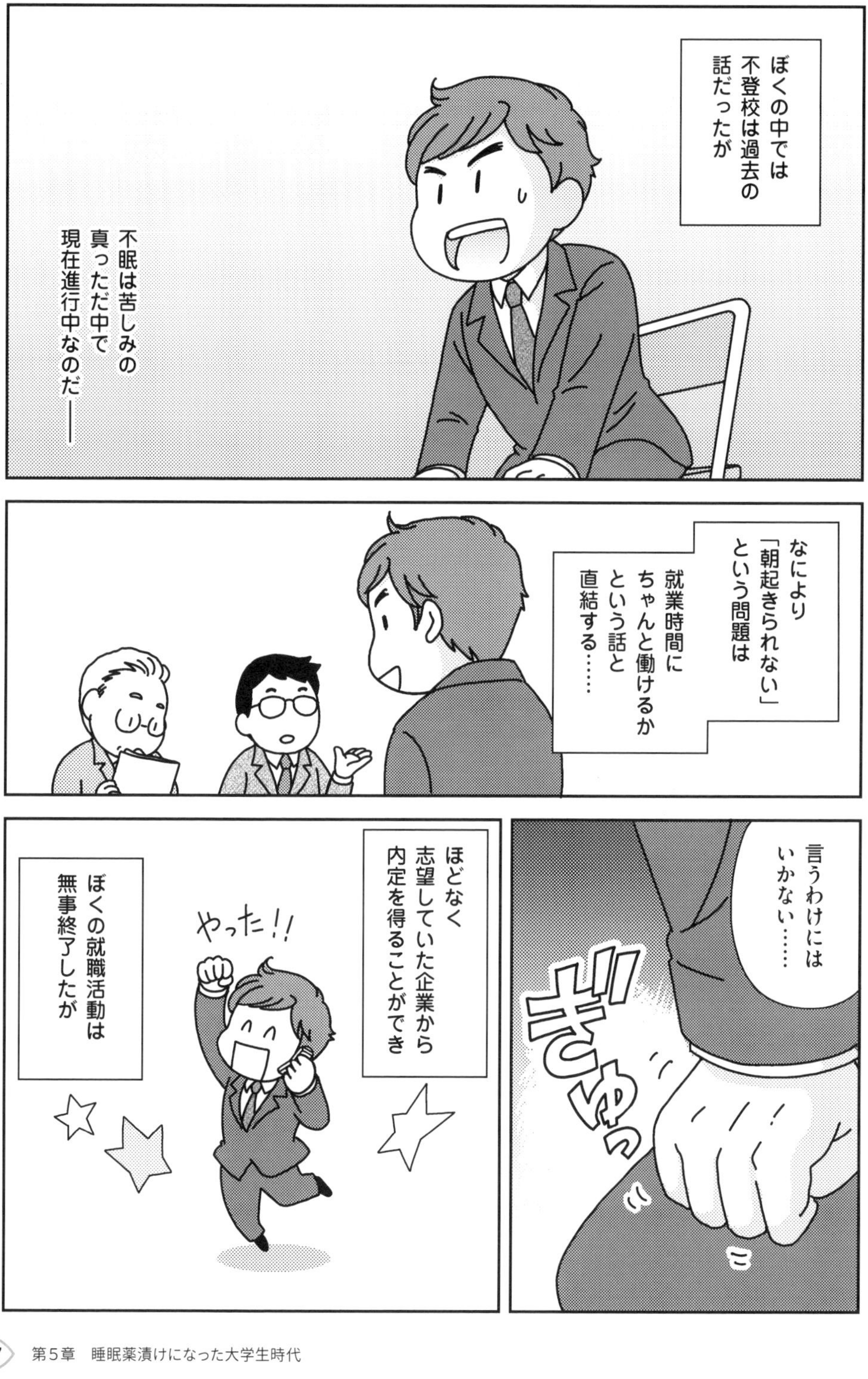
ぼくの中では
不登校は過去の
話だったが
不眠は苦しみの
真っただ中で
現在進行中なのだ――
なにより
「朝起きられない」
という問題は
就業時間に
ちゃんと働けるか
という話と
直結する……
言うわけには
いかない……
ぎゅっ
ほどなく
志望していた企業から
内定を得ることができ
やった!!
ぼくの就職活動は
無事終了したが

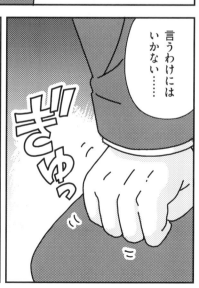

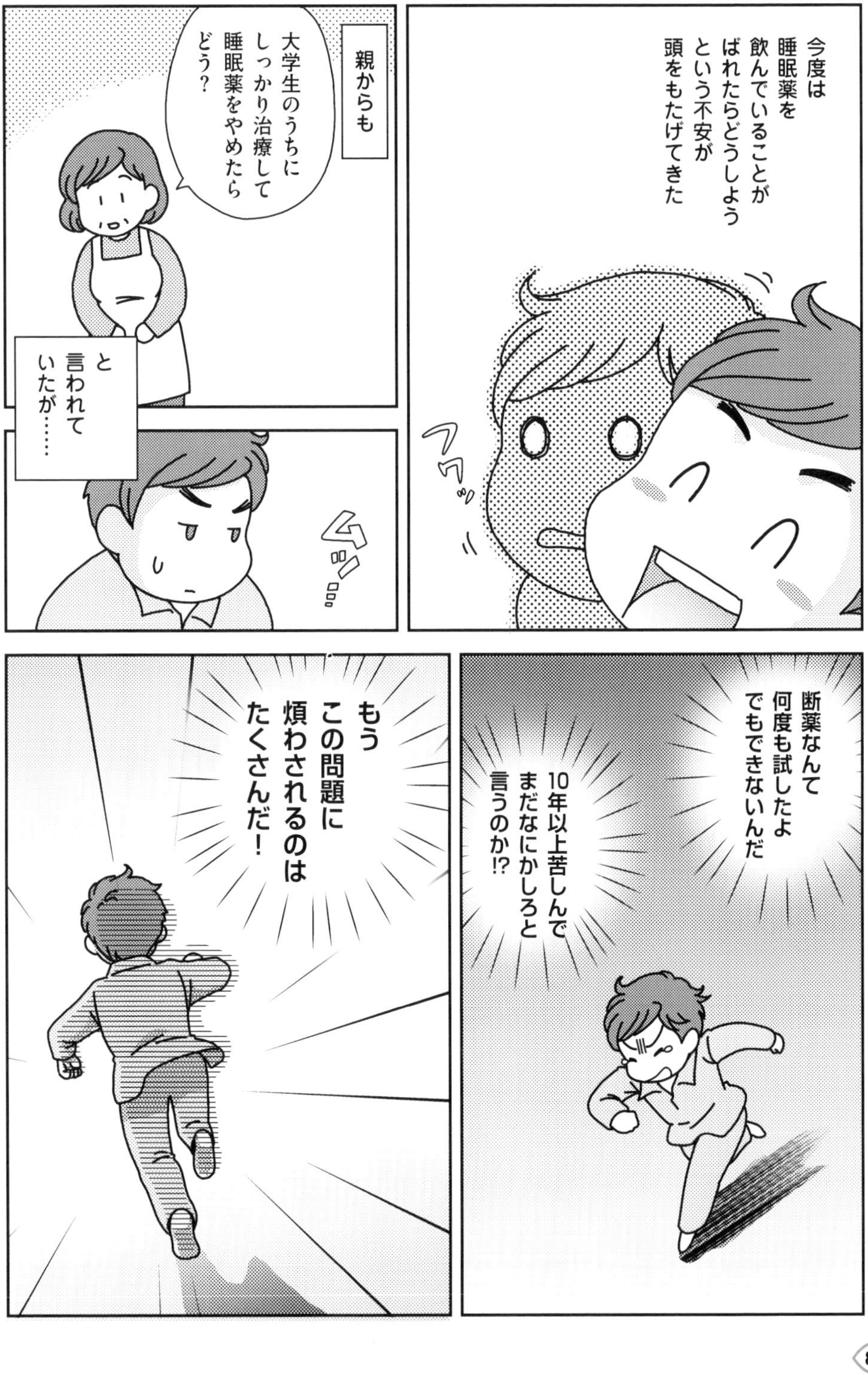
今度は睡眠薬を飲んでいることがばれたらどうしようという不安が頭をもたげてきた
親からも
大学生のうちにしっかり治療して睡眠薬をやめたらどう?
と言われていたが……
ムッ
断薬なんて何度も試したよでもできないんだ
10年以上苦しんでまだなにかしろと言うのか!?
もうこの問題に煩わされるのはたくさんだ!

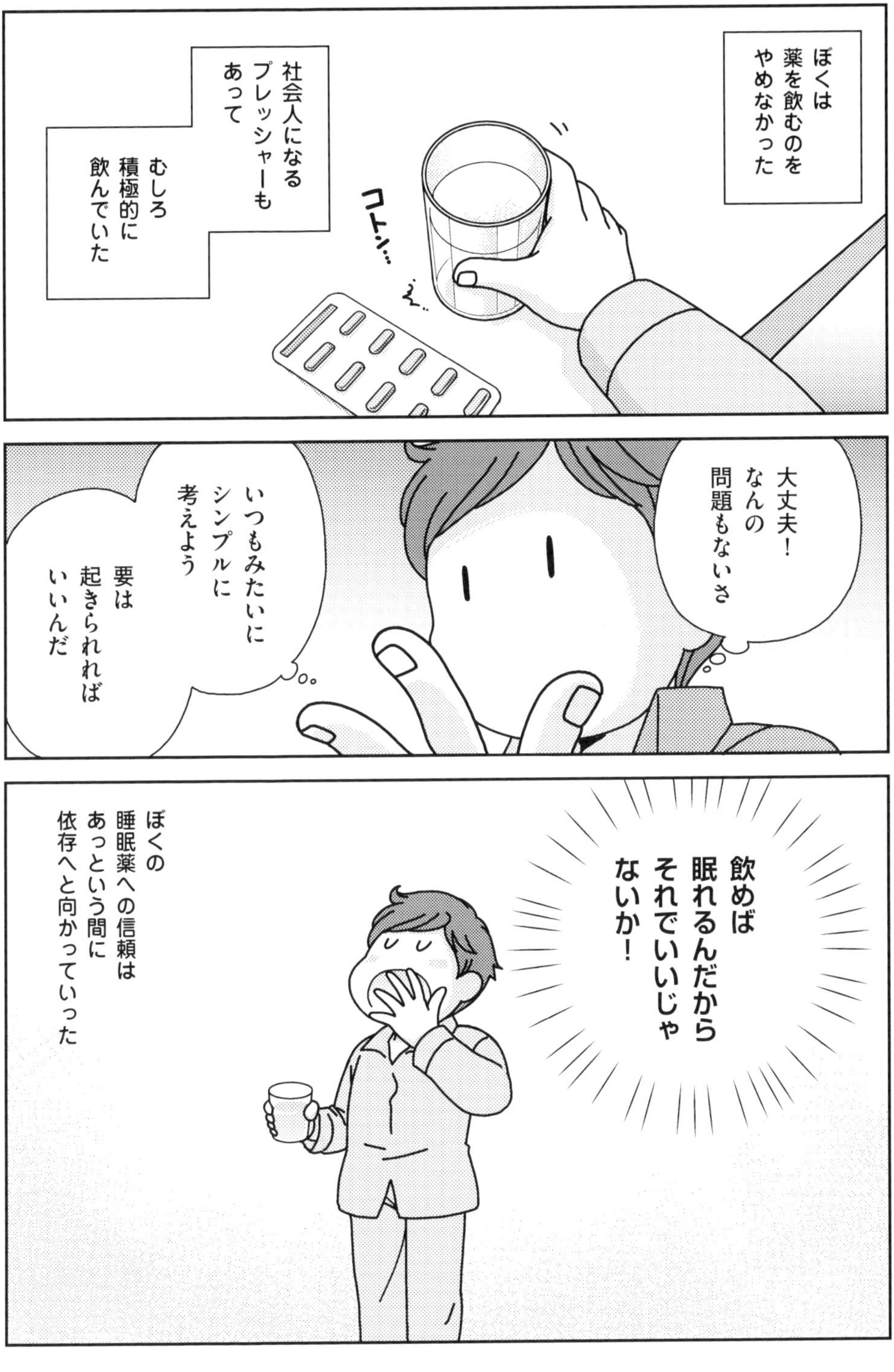
ぼくは薬を飲むのをやめなかった
コトン…
社会人になるプレッシャーもあって
むしろ積極的に飲んでいた
大丈夫！なんの問題もないさ
いつもみたいにシンプルに考えよう
要は起きられればいいんだ
飲めば眠れるんだからそれでいいじゃないか！
ぼくの睡眠薬への信頼はあっという間に依存へと向かっていった

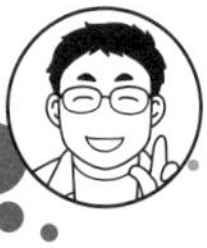

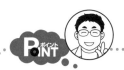

POINT《ポイント》

服薬はヒーロー役から悪役に

睡眠薬は、飲むとすぐに眠れるため、不眠症の人にとってはまさにヒーローです。しかし、ヒーローに助けてもらってばかりいると、自分の力で眠れていないことに嫌悪感を抱きはじめてしまいます。そんなときに、インターネットで睡眠薬の悪い情報を目にすると、とたんに悪者扱いしてしまいます。つまり、睡眠薬は安心材料から不安材料に変わってしまうのです。減薬には適切な方法があり、慎重におこなう必要がありますので、感情に振り回されず医師の指導の下でおこないましょう。

第6章

人生の転機が起きた新卒時代

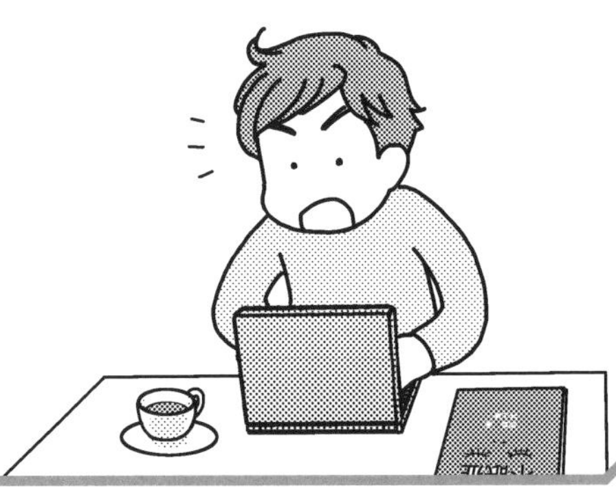

⑯ やっぱり眠れない！

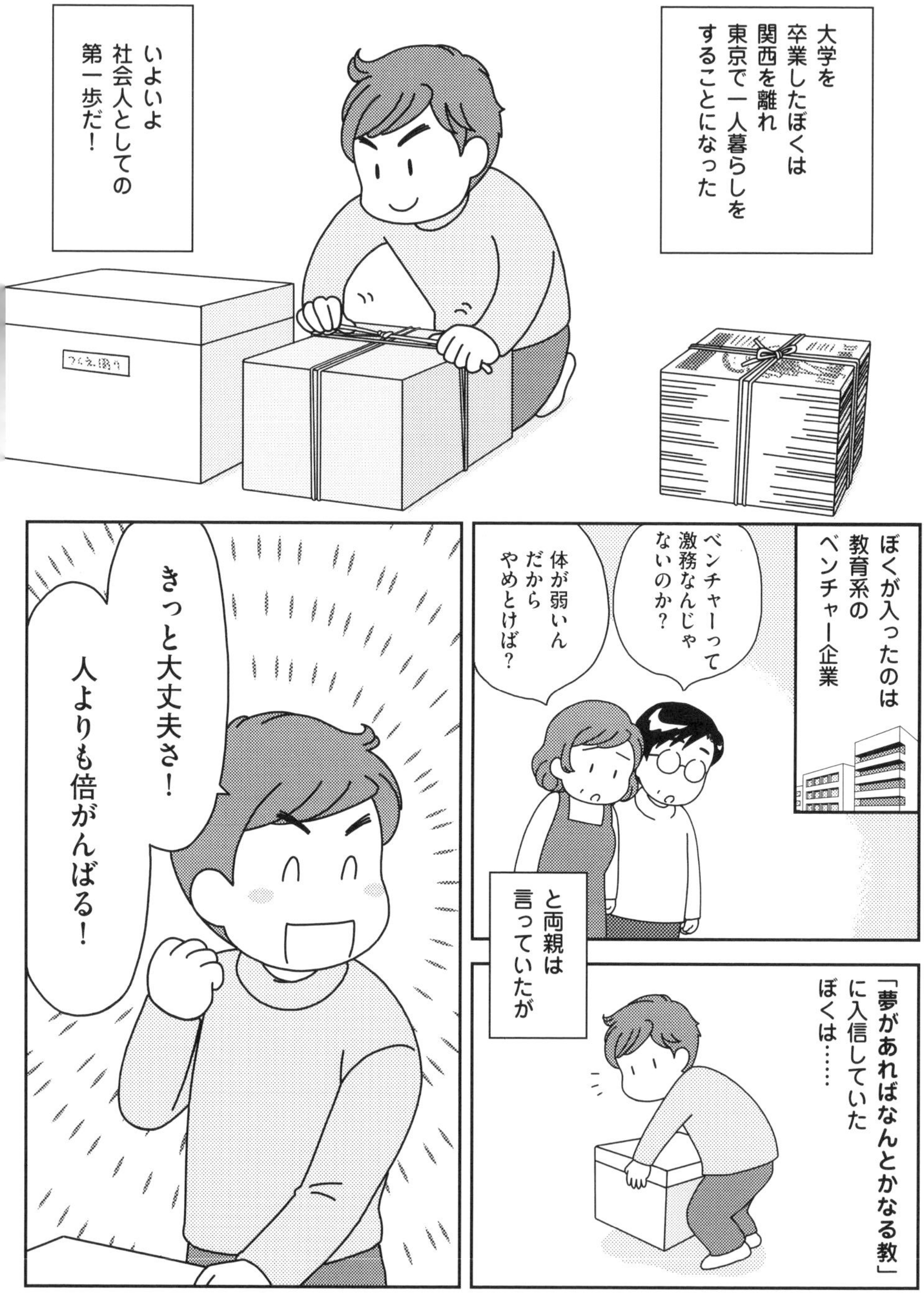
大学を卒業したぼくは関西を離れ東京で一人暮らしをすることになった
いよいよ社会人としての第一歩だ！
ぼくが入ったのは教育系のベンチャー企業
ベンチャーって激務なんじゃないのか？
体が弱いんだからやめとけば？
と両親は言っていたが
「夢があればなんとかなる教」に入信していたぼくは……
きっと大丈夫さ！人よりも倍がんばる！

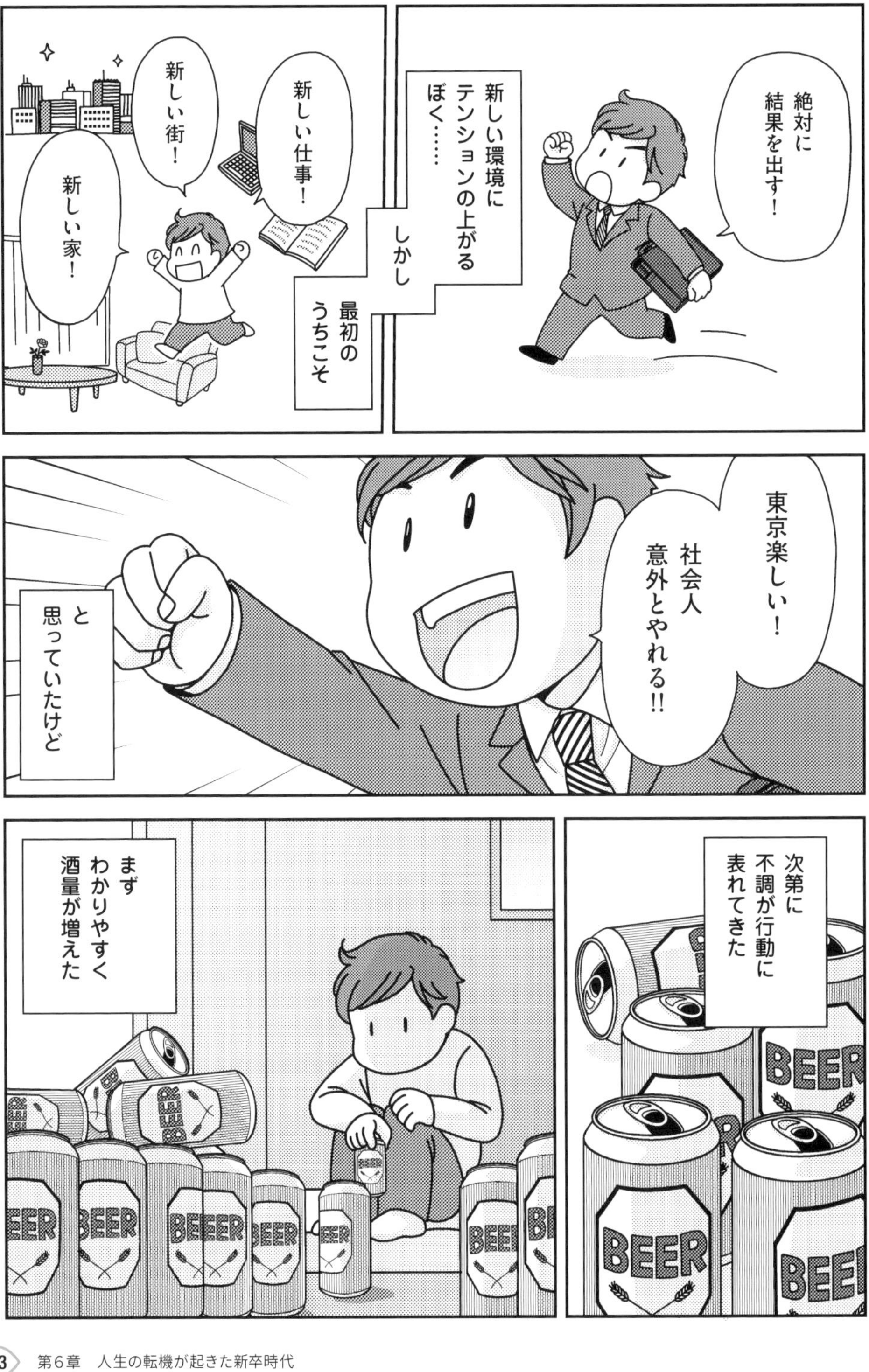

絶対に結果を出す！
新しい環境にテンションの上がるぼく……
新しい仕事！
新しい街！
新しい家！
しかし
最初のうちこそ
東京楽しい！
社会人意外とやれる!!
と思っていたけど
次第に不調が行動に表れてきた
BEER
まずわかりやすく酒量が増えた
BEER

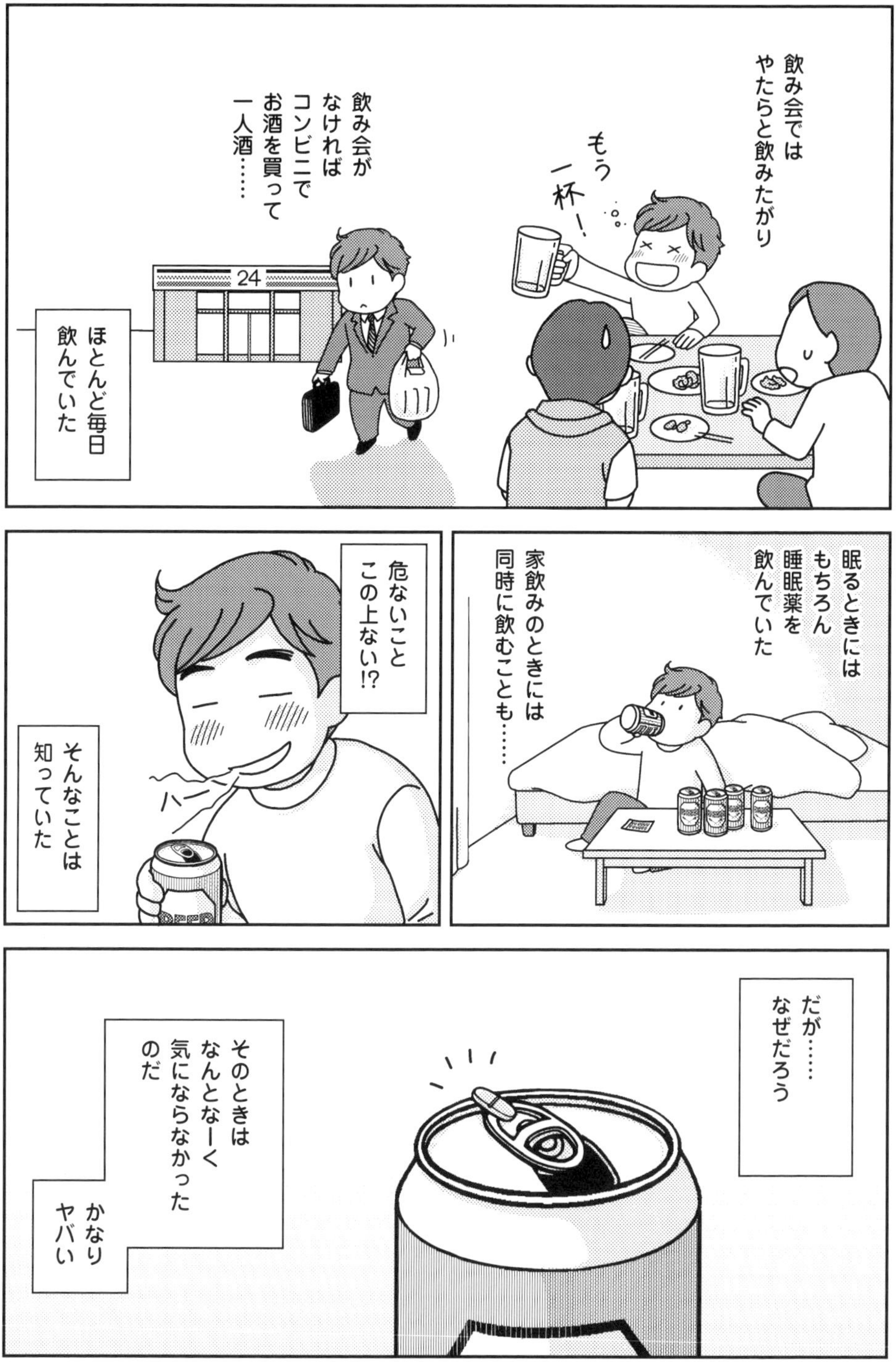
飲み会では
やたらと飲みたがり
もう一杯！
飲み会がなければ
コンビニで
お酒を買って
一人酒……
24
ほとんど毎日
飲んでいた
眠るときには
もちろん
睡眠薬を
飲んでいた
家飲みのときには
同時に飲むことも……
危ないこと
この上ない!?
ハー
そんなことは
知っていた
だが……
なぜだろう
そのときは
なんとなーく
気にならなかった
のだ
かなり
ヤバい

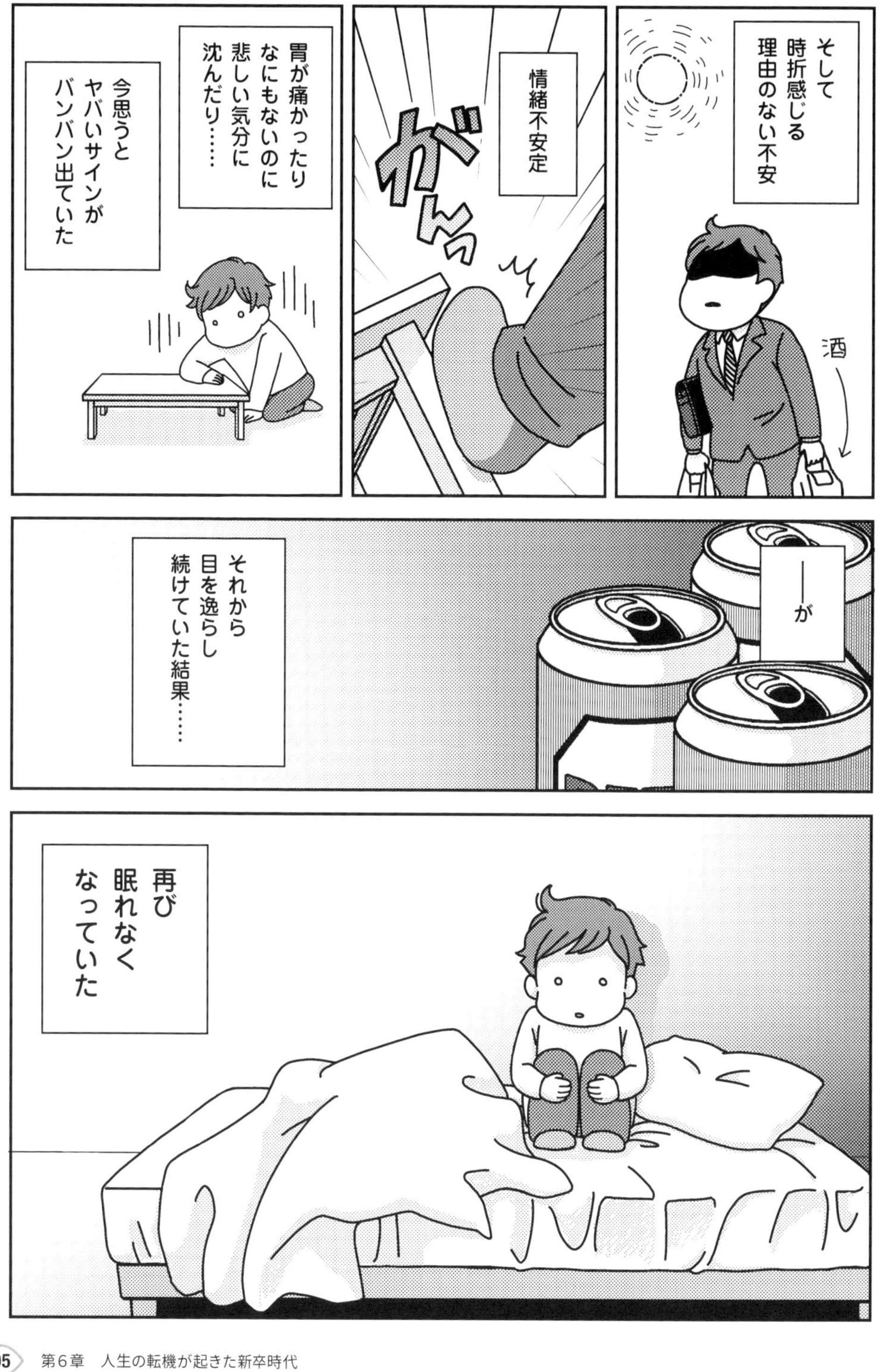
そして時折感じる理由のない不安
酒
情緒不安定
がんっ
胃が痛かったりなにもないのに悲しい気分に沈んだり……
今思うとヤバいサインがバンバン出ていた
それから目を逸らし続けていた結果……
――が
再び眠れなくなっていた

⑰ ぼくは社会で生きていけない

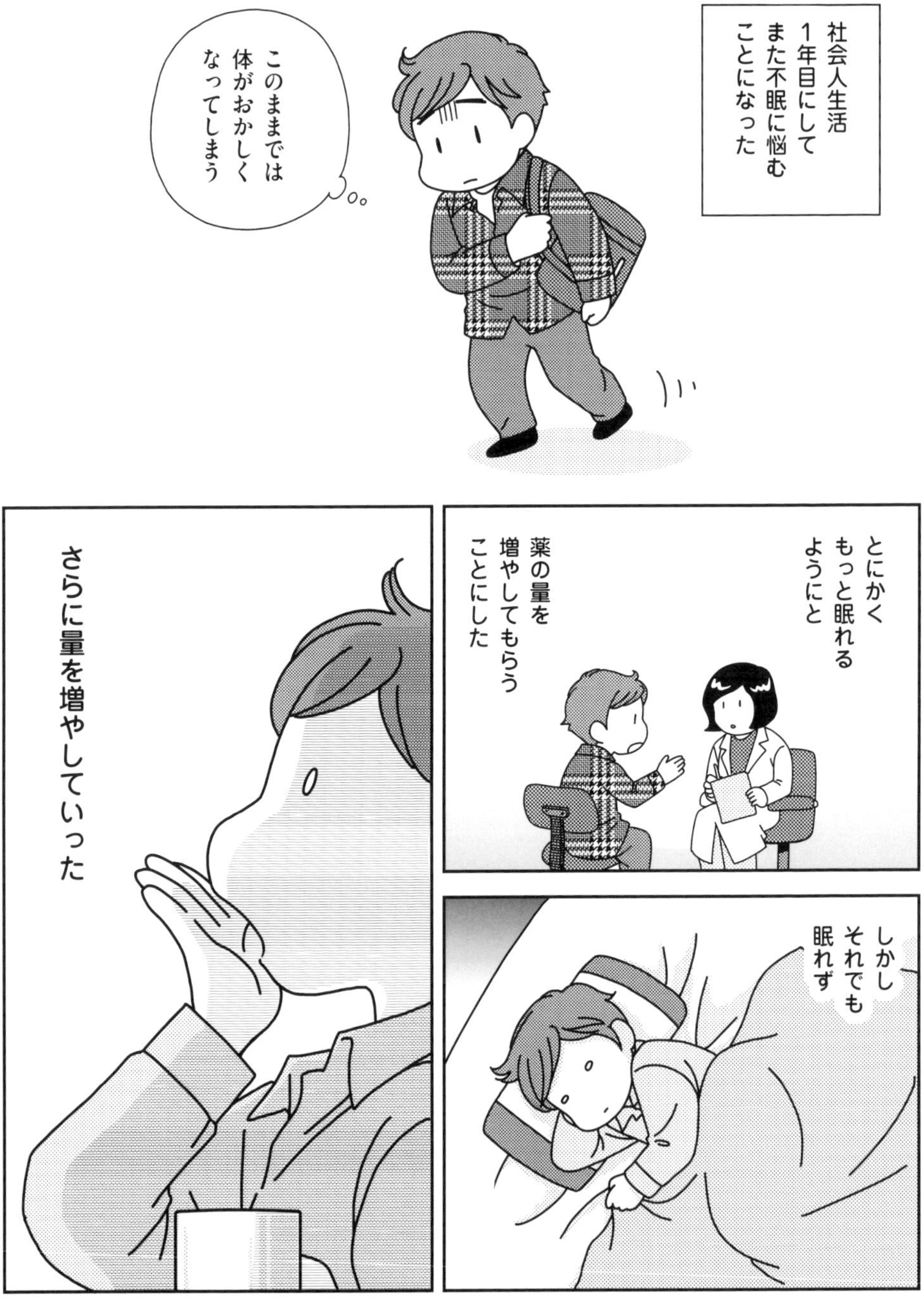
社会人生活
1年目にして
また不眠に悩む
ことになった
このままでは
体がおかしく
なってしまう
とにかく
もっと眠れる
ようにと
薬の量を
増やしてもらう
ことにした

しかし
それでも
眠れず

さらに量を増やしていった

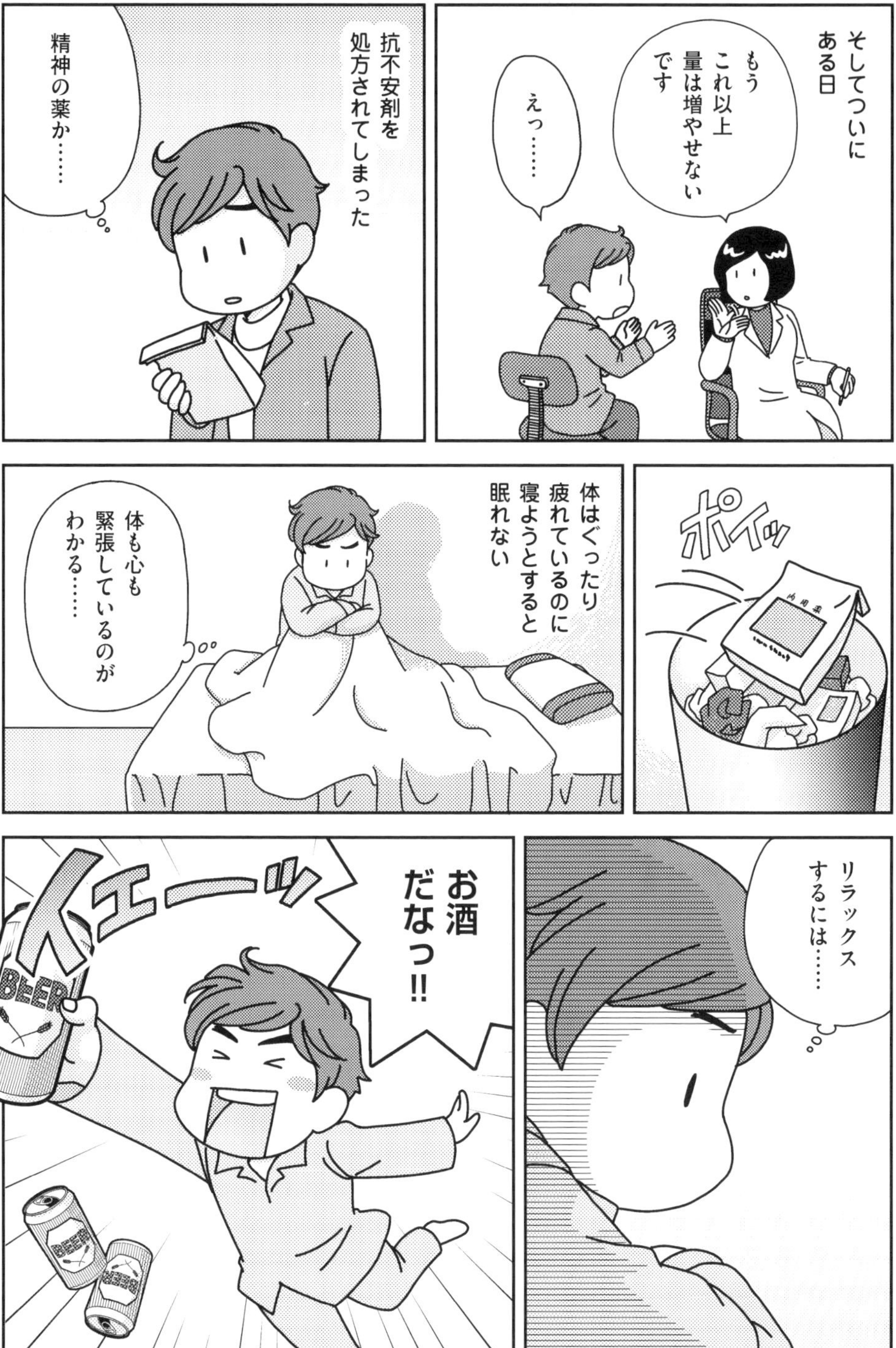
そしてついに
ある日
もう
これ以上
量は増やせない
です
えっ……
抗不安剤を
処方されてしまった
精神の薬か……
ポイッ
内用薬
体はぐったり
疲れているのに
寝ようとすると
眠れない
体も心も
緊張しているのが
わかる……
リラックス
するには……
お酒
だなっ!!
イエーーッ
BEER
BEER
BEER

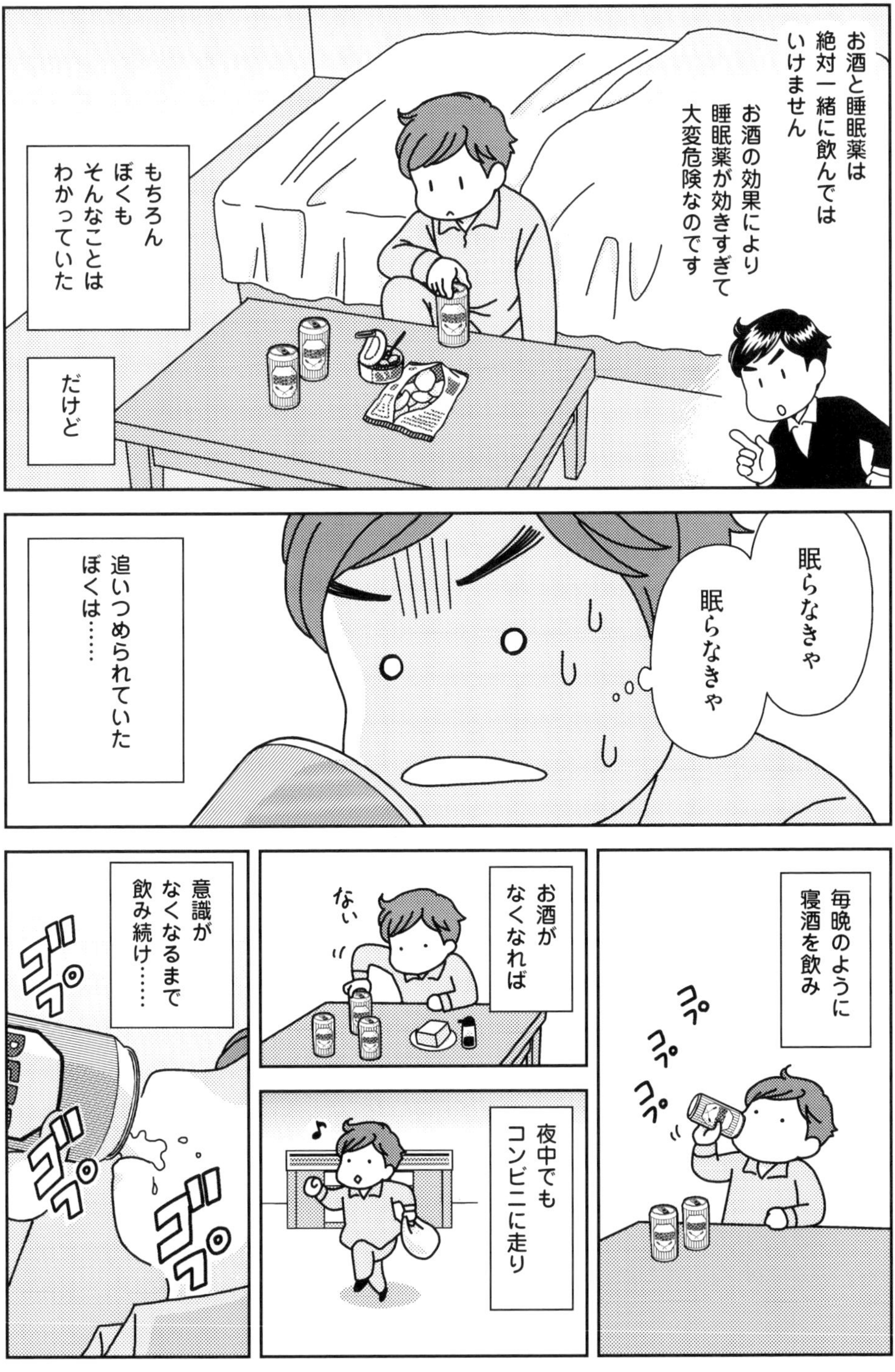
お酒と睡眠薬は絶対一緒に飲んではいけません
お酒の効果により睡眠薬が効きすぎて大変危険なのです
もちろんぼくもそんなことはわかっていた
だけど
眠らなきゃ
眠らなきゃ
追いつめられていたぼくは……
毎晩のように寝酒を飲み
コプ
コプ
コプ
お酒がなくなれば
ない
夜中でもコンビニに走り
意識がなくなるまで飲み続け……
ゴプ
ゴプ
ゴプ

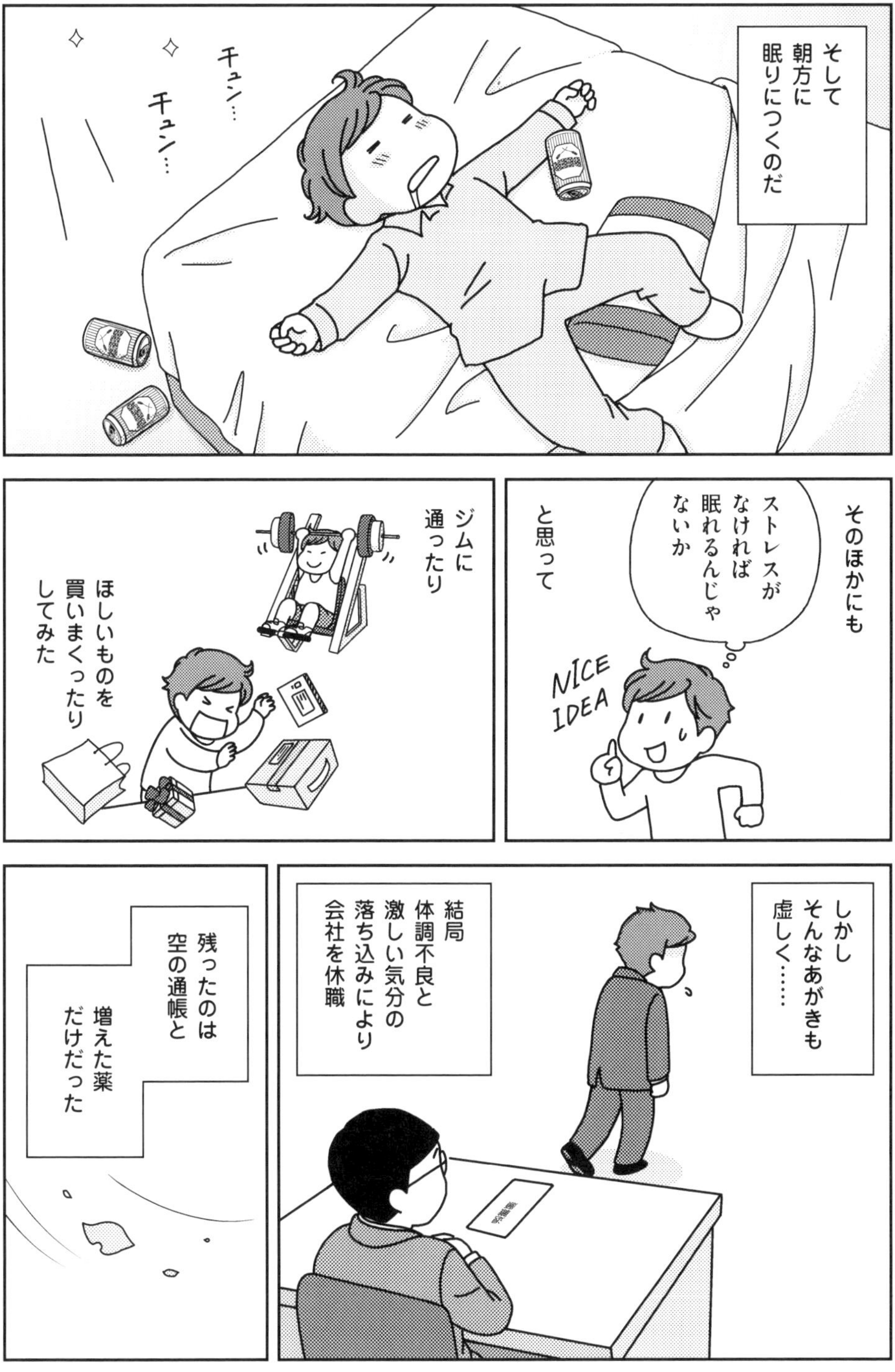
そして朝方に眠りにつくのだ
チュン…
チュン…
そのほかにも
ストレスがなければ眠れるんじゃないか
と思って
NICE IDEA
ジムに通ったり
ほしいものを買いまくったりしてみた
しかしそんなあがきも虚しく……
結局体調不良と激しい気分の落ち込みにより会社を休職
残ったのは空の通帳と増えた薬だけだった

⑱ 実家で休養、運命の本に出会う

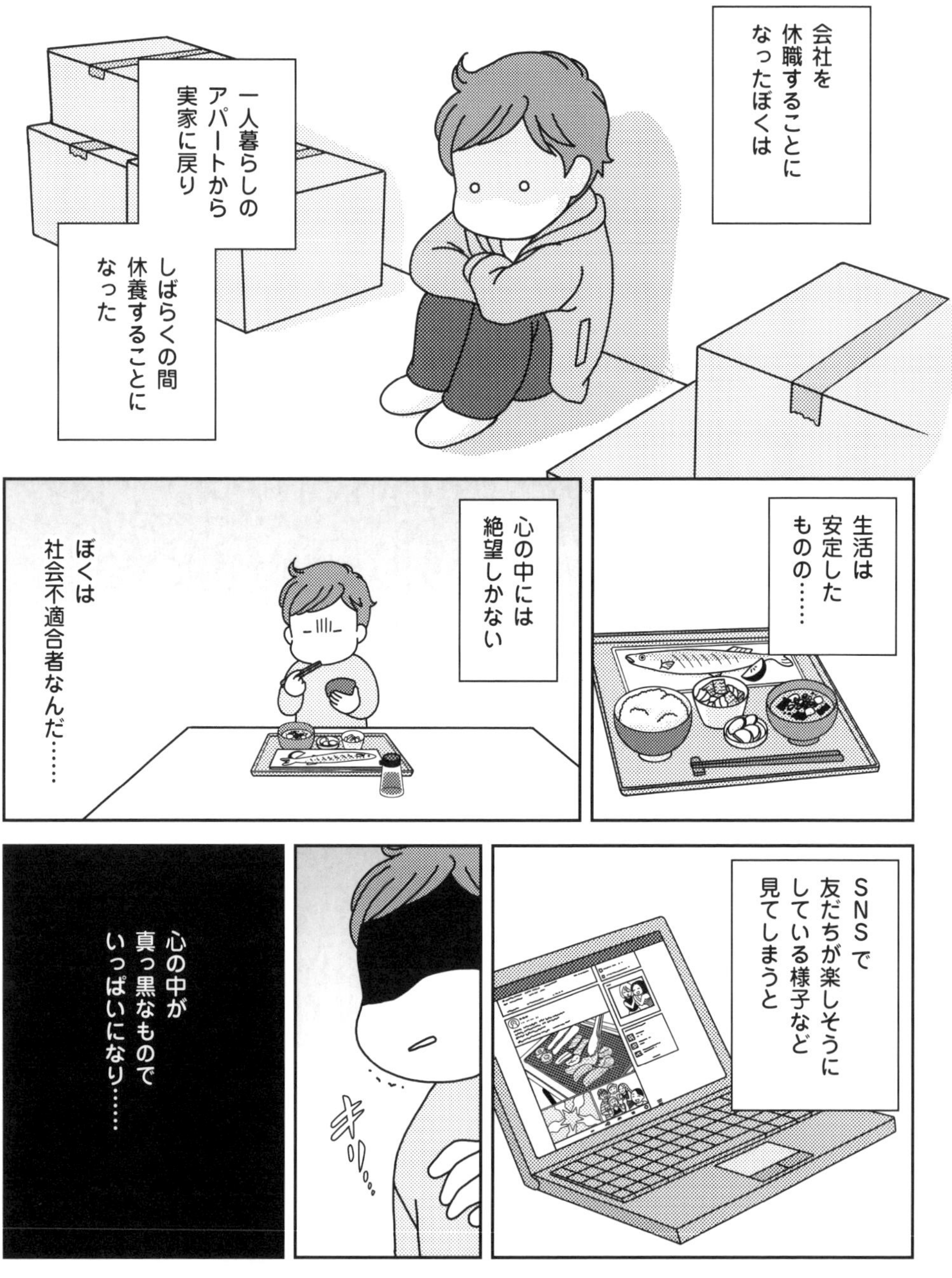
会社を
休職することに
なったぼくは
一人暮らしの
アパートから
実家に戻り
しばらくの間
休養することに
なった
生活は
安定した
ものの……
心の中には
絶望しかない
ぼくは
社会不適合者なんだ……
SNSで
友だちが楽しそうに
している様子など
見てしまうと
ギリ…
心の中が
真っ黒なもので
いっぱいになり……

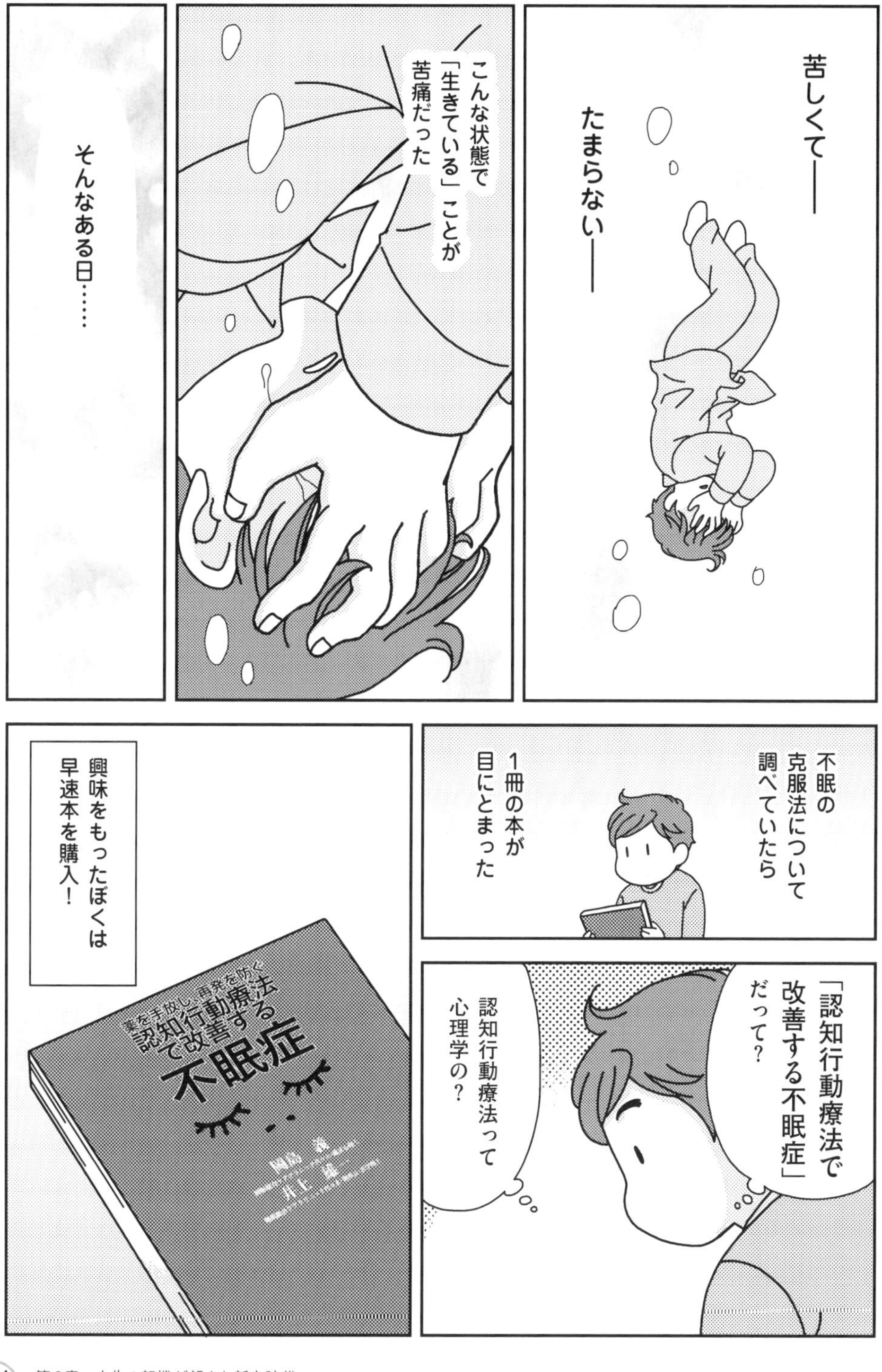
苦しくて――
たまらない――
こんな状態で「生きている」ことが苦痛だった
そんなある日……
不眠の克服法について調べていたら
1冊の本が目にとまった
「認知行動療法で改善する不眠症」だって？
認知行動療法って心理学の？
興味をもったぼくは早速本を購入！
薬を手放し、再発を防ぐ
認知行動療法で改善する
不眠症

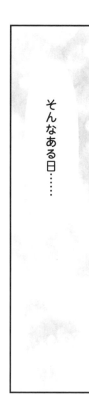

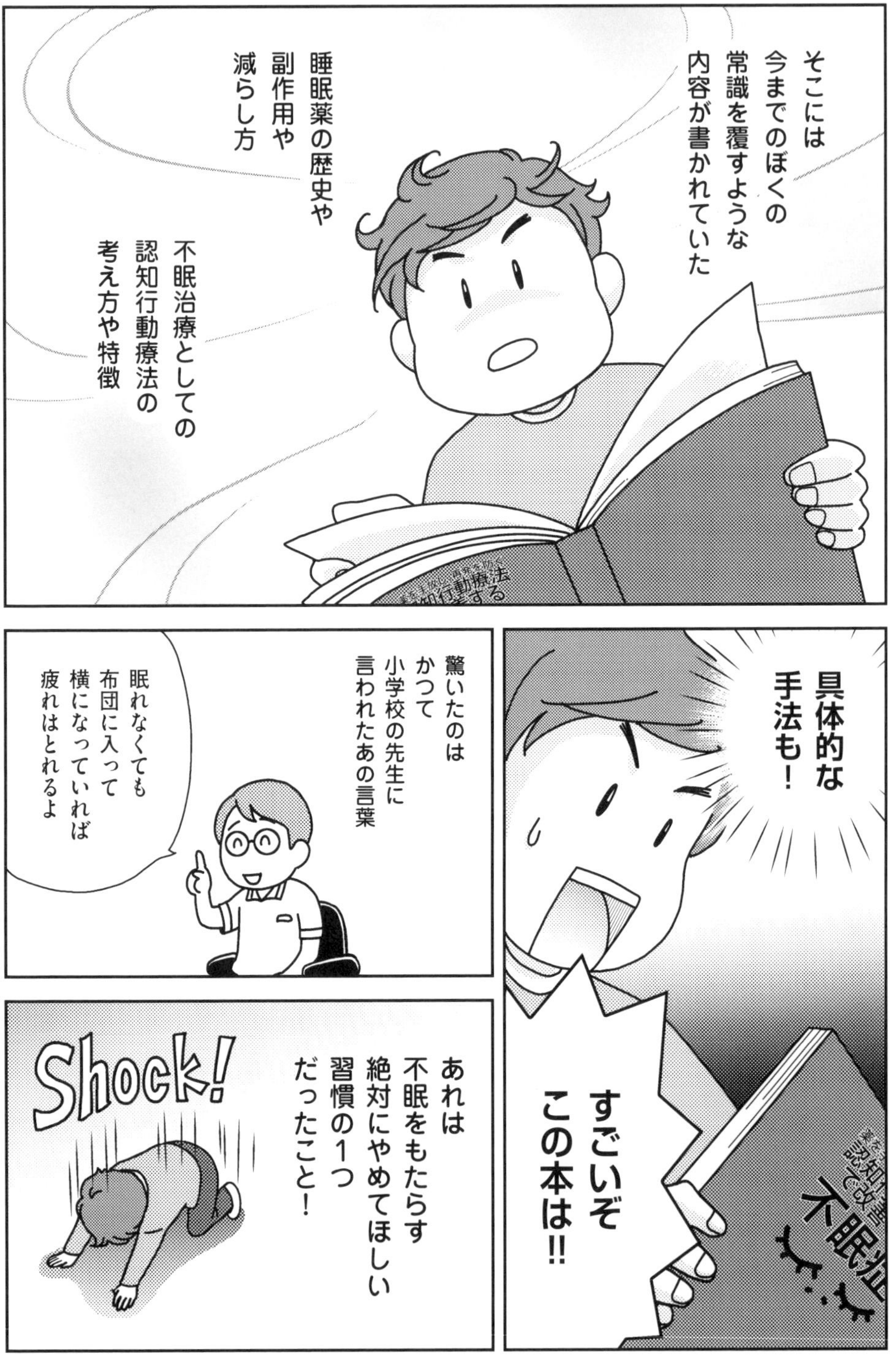

そこには今までのぼくの常識を覆すような内容が書かれていた
睡眠薬の歴史や副作用や減らし方
不眠治療としての認知行動療法の考え方や特徴
具体的な手法も！
すごいぞこの本は!!
驚いたのはかつて小学校の先生に言われたあの言葉
眠れなくても布団に入って横になっていれば疲れはとれるよ
あれは不眠をもたらす絶対にやめてほしい習慣の1つだったこと！
Shock!

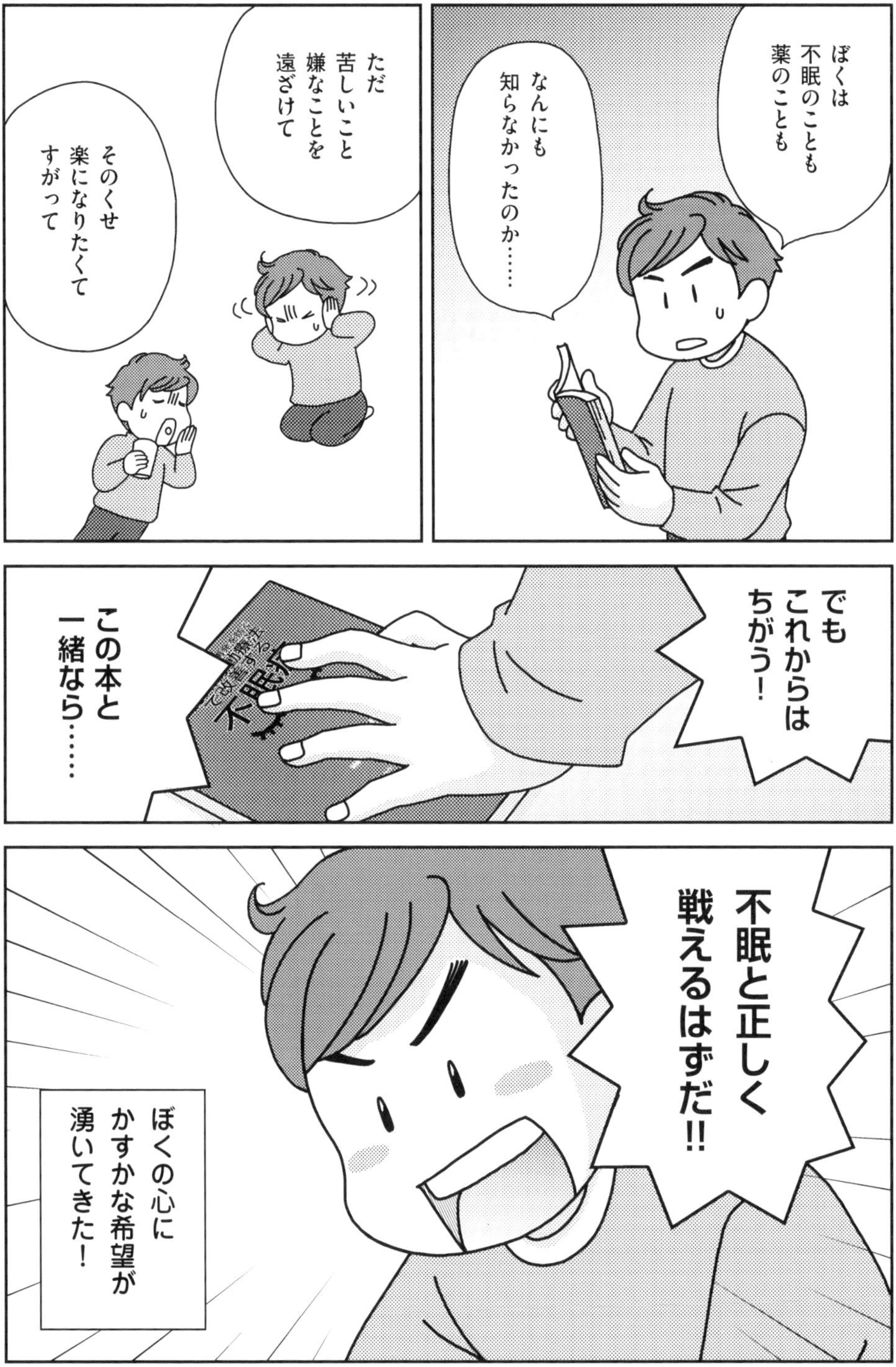
ぼくは 不眠のことも 薬のことも
なんにも 知らなかったのか……
ただ 苦しいこと 嫌なことを 遠ざけて
そのくせ 楽になりたくて すがって
でも これからは ちがう！
この本と 一緒なら……
不眠と正しく 戦えるはずだ!!
ぼくの心に かすかな希望が 湧いてきた！

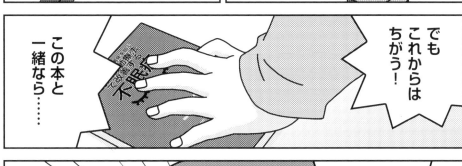

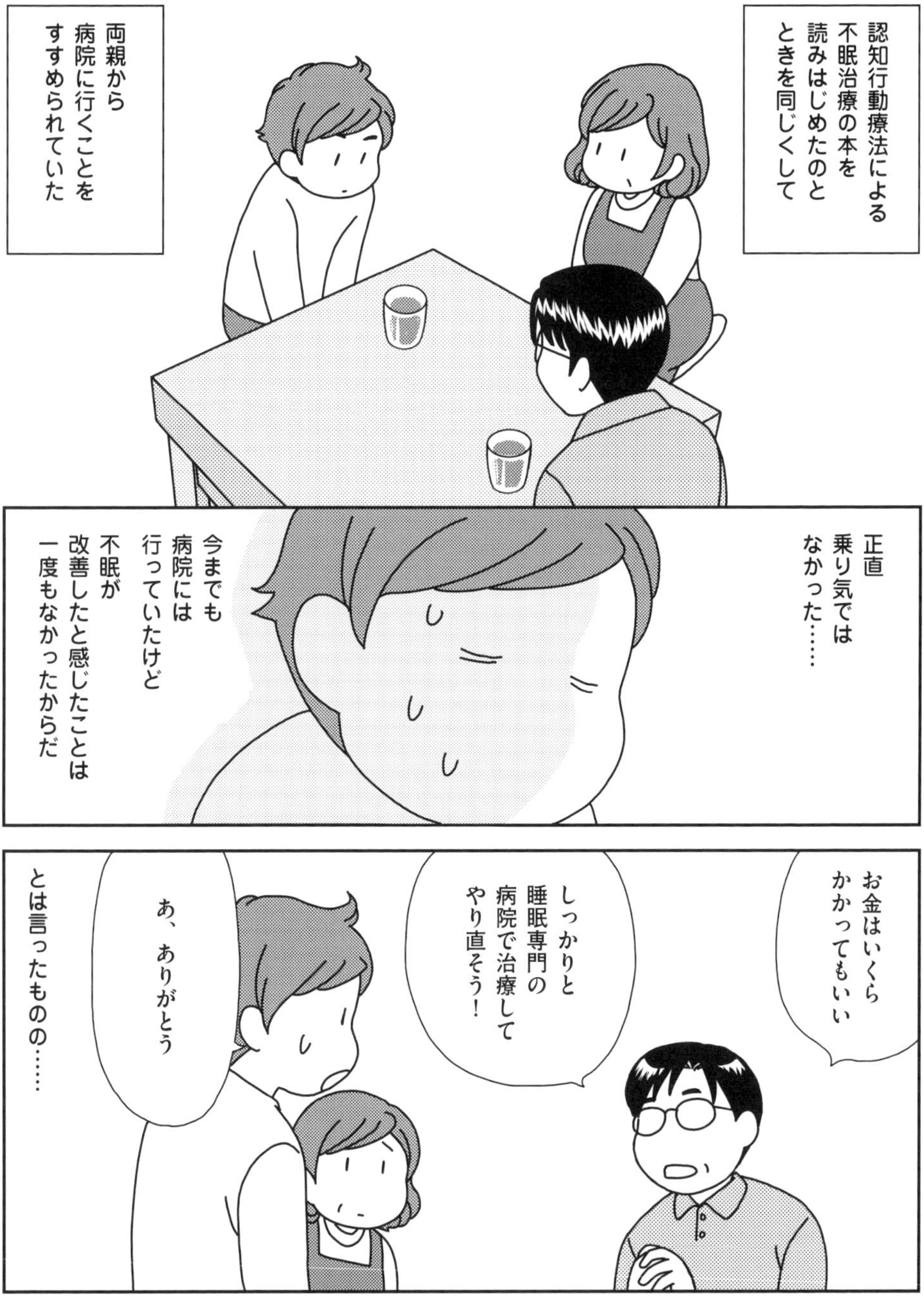
認知行動療法による不眠治療の本を読みはじめたのとときを同じくして
両親から病院に行くことをすすめられていた
正直乗り気ではなかった……
今までも病院には行っていたけど
不眠が改善したと感じたことは一度もなかったからだ
お金はいくらかかってもいい
しっかりと睡眠専門の病院で治療してやり直そう!
あ、ありがとう
とは言ったものの……

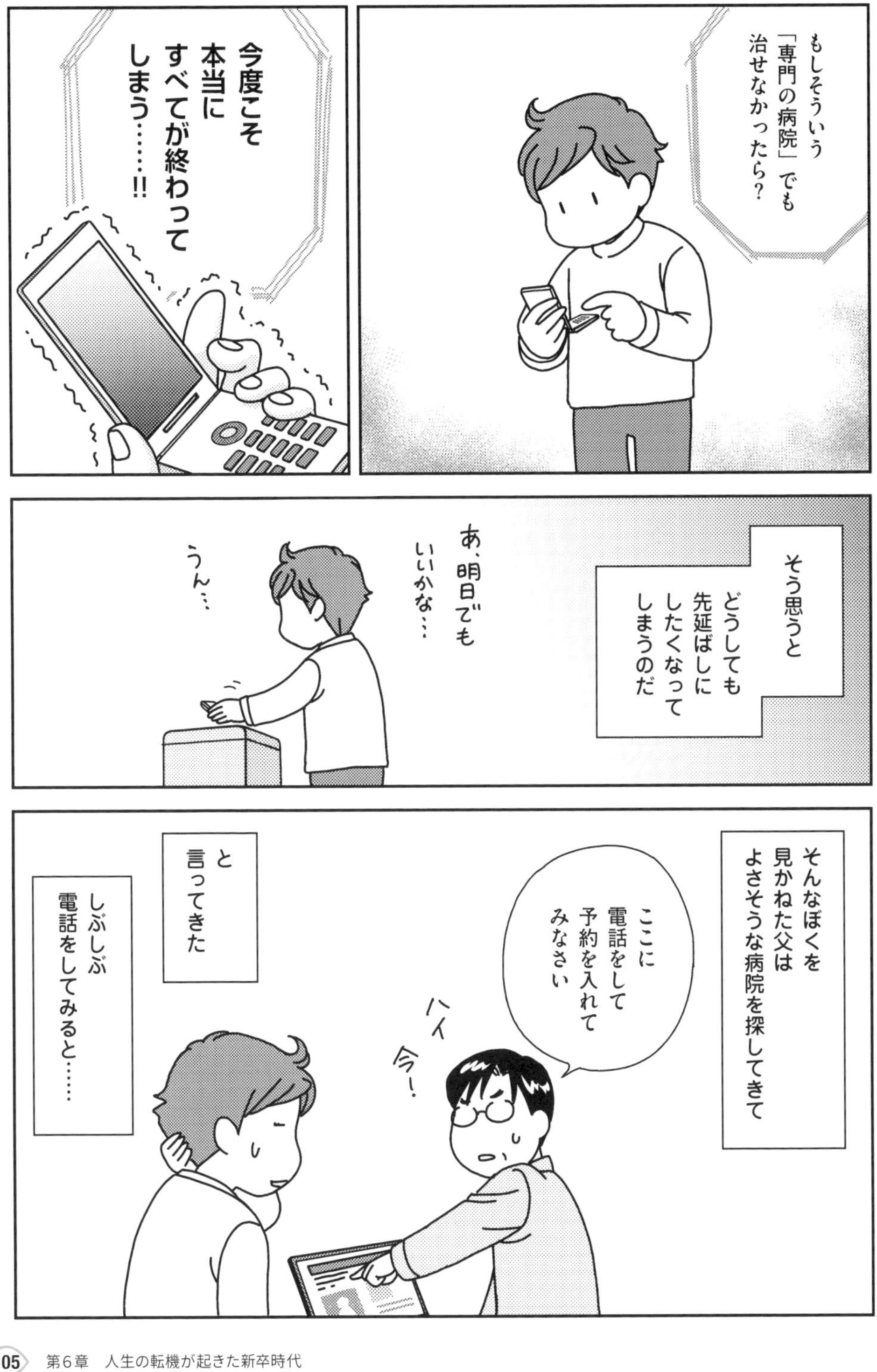
もしそういう「専門の病院」でも治せなかったら?
今度こそ本当にすべてが終わってしまう……!!
そう思うとどうしても先延ばしにしたくなってしまうのだ
あ、明日でもいいかな…
うん…
そんなぼくを見かねた父はよさそうな病院を探してきて
ここに電話をして予約を入れてみなさい
ハイ今!
と言ってきた
しぶしぶ電話をしてみると……

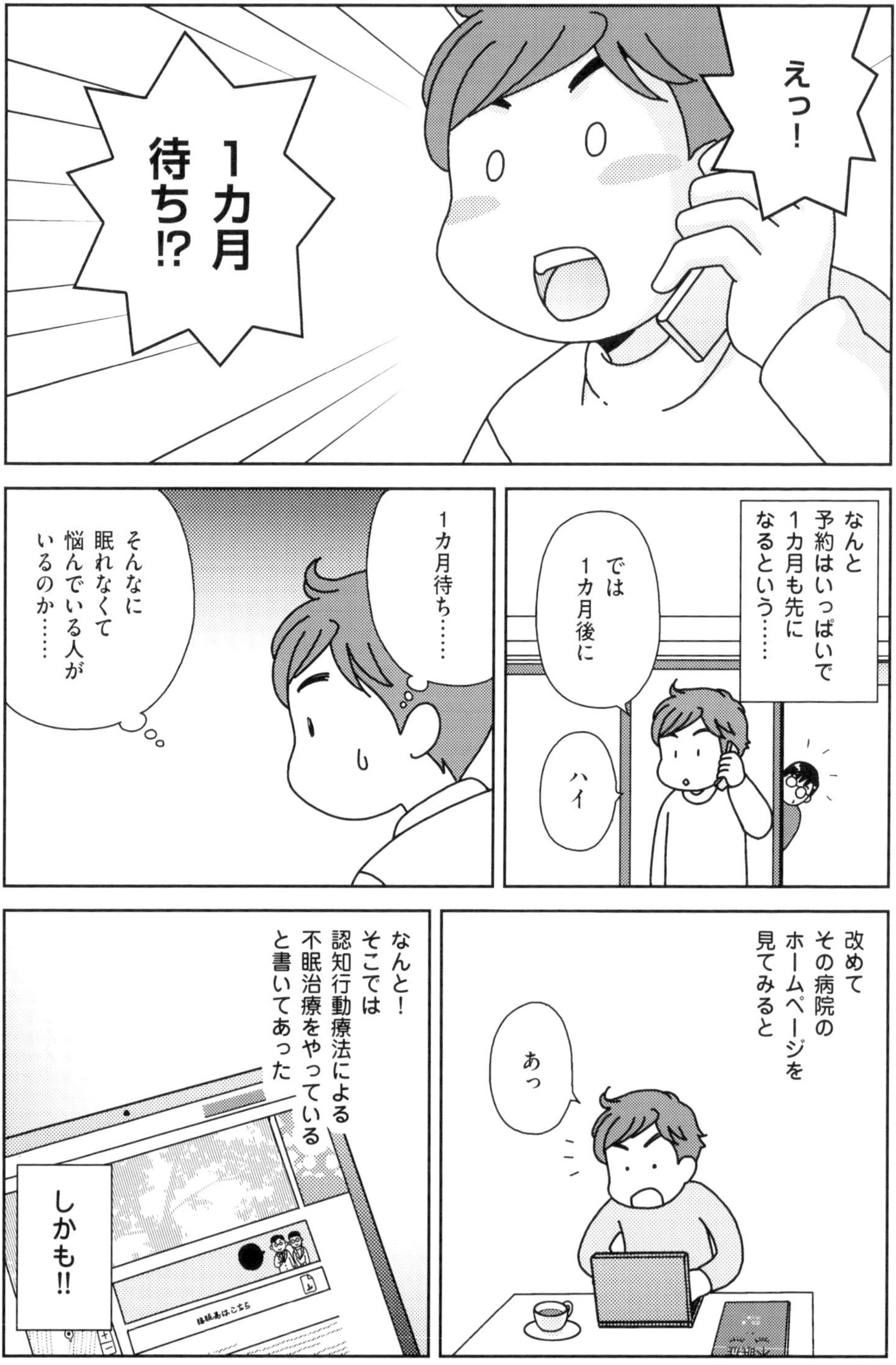
えっ!
1カ月待ち!?
なんと予約はいっぱいで1カ月も先になるという……
では1カ月後に
ハイ
1カ月待ち……
そんなに眠れなくて悩んでいる人がいるのか……
改めてその病院のホームページを見てみると
あっ
なんと!そこでは認知行動療法による不眠治療をやっていると書いてあった
しかも!!

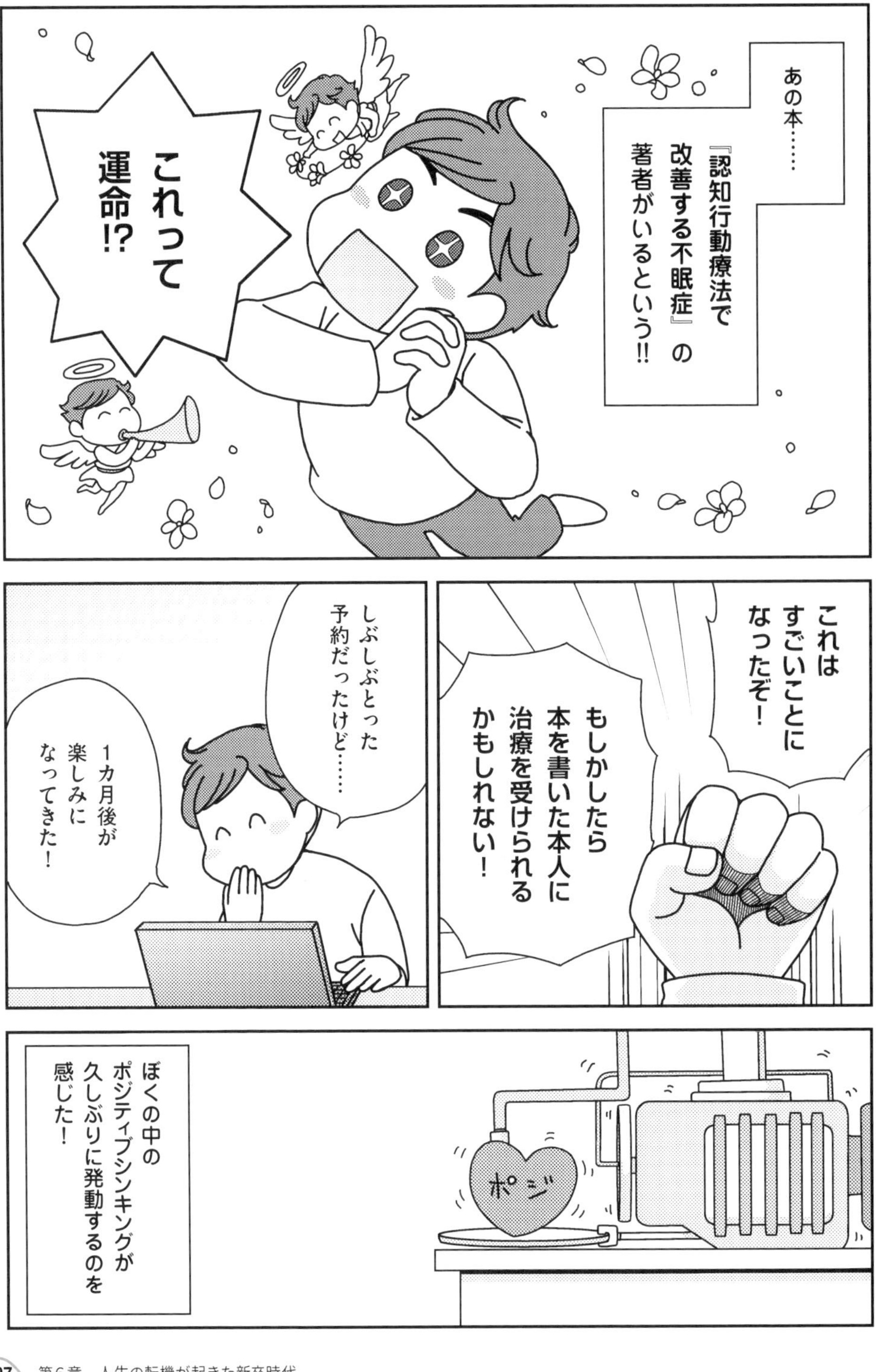
あの本……
『認知行動療法で改善する不眠症』の著者がいるという!!
これって運命!?
これはすごいことになったぞ！
もしかしたら本を書いた本人に治療を受けられるかもしれない！
しぶしぶとった予約だったけど……
1カ月後が楽しみになってきた！
ぼくの中のポジティブシンキングが久しぶりに発動するのを感じた！
ポジ

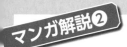

マンガ解説❷

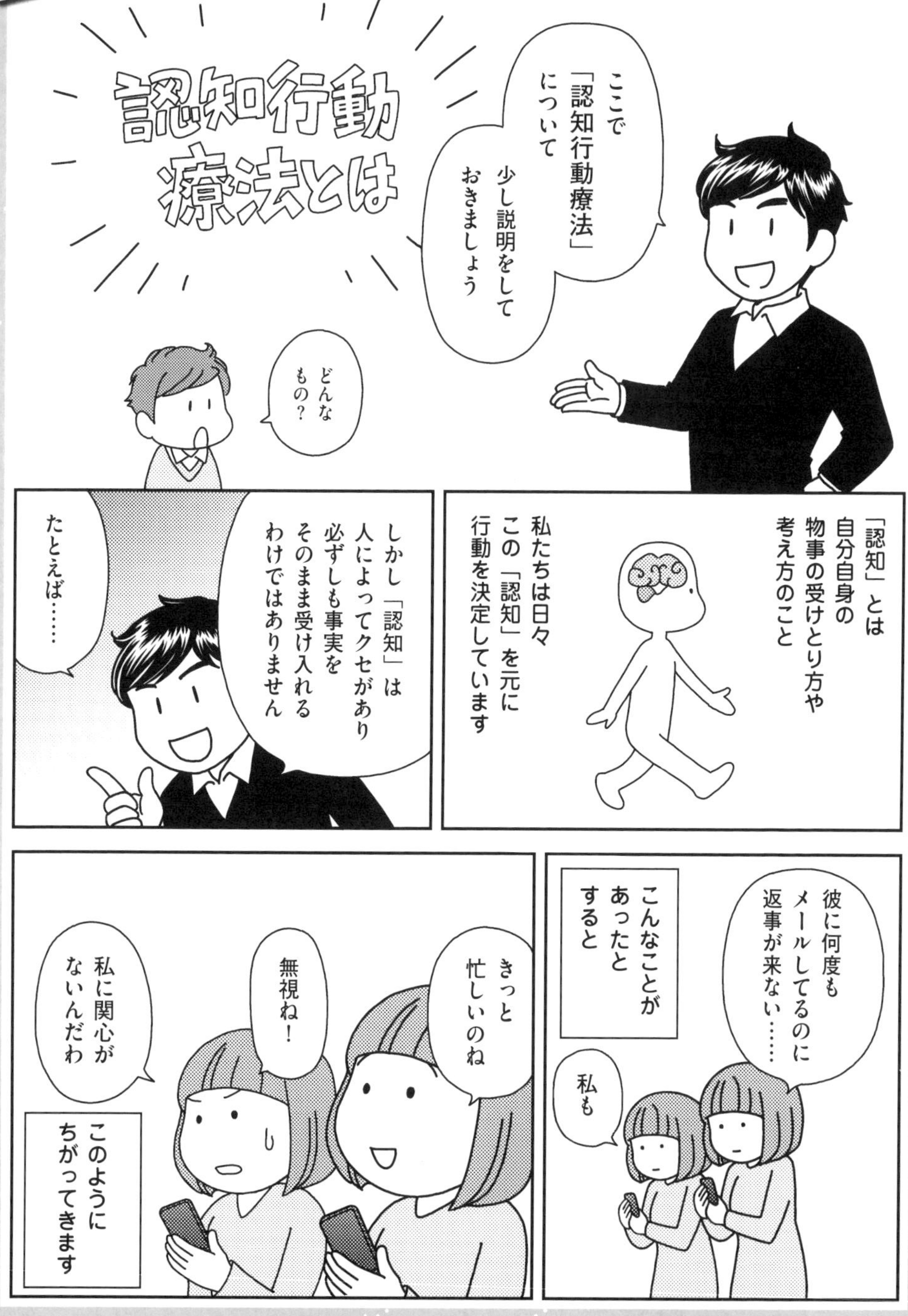

認知行動療法とは
ここで「認知行動療法」について
少し説明をしておきましょう
どんなもの？
「認知」とは自分自身の物事の受けとり方や考え方のこと
私たちは日々この「認知」を元に行動を決定しています
しかし「認知」は人によってクセがあり必ずしも事実をそのまま受け入れるわけではありません
たとえば……
彼に何度もメールしてるのに返事が来ない……
こんなことがあったとすると
私も
きっと忙しいのね
無視ね！
私に関心がないんだわ
このようにちがってきます

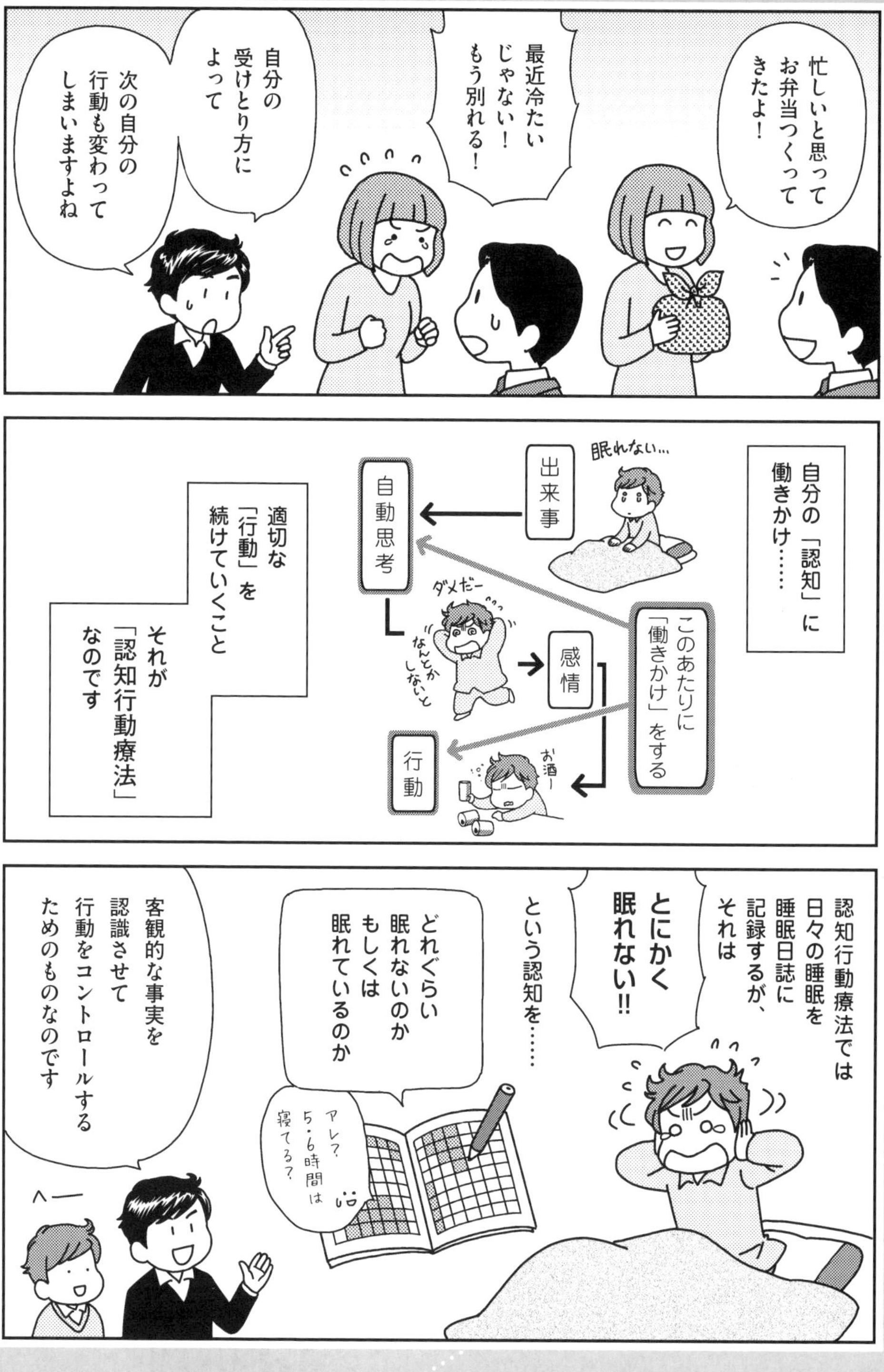

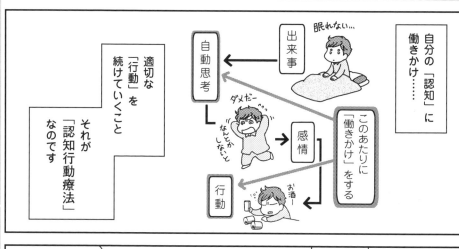

忙しいと思って
お弁当つくって
きたよ！
最近冷たい
じゃない！
もう別れる！
自分の
受けとり方に
よって
次の自分の
行動も変わって
しまいますよね
自分の「認知」に
働きかけ……
眠れない…
出来事
自動思考
このあたりに
「働きかけ」をする
ダメだー
なんとか
しないと
感情
お酒ー
行動
適切な
「行動」を
続けていくこと
それが
「認知行動療法」
なのです
認知行動療法では
日々の睡眠を
睡眠日誌に
記録するが、
それは
とにかく
眠れない!!
という認知を……
どれぐらい
眠れないのか
もしくは
眠れているのか
アレ？
5・6時間は
寝てる？
客観的な事実を
認識させて
行動をコントロールする
ためのものなのです
へー

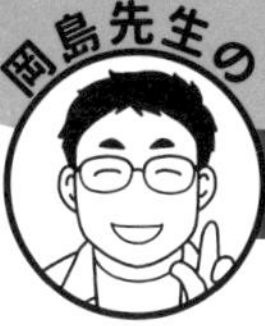

解説⑤

認知行動療法による不眠治療

不眠症の治療として、効果が明らかにされているのが、睡眠薬による服薬治療と睡眠薬を使わない認知行動療法です。欧米では、不眠症に対して最初におこなうべき治療（第一選択肢）として認知行動療法が推奨されるくらい、その有効性が認められています。

認知行動療法とは？

認知行動療法は、大まかに言えば、①自分自身の「くせ」に気づき、②解決策を試し、③新しい「くせ」を身につける方法です。

ここでの「くせ」とは、振る舞い方（例：いつも寝床で携帯を見てしまう）、考え方（例：「毎日眠れていない」と思い込んでしまう）、体の反応（例：就寝時刻が近づくと緊張してしまう）などを指します。つまり、認知行動療法では、その人の性格（たとえば、三日坊主）のせいにせず、いつの間にか獲得してしまった習慣の問題として、対策を練っていきます。習慣はいつの間にか獲得してしまったものなので、修正が可能です。具体的な方法については、「解説④ 試したい！ 不眠症改善のための7箇条」（72〜74ページ参照）で詳しく説明しています。

認知行動療法の流れ

一般的に、不眠症に対する認知行動療法は4〜6回（1回50分程度）でおこなわれます。

次の3つのステップで展開していきます。

ステップ1 専門家同士のトップ会談

一口に不眠症といっても、その経過は千差万別です。そこには、相談者の人生史が深く関わってくるからです。セラピストは、相談者がそれぞれの人生を送ってきた中で、どのような経緯で不眠症が出現してしまったのか、そして、その不眠症に対してどのような対応をとってきたのかなどを聞きとっていきます。

セラピストは認知行動療法の専門家ですが、相談者の一番の理解者は相談者本人です。ですので、認知行動療法の専門家と個人史の専門家という〝専門家同士〟の話し合いの中で見えてきた改善への方針を共有しながら、最善策を模索していきます。

ステップ2 最善策を日常生活で実験する

最善策を立てても、それが完璧に日常生活にフィットするとは限らないので、次回のカウンセリングまでに、相談者には最善策にチャレンジしてもらいます。

まずは、実験段階です。最善策が不眠症の改善にどれほどの効果を発揮するのかを確認するための実験です。実験ですので、試して終わりではなく、試した後、どんな結果がもたらされたのか、データを収集します。データ収集に適しているのが、「睡眠日誌」です。毎日の睡眠だけでなく、チャレンジ内容（たとえば、朝30分の日光浴）と日中の支障度（0〔まったくなし〕～5〔極めてあり〕）も記録し、日々の変化を見える化しましょう。データがたくさんあればあるほど、最善策の有効性が明確になります。

しかし、このチャレンジは、「これまでの習慣を変えるチャレンジ」なので、大変だと思うかもしれません。最初は忘れてしまうことも多く、やってみたら予想以上にしんどいこともあります。できなかった場合は、それも実験の結果ですので、気後れせずにセラピストに報告しましょう。

ステップ3 実験データの共有

実験結果に基づいて、セラピストは次の一手を考え、相談者とトップ会談をおこないます。

ステップ1〜3をくり返しながら、相談者の新しい「くせ」の習得状況と不眠症状の改善状況を確認していきます。認知行動療法の目標は、不眠症状につながる「くせ」に気づき、その対策を相談者自身が取り組めるようになることです。その結果として、不眠症状に人生を振り回されなくなります。順調に効果が出ていれば、認知行動療法は終了となります。

日常生活を送っていると、最善策をすべて完璧にこなすことはむずかしくなります。たとえば、「睡眠を改善したいけど、晩酌をやめると人生の楽しみが減ってしまう」といった具合です。こうなると、当然のことながら、希望通りには不眠症の改善効果が見られなくなります。理想と現実のよい塩梅を探しながら、終着点を見つけていくことも大切です。

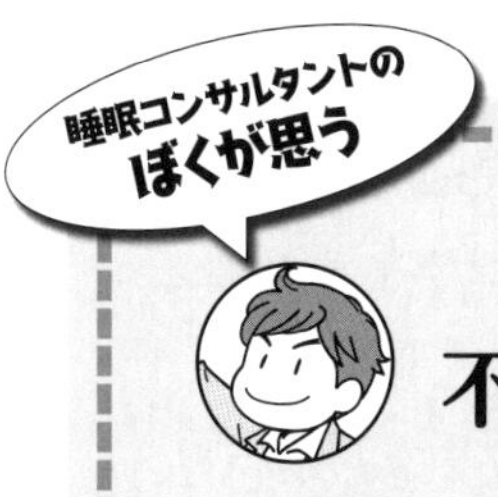
睡眠コンサルタントの
ぼくが思う

コラム①

不眠治療の病院選び３つのポイント

不眠治療の病院選びは、とても大切です。ただ、はじめて不眠の治療を受ける場合、どの病院を受診すればいいか迷う人が多いと思います。以前病院での治療を受けていたけど、うまくいかず治療を断念してしまった人もいるかもしれません。

私は、進学や就職を機会に病院を何度か変更していますが、病院や担当の先生によって治療がうまくいくかどうかの影響は多いと感じています。ここでは、不眠治療の病院選びの３つのポイントを紹介します。

１、信頼できる病院や先生を選ぶこと

不眠治療では、薬での治療だけでなく根本的原因を解決するために、日々の習慣の改善が求められる場合が多いです。習慣の改善はときに苦しいことも多く、挫折しそうになることもあるでしょう。また、治療の過程の中で疑問に感じることや立ち止まってしまうことも多いはずです。

そんなときに、病院や先生が信頼できないとそのままフェードアウトしてしまうことも珍しくありません。不眠の治療ははじめてすぐ結果が出るものではなく、場合によっては長期間になることもあります。自分の睡眠と向き合い、不眠の治療を成功させるためには、まず信頼できる病院や先生を探すことが重要です。

2、睡眠治療の知見がある病院を選ぶこと

残念ながら、どの病院でも不眠に対して適切な治療ができるわけではありません。内科、外科などそれぞれの専門があるように、睡眠にも専門があります。できるだけ睡眠専門の病院や睡眠治療の知見がある病院を選ぶようにしましょう。睡眠専門の病院が近くにない場合は、まず心療内科や精神科から探してみるとよいでしょう。

3、無理なく通える病院を選ぶこと

すでに紹介した通り、不眠の治療は長期間に及ぶ場合もあります。そのため無理なく病院に通えるということが重要になります。

無理なく通えるというのは、自宅からの距離の問題もあれば、診察の時間が自分のスケジュールと合うか、金銭的に通い続けられるかといった要素もあります。たとえば、自宅近くの病院でも平日の昼間にしか診察がない病院であれば、日中仕事をしている人では通うことはむずかしいでしょう。県外など自宅から遠く離れた病院での治療の場合は、時間的な問題や金銭的な問題も生じるでしょう。

信頼できる病院や先生、睡眠専門の病院が無理なく通える範囲にない場合はその選択はむずかしいですが、自分にとって優先度の高いものを決め、そこからはじめるのも1つの手でしょう。

第7章
不眠克服体験記

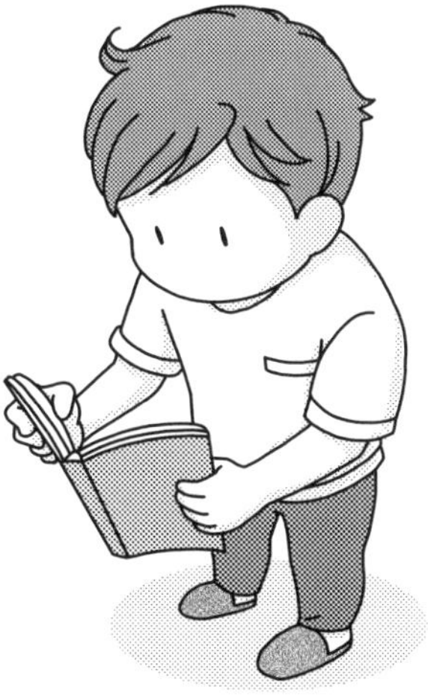

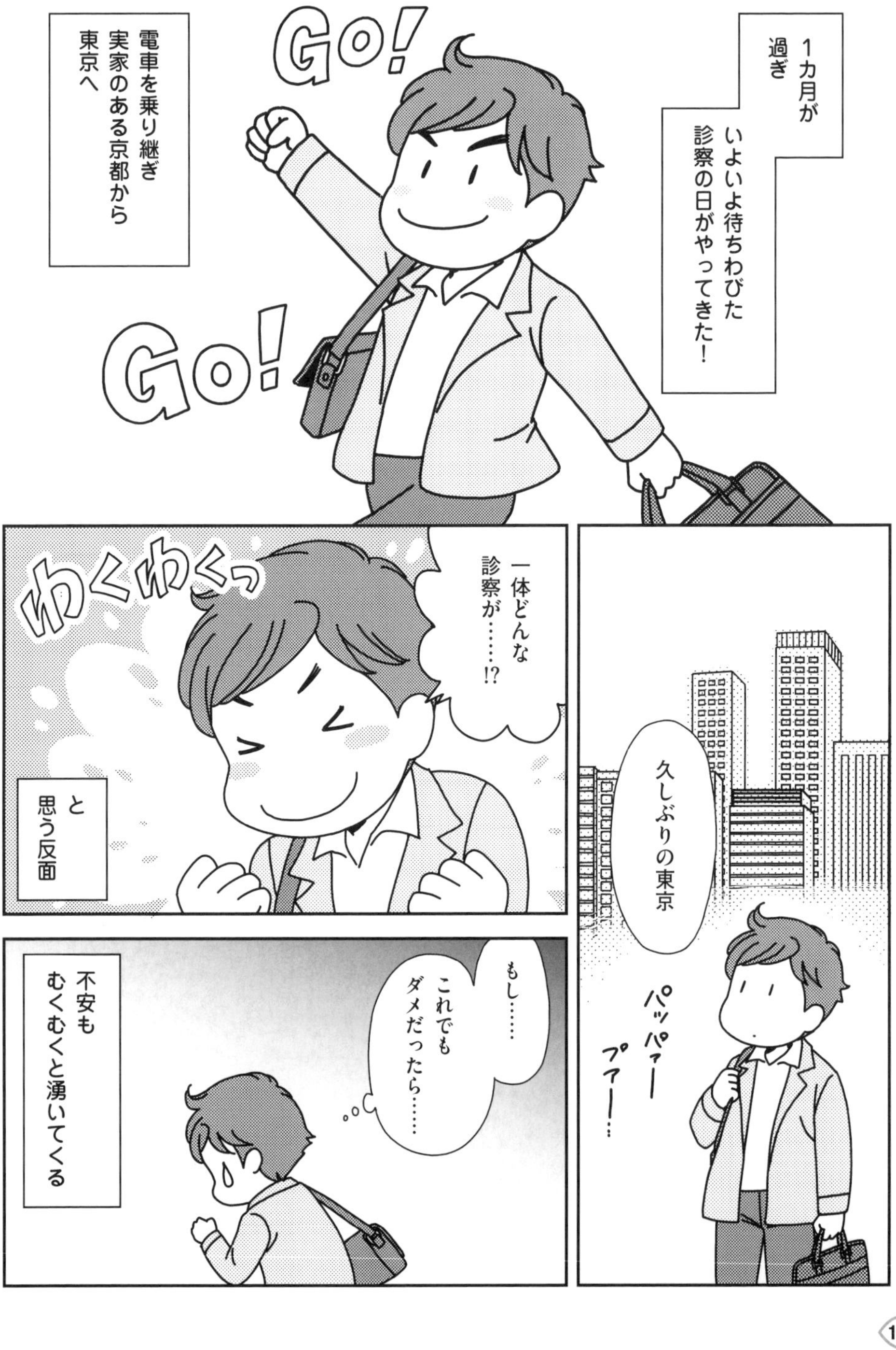
1カ月が
過ぎ
いよいよ待ちわびた
診察の日がやってきた！
電車を乗り継ぎ
実家のある京都から
東京へ
Go!
Go!
久しぶりの東京
パッパァー
プァー…
一体どんな
診察が……!?
わくわくっ
と
思う反面
もし……
これでも
ダメだったら……
不安も
むくむくと湧いてくる

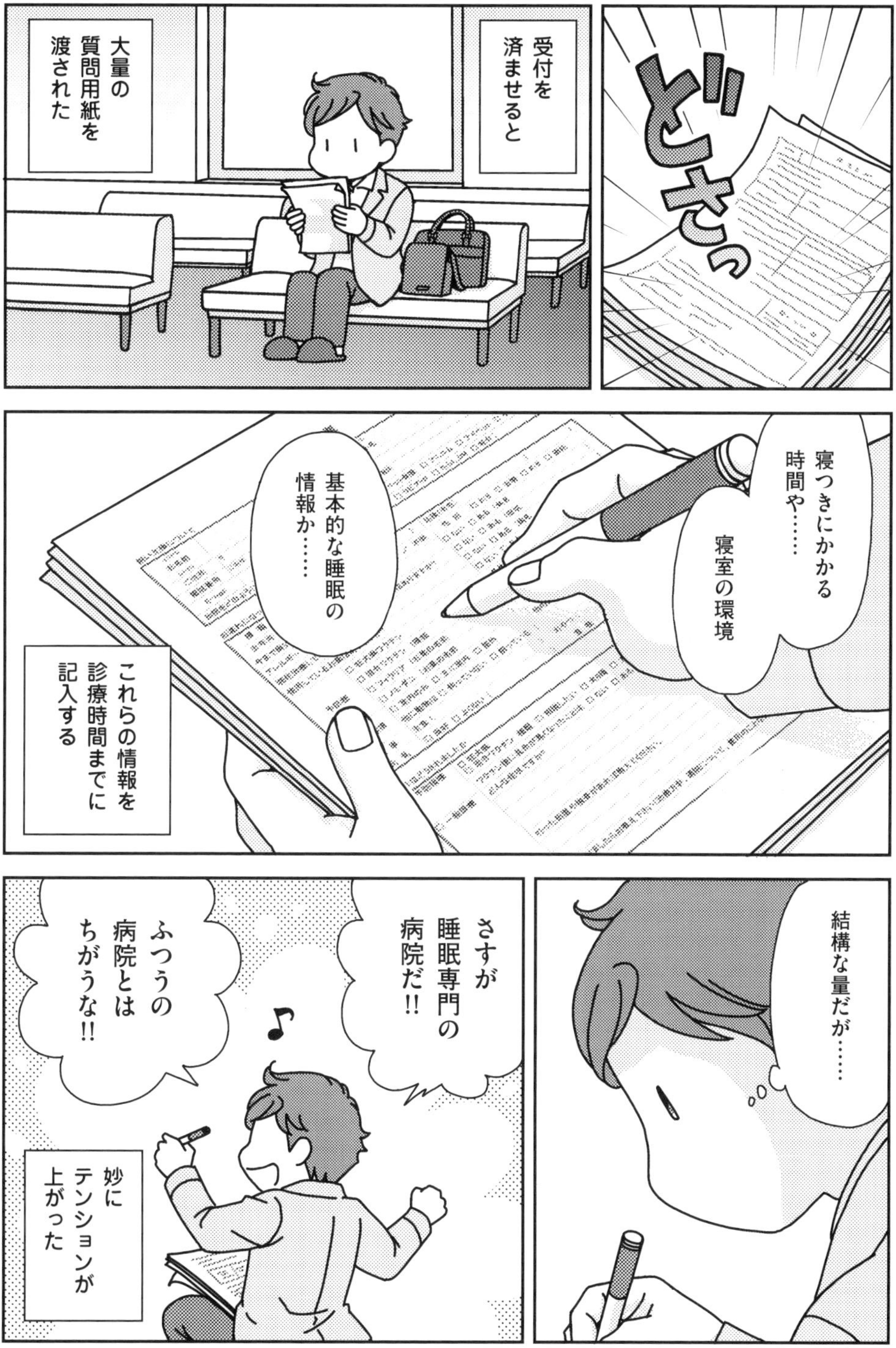
どさっ
受付を済ませると
大量の質問用紙を渡された
寝つきにかかる時間や……
寝室の環境
基本的な睡眠の情報か……
これらの情報を診療時間までに記入する
結構な量だが……
さすが睡眠専門の病院だ!!
ふつうの病院とはちがうな!!
妙にテンションが上がった

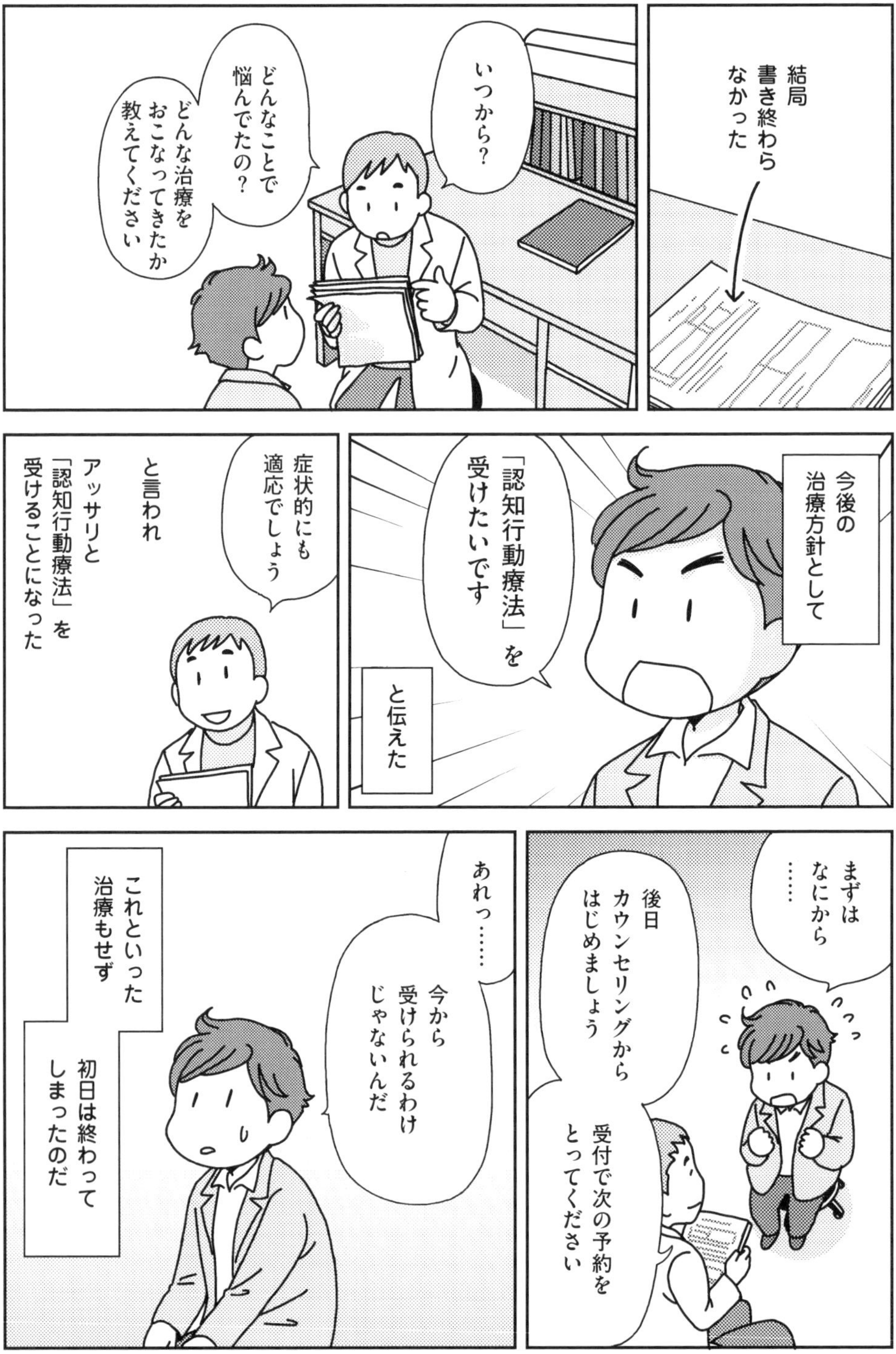

結局書き終わらなかった
いつから?
どんなことで悩んでたの?
どんな治療をおこなってきたか教えてください
今後の治療方針として
「認知行動療法」を受けたいです
と伝えた
症状的にも適応でしょう
と言われ
アッサリと「認知行動療法」を受けることになった
まずはなにから……
後日カウンセリングからはじめましょう
受付で次の予約をとってください
あれっ……
今から受けられるわけじゃないんだ
これといった治療もせず
初日は終わってしまったのだ

㉑ まさかのご本人登場！　先生との出会い

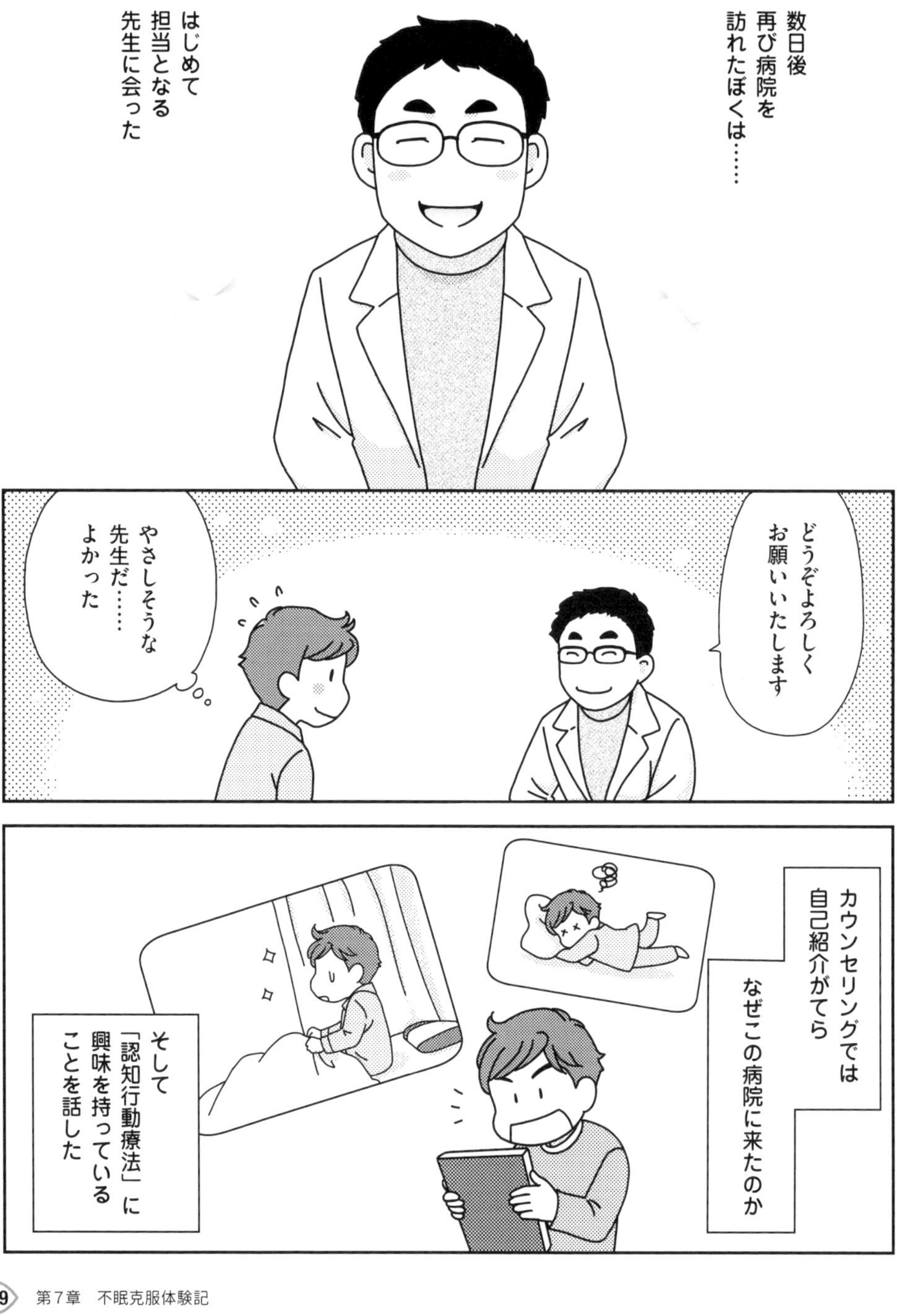

数日後
再び病院を
訪れたぼくは……
はじめて
担当となる
先生に会った
どうぞよろしく
お願いいたします
やさしそうな
先生だ……
よかった
カウンセリングでは
自己紹介がてら
なぜこの病院に来たのか
そして
「認知行動療法」に
興味を持っている
ことを話した

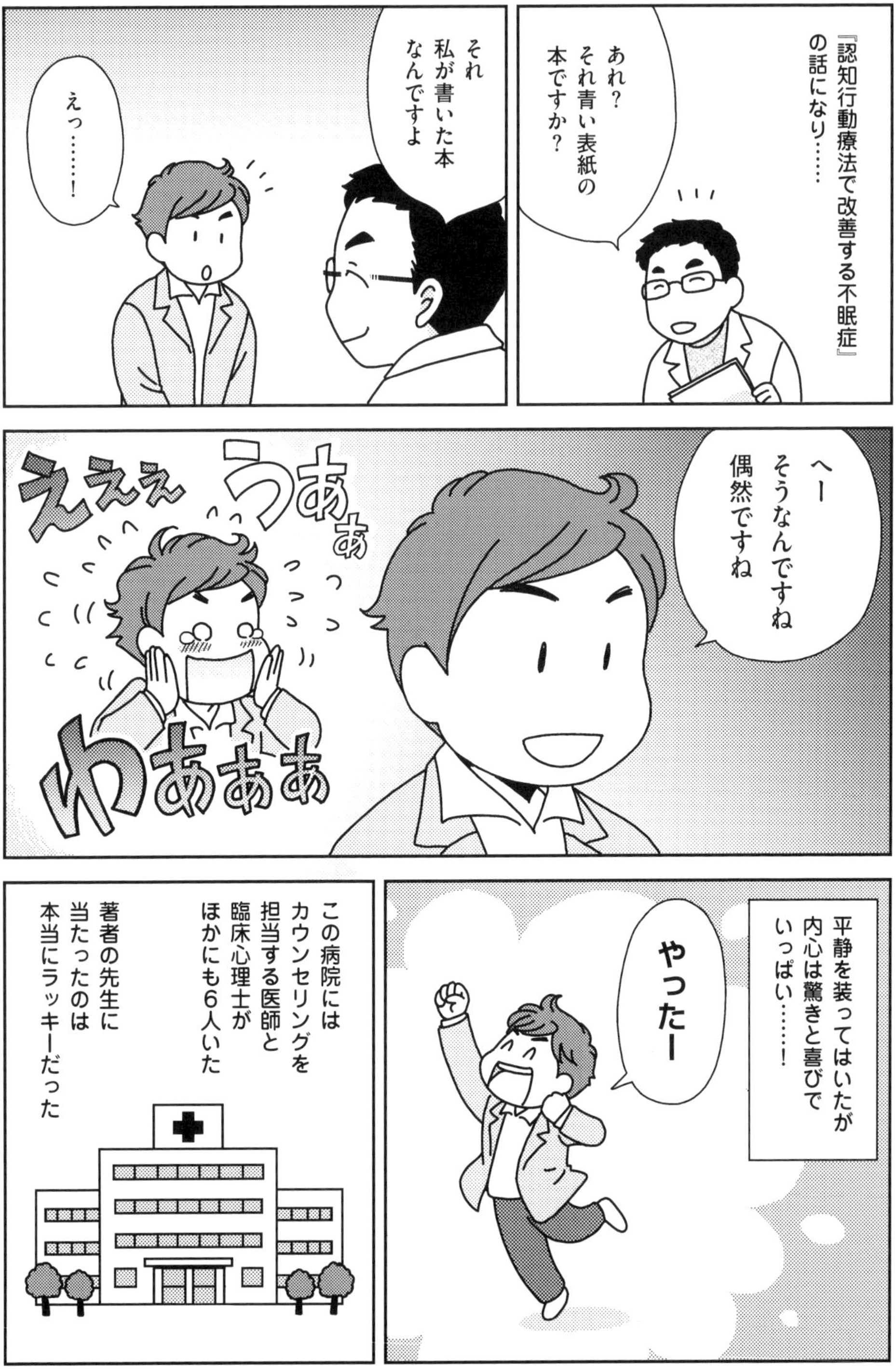
『認知行動療法で改善する不眠症』の話になり……
あれ？ それ青い表紙の本ですか？
それ 私が書いた本なんですよ
えっ……！
へー そうなんですね 偶然ですね
うああ
えええ
わあああ
平静を装ってはいたが内心は驚きと喜びでいっぱい……！
やったー
この病院にはカウンセリングを担当する医師と臨床心理士がほかにも6人いた
著者の先生に当たったのは本当にラッキーだった

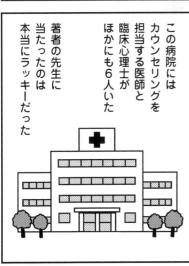

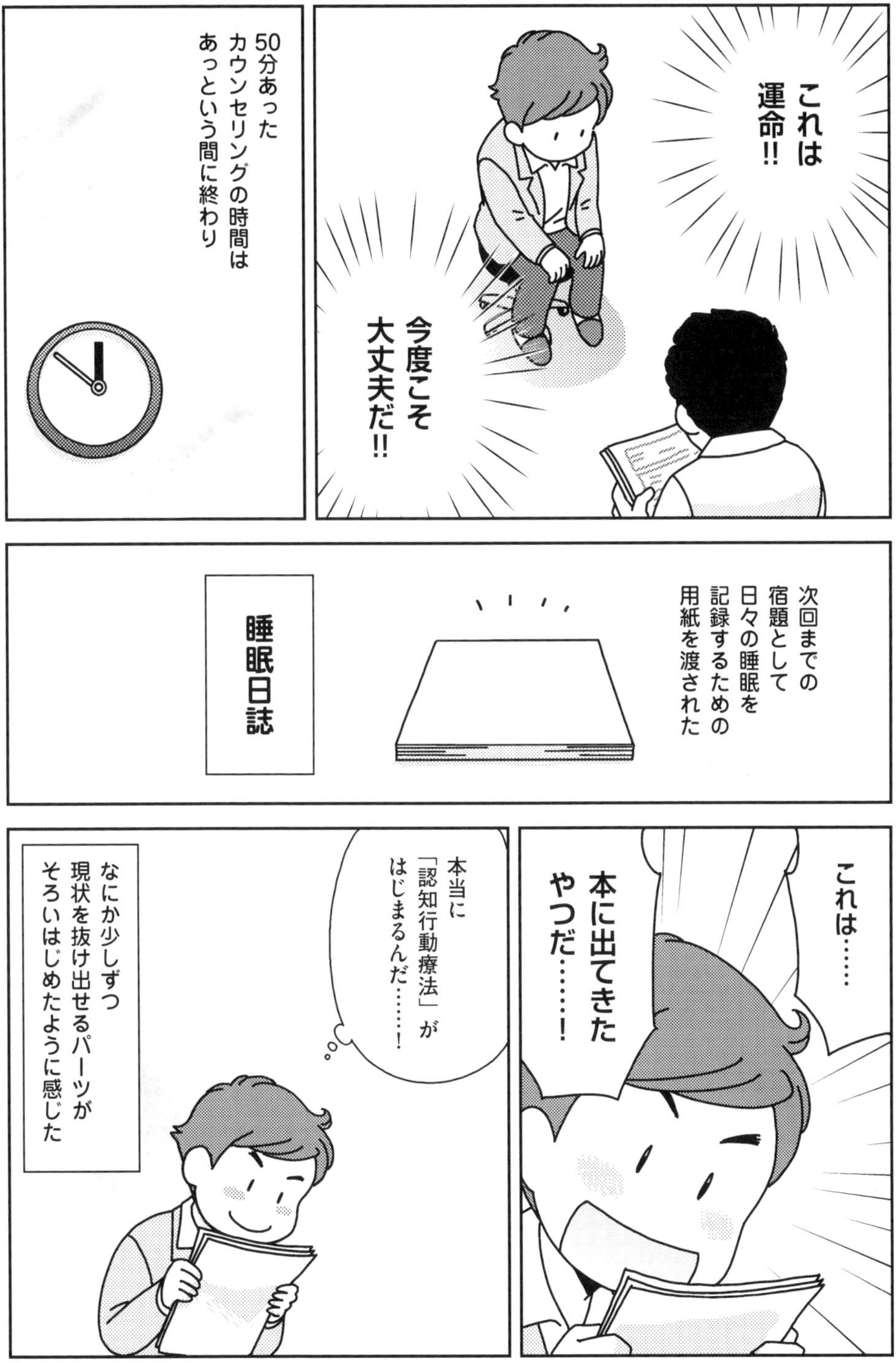
これは運命!!
今度こそ大丈夫だ!!
50分あったカウンセリングの時間はあっという間に終わり
次回までの宿題として日々の睡眠を記録するための用紙を渡された
睡眠日誌
これは……
本に出てきたやつだ……!
本当に「認知行動療法」がはじまるんだ……!
なにか少しずつ現状を抜け出せるパーツがそろいはじめたように感じた

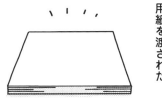

㉒ 睡眠を記録すると自分の睡眠がわかる

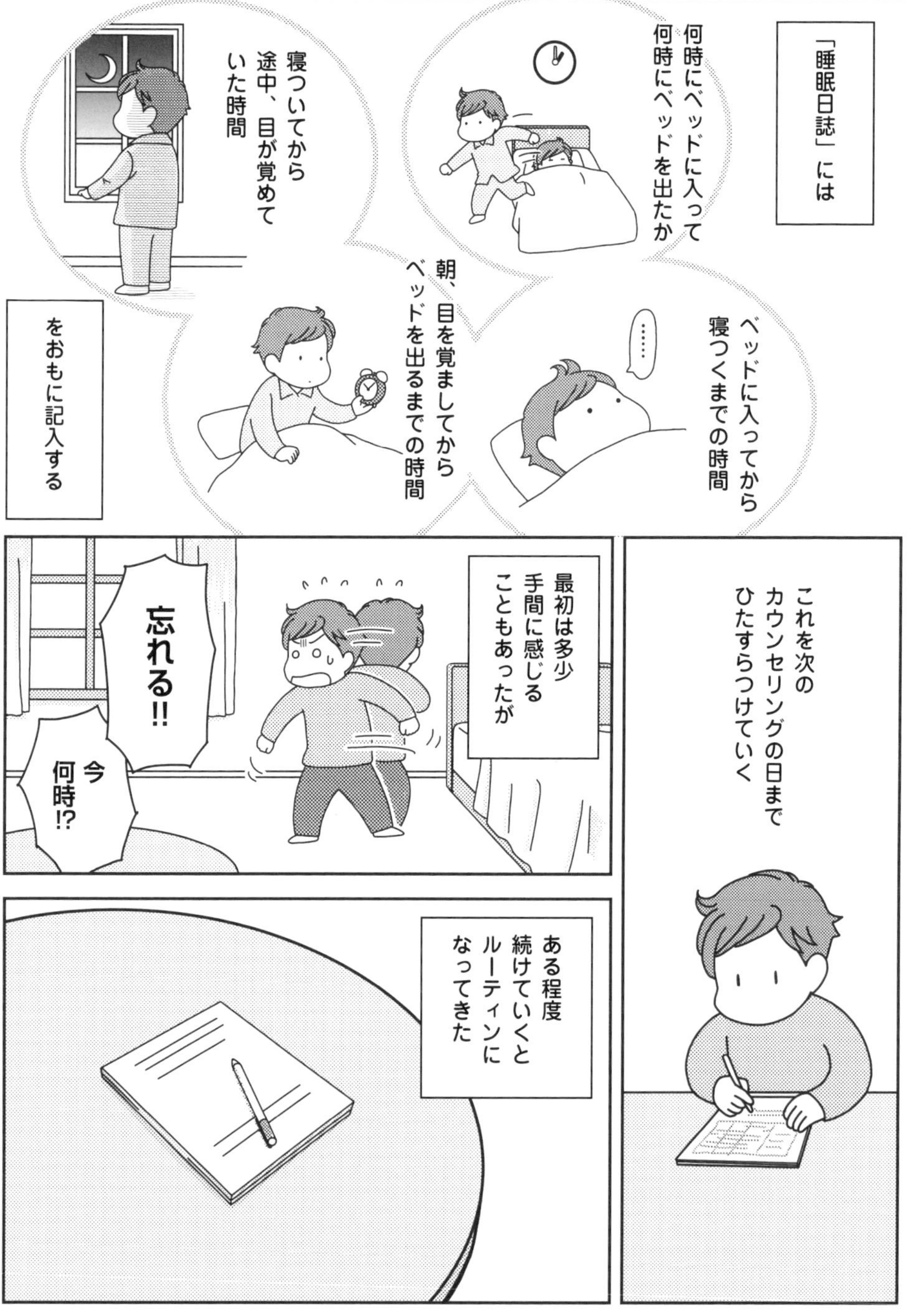

「睡眠日誌」には
何時にベッドに入って何時にベッドを出たか
寝ついてから途中、目が覚めていた時間
ベッドに入ってから寝つくまでの時間
……
朝、目を覚ましてからベッドを出るまでの時間
をおもに記入する
これを次のカウンセリングの日までひたすらつけていく
最初は多少手間に感じることもあったが
忘れる!!
今何時!?
ある程度続けていくとルーティンになってきた

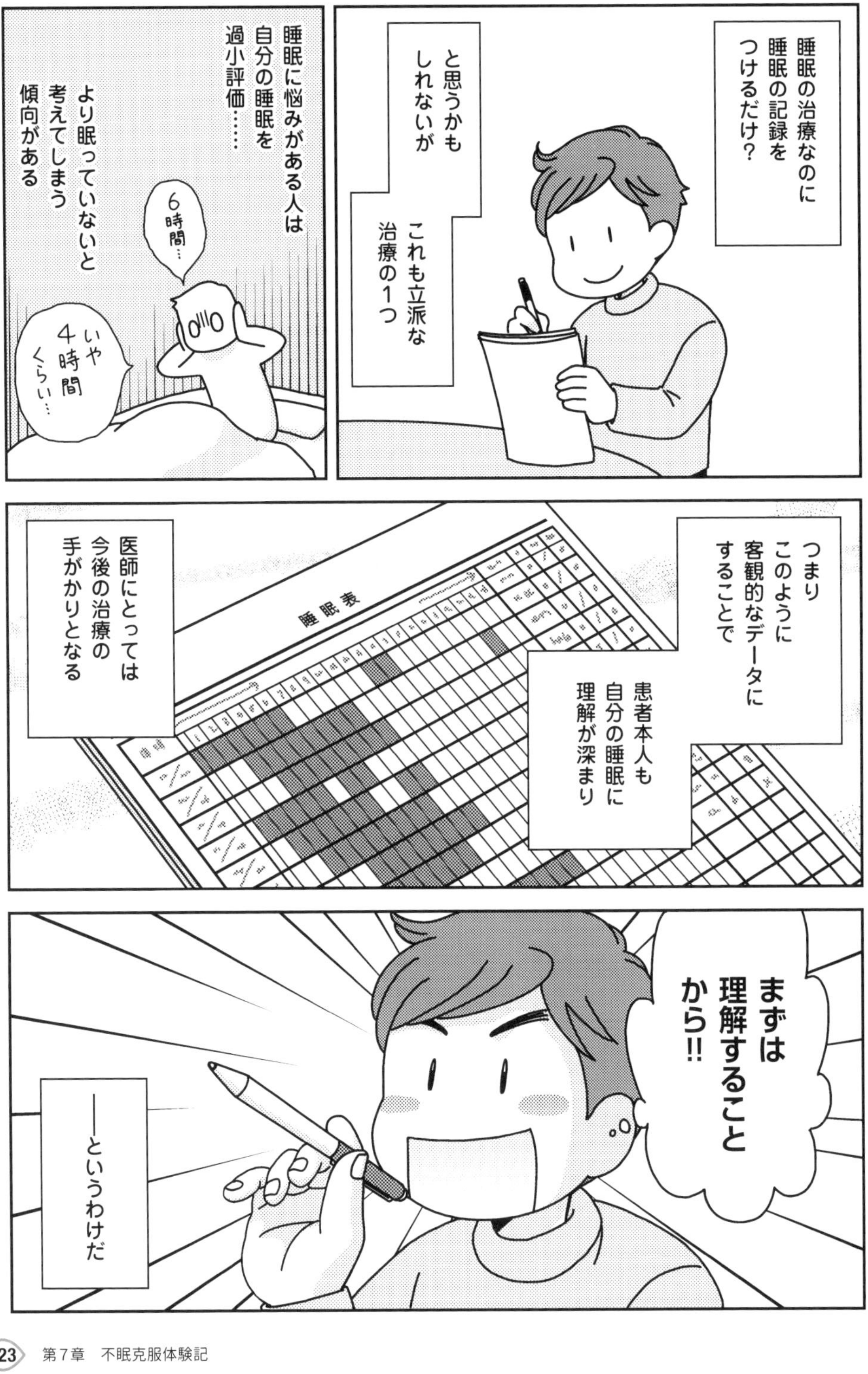
睡眠の治療なのに睡眠の記録をつけるだけ？
と思うかもしれないが
これも立派な治療の1つ
睡眠に悩みがある人は自分の睡眠を過小評価……
より眠っていないと考えてしまう傾向がある
6時間…
いや4時間くらい…
つまりこのように客観的なデータにすることで
患者本人も自分の睡眠に理解が深まり
医師にとっては今後の治療の手がかりとなる
睡眠表
まずは理解することから!!
――というわけだ

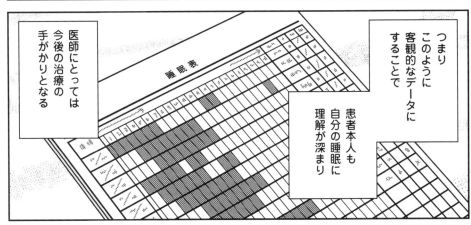

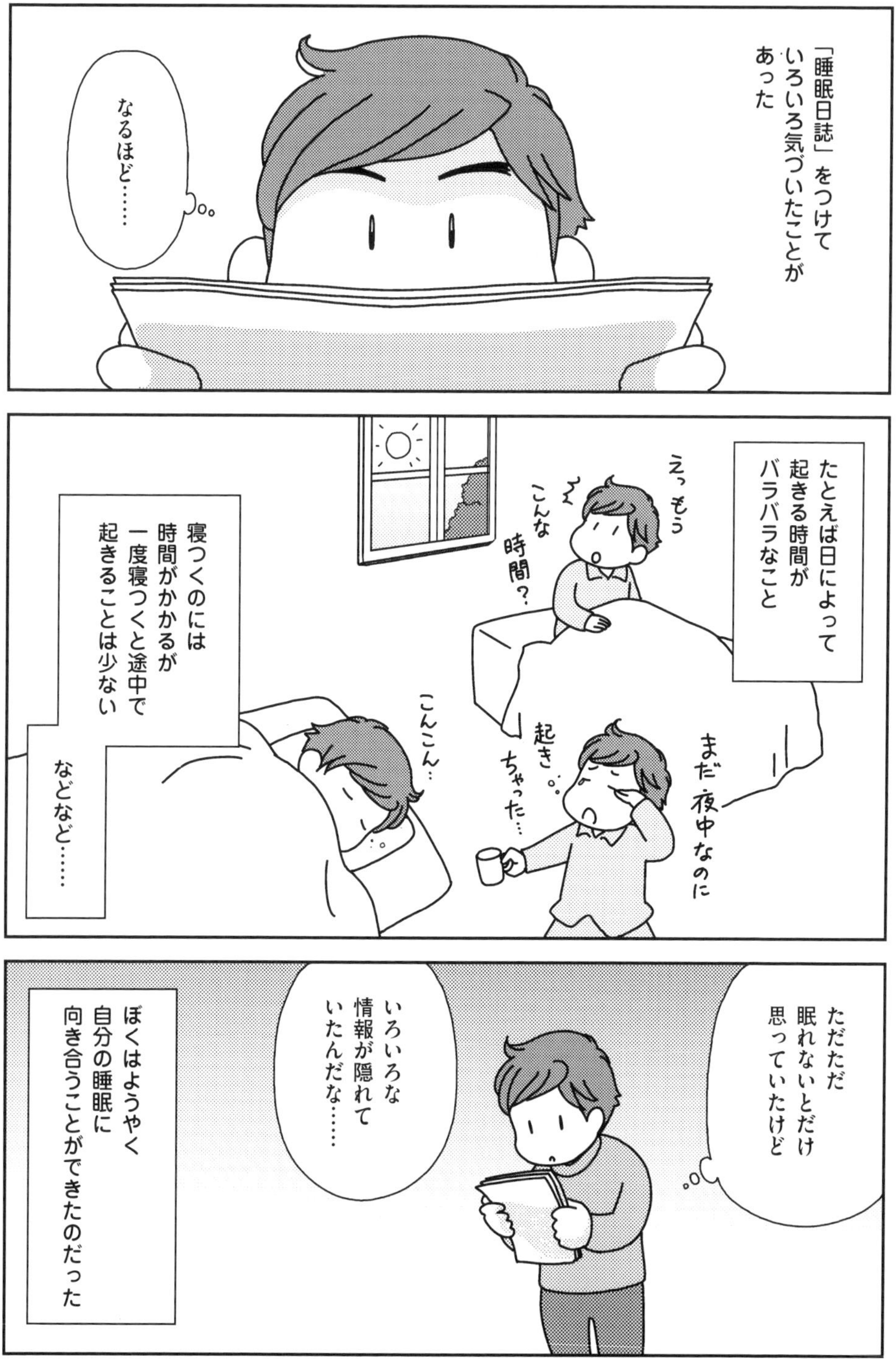
「睡眠日誌」をつけて
いろいろ気づいたことがあった
なるほど……
たとえば日によって
起きる時間がバラバラなこと
えっもうこんな時間？
まだ夜中なのに
起きちゃった…
こんこん…
寝つくのには時間がかかるが
一度寝つくと途中で起きることは少ない
などなど……
ただただ眠れないとだけ思っていたけど
いろいろな情報が隠れていたんだな……
ぼくはようやく自分の睡眠に
向き合うことができたのだった

㉓ 不眠症の認知行動療法、はじめてみました

「睡眠日誌」をつけ続けて2週間が経ち……
2度目のカウンセリングに出かけた
本格的な治療のはじまりだ！

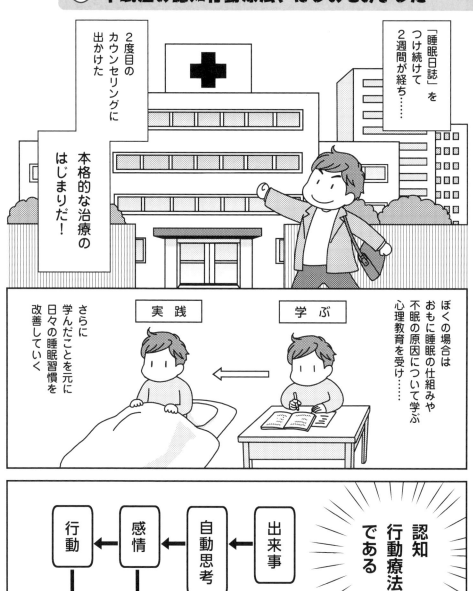

ぼくの場合はおもに睡眠の仕組みや不眠の原因について学ぶ心理教育を受け……
学ぶ
実践
さらに学んだことを元に日々の睡眠習慣を改善していく

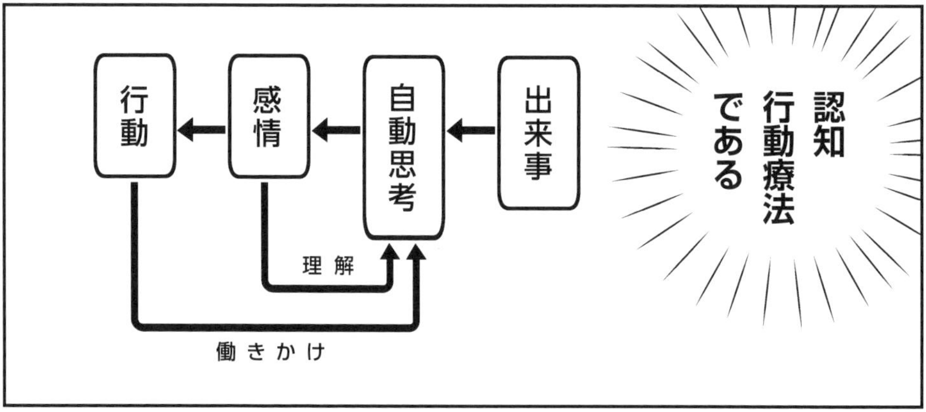

認知行動療法である
出来事
自動思考
感情
行動
理解
働きかけ

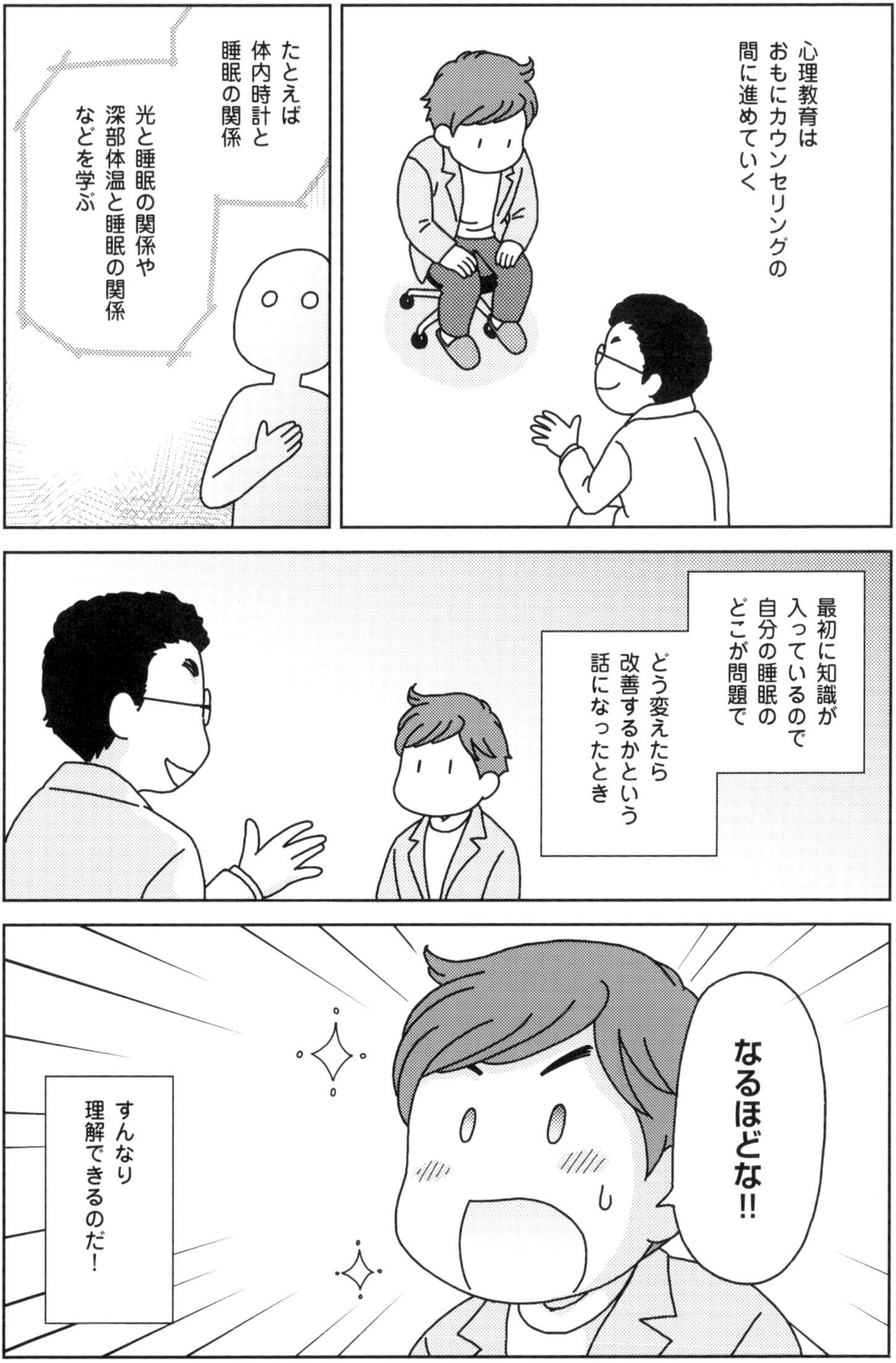
心理教育はおもにカウンセリングの間に進めていく
たとえば体内時計と睡眠の関係
光と睡眠の関係や深部体温と睡眠の関係などを学ぶ
最初に知識が入っているので自分の睡眠のどこが問題で
どう変えたら改善するかという話になったとき
なるほどな!!
すんなり理解できるのだ!

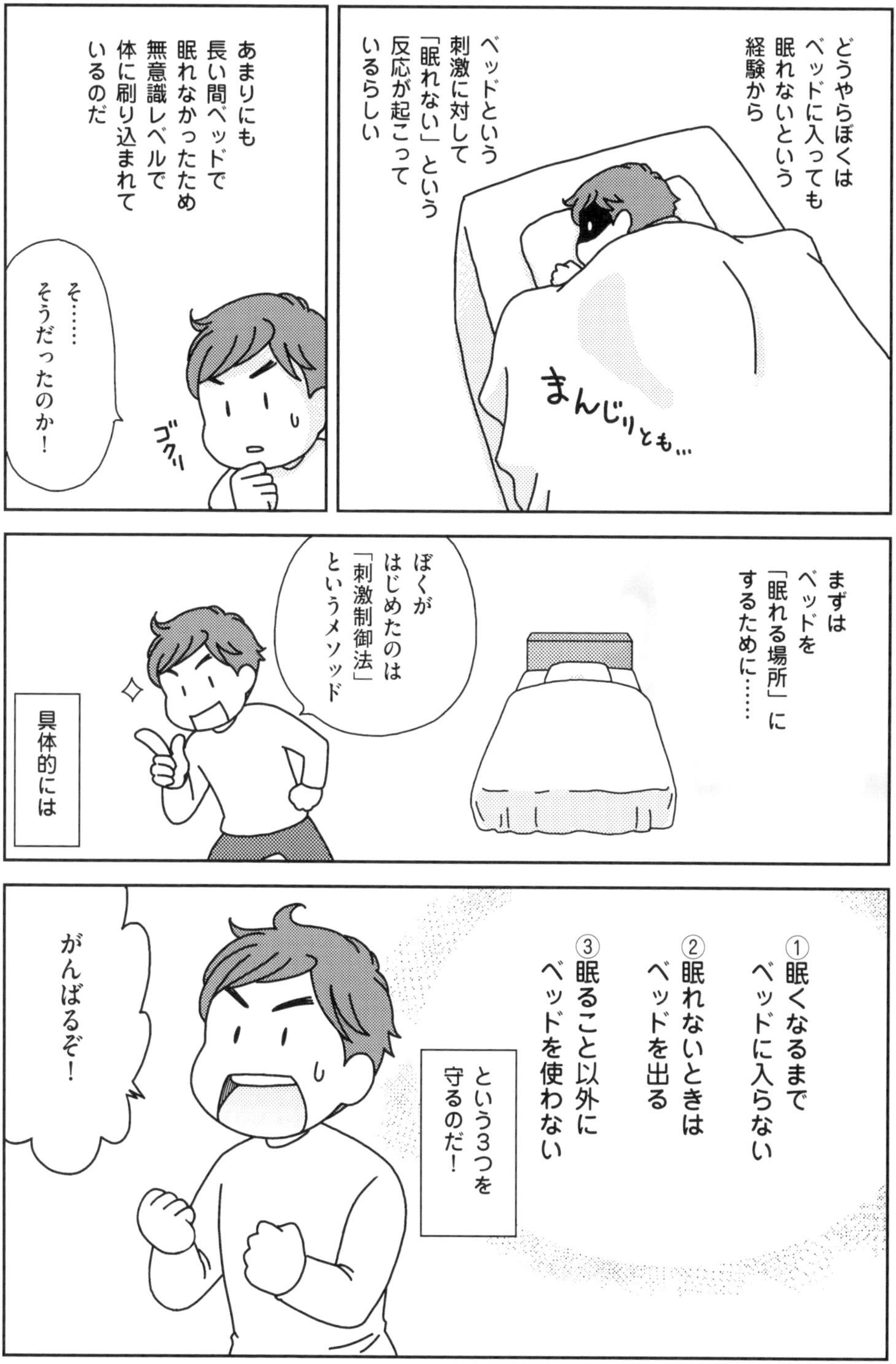
どうやらぼくは
ベッドに入っても
眠れないという
経験から
ベッドという
刺激に対して
「眠れない」という
反応が起こって
いるらしい
まんじりとも…
あまりにも
長い間ベッドで
眠れなかったため
無意識レベルで
体に刷り込まれて
いるのだ
ゴクリ
そ……
そうだったのか！
まずは
ベッドを
「眠れる場所」に
するために……
ぼくが
はじめたのは
「刺激制御法」
というメソッド
具体的には
①眠くなるまで
ベッドに入らない
②眠れないときは
ベッドを出る
③眠ること以外に
ベッドを使わない
という3つを
守るのだ！
がんばるぞ！

24 言うは易し行うは難し、それでも不眠治療に前向きになれたわけ

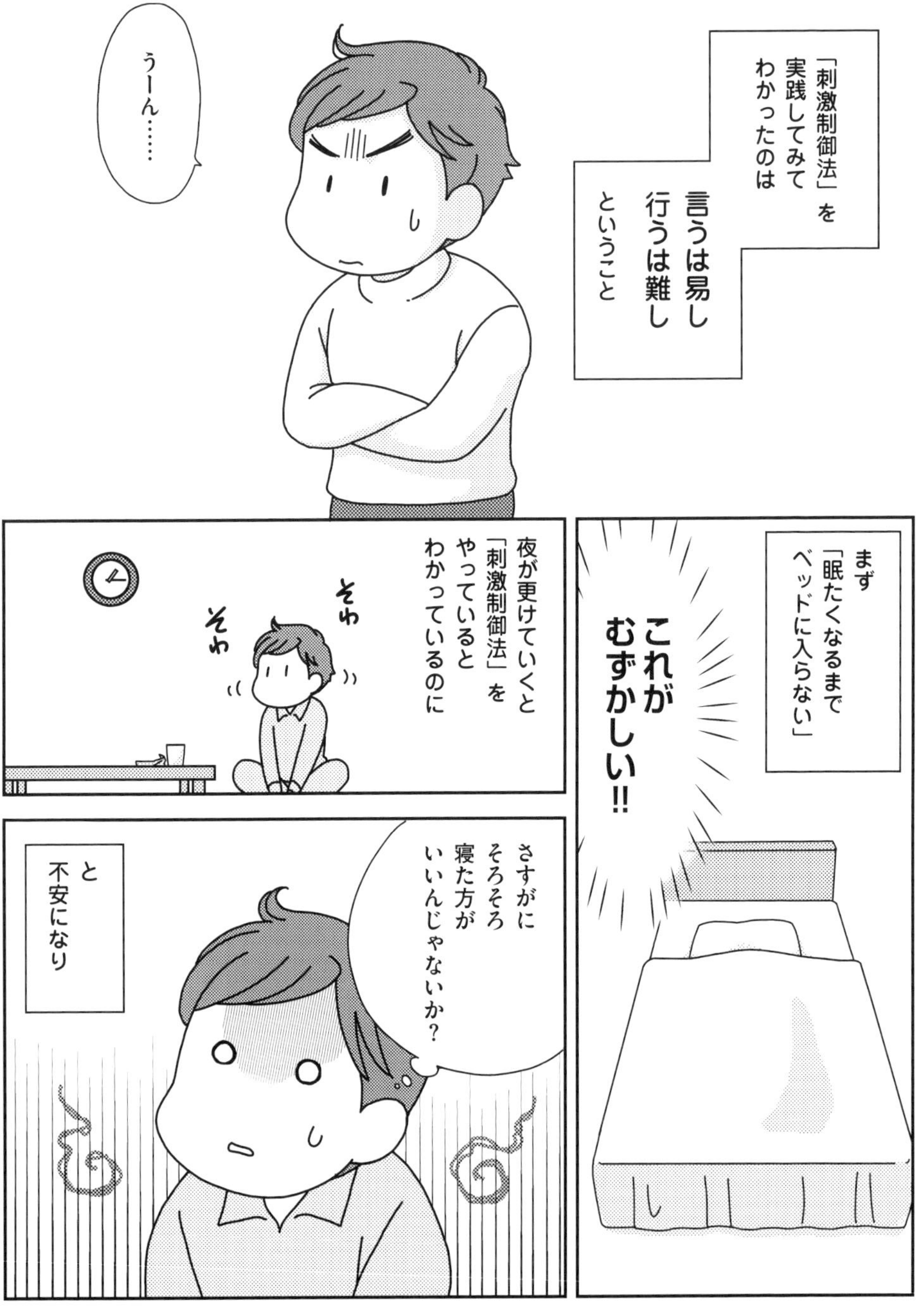

「刺激制御法」を実践してみてわかったのは
言うは易し行うは難し
ということ
うーん……
まず「眠たくなるまでベッドに入らない」
これがむずかしい!!
夜が更けていくと「刺激制御法」をやっているとわかっているのに
そわ
そわ
さすがにそろそろ寝た方がいいんじゃないか?
と不安になり

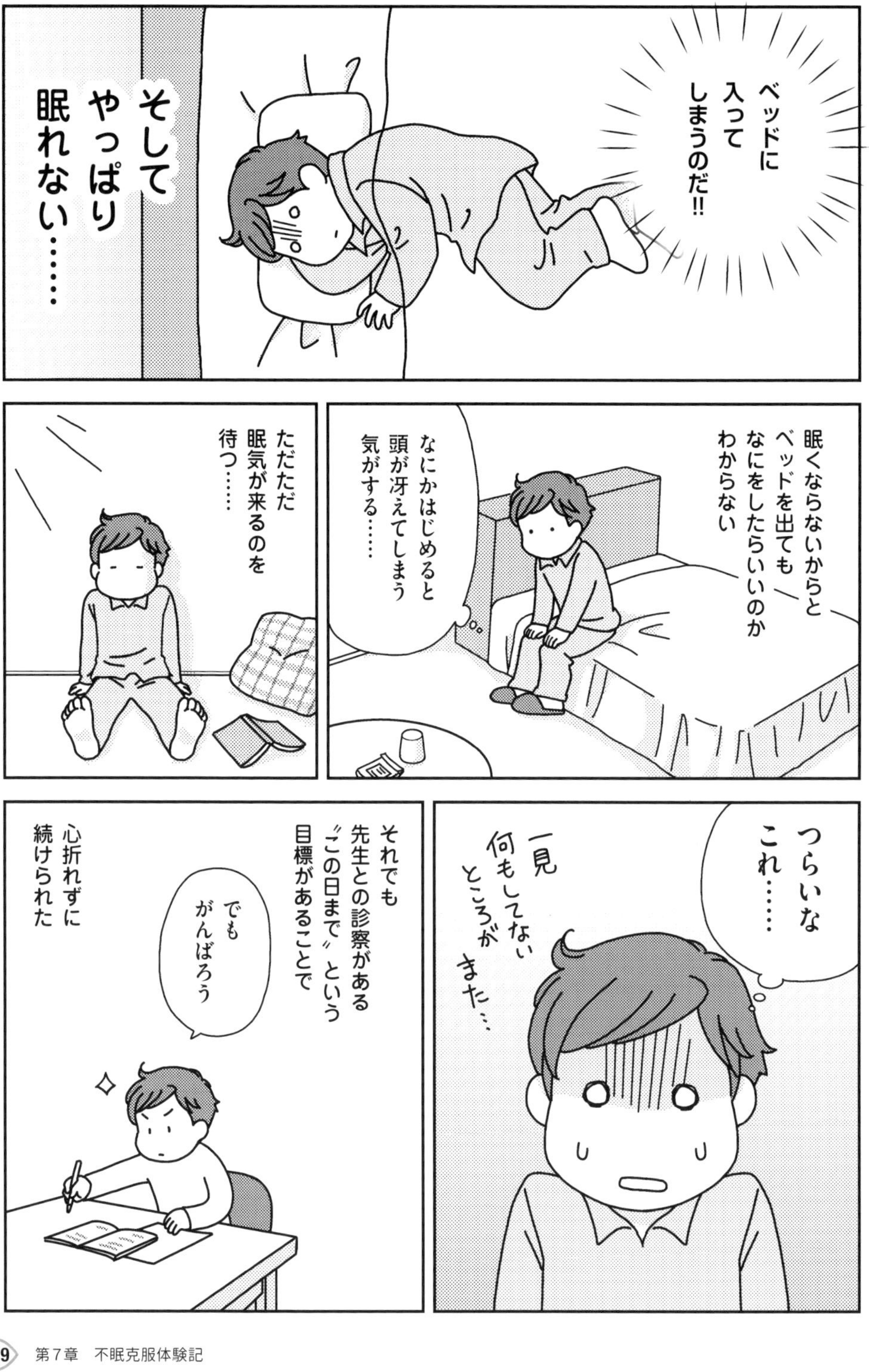
ベッドに入ってしまうのだ!!
そしてやっぱり眠れない……
眠くならないからとベッドを出てもなにをしたらいいのかわからない
なにかはじめると頭が冴えてしまう気がする……
ただただ眠気が来るのを待つ……
つらいなこれ……
一見何もしてないところがまた…
それでも先生との診察がある〝この日まで〟という目標があることで
でもがんばろう
心折れずに続けられた

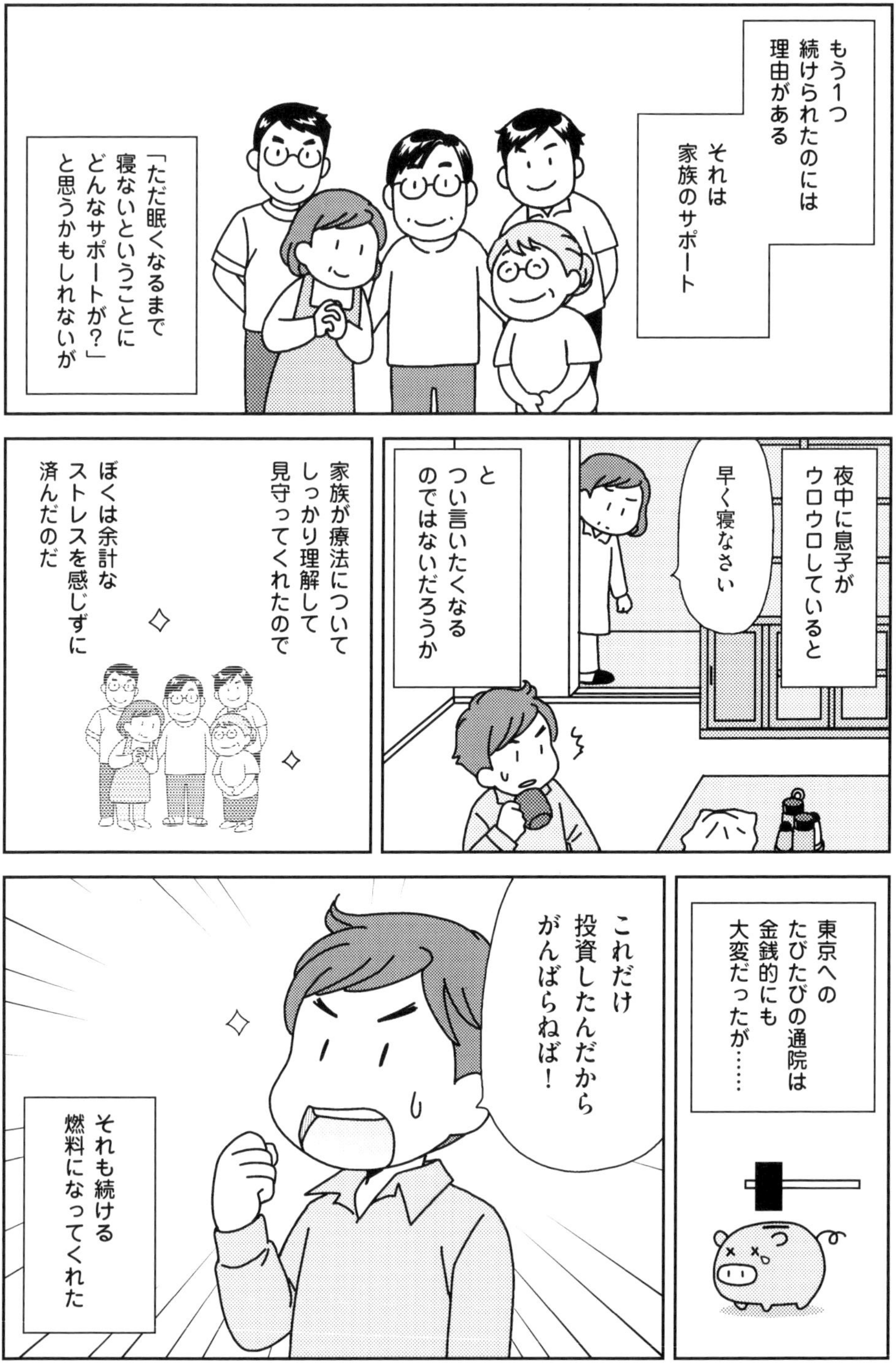
もう1つ続けられたのには理由がある
それは家族のサポート
「ただ眠くなるまで寝ないということにどんなサポートが?」と思うかもしれないが
夜中に息子がウロウロしていると
早く寝なさい
とつい言いたくなるのではないだろうか
家族が療法についてしっかり理解して見守ってくれたので
ぼくは余計なストレスを感じずに済んだのだ
東京へのたびたびの通院は金銭的にも大変だったが……
これだけ投資したんだからがんばらねば!
それも続ける燃料になってくれた

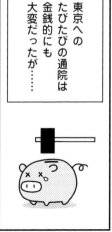

㉕ 夜型のぼくが生き方を考える

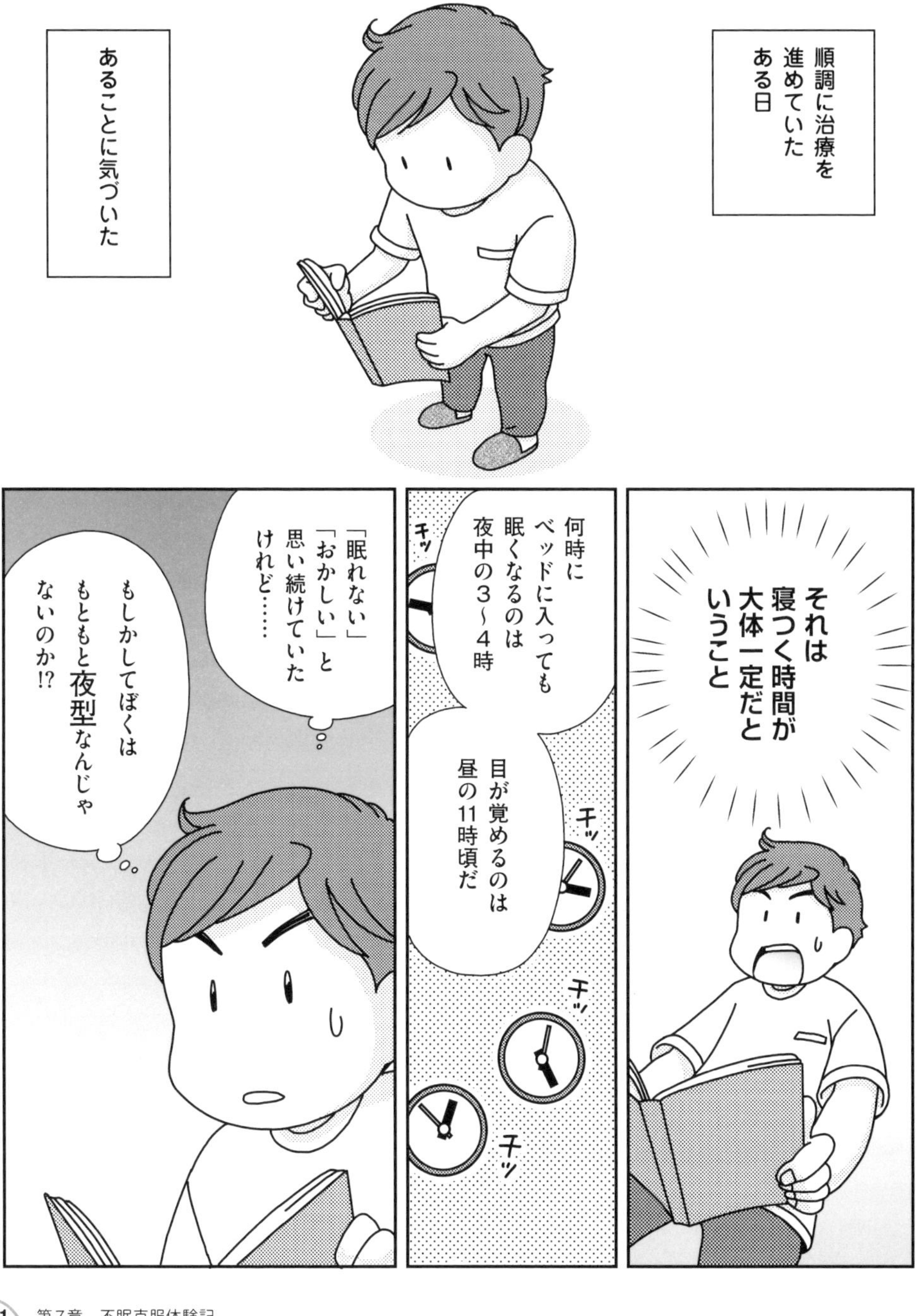

順調に治療を進めていたある日
あることに気づいた
それは寝つく時間が大体一定だということ
何時にベッドに入っても眠くなるのは夜中の３〜４時
目が覚めるのは昼の11時頃だ
チッ
チッ
チッ
チッ
「眠れない」「おかしい」と思い続けていたけれど……
もしかしてぼくはもともと夜型なんじゃないのか!?

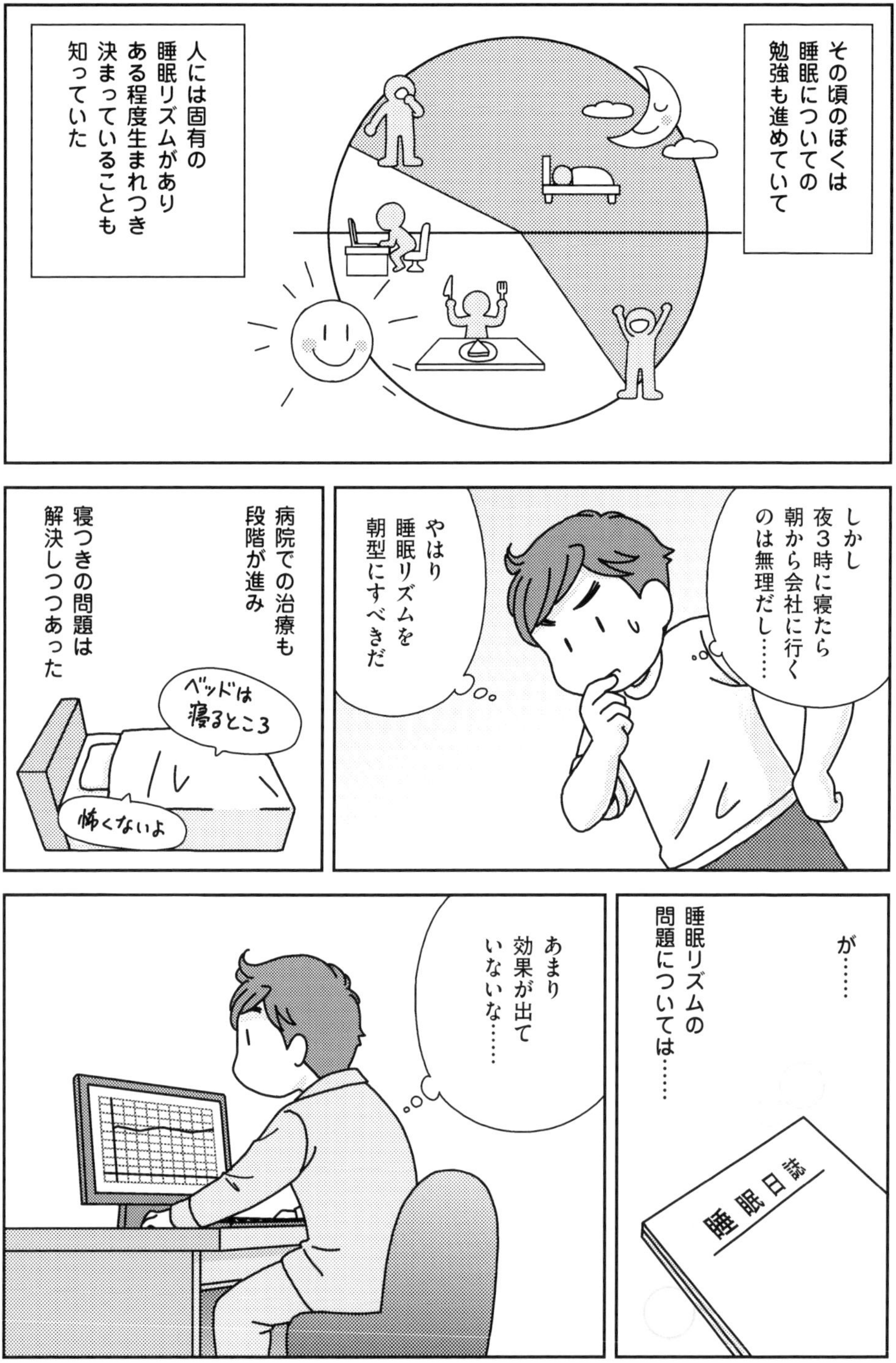
その頃のぼくは
睡眠についての
勉強も進めていて
人には固有の
睡眠リズムがあり
ある程度生まれつき
決まっていることも
知っていた
しかし
夜3時に寝たら
朝から会社に行く
のは無理だし……
やはり
睡眠リズムを
朝型にすべきだ
病院での治療も
段階が進み
寝つきの問題は
解決しつつあった
ベッドは
寝るところ
怖くないよ
が……
睡眠リズムの
問題については……
睡眠日誌
あまり
効果が出て
いないな……

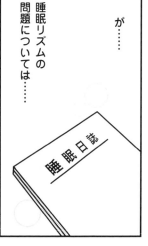

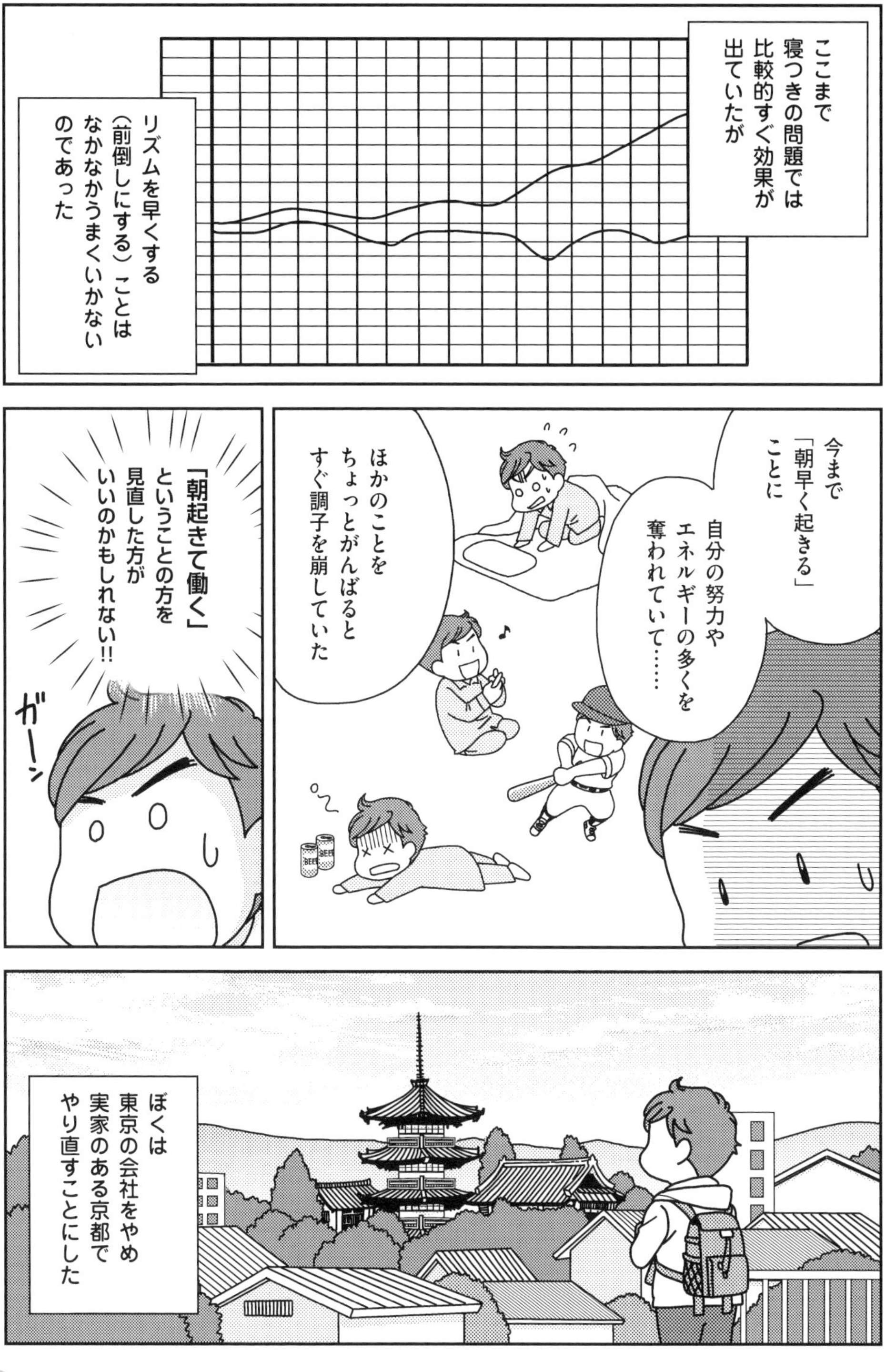
ここまで寝つきの問題では比較的すぐ効果が出ていたが
リズムを早くする（前倒しにする）ことはなかなかうまくいかないのであった
今まで「朝早く起きる」ことに
自分の努力やエネルギーの多くを奪われていて……
ほかのことをちょっとがんばるとすぐ調子を崩していた
「朝起きて働く」ということの方を見直した方がいいのかもしれない!!
ガーン
ぼくは東京の会社をやめ実家のある京都でやり直すことにした

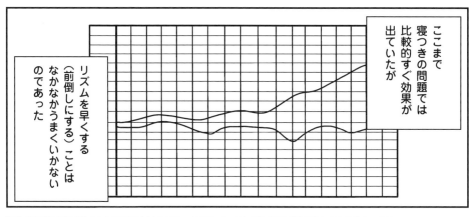

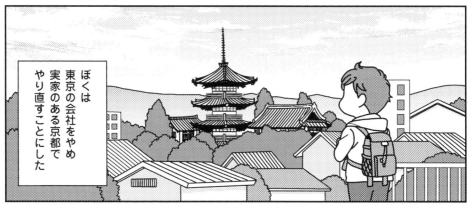

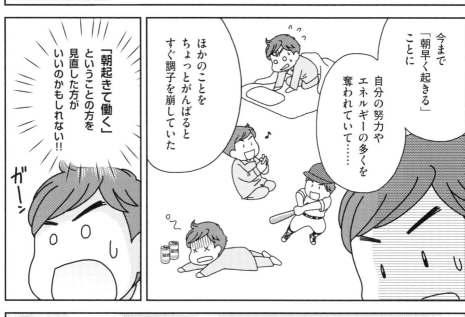

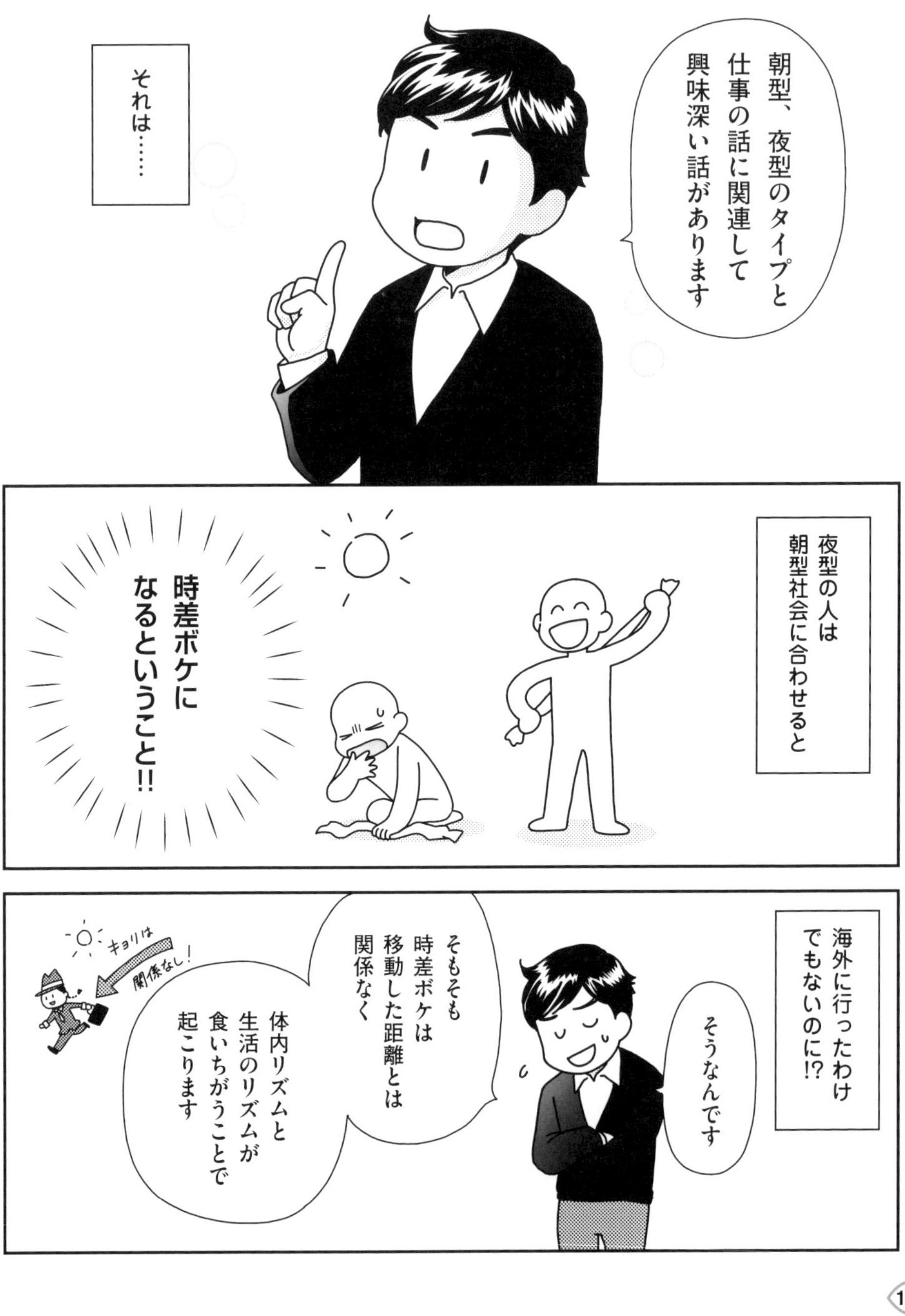
朝型、夜型のタイプと仕事の話に関連して興味深い話があります
それは……
夜型の人は朝型社会に合わせると
時差ボケになるということ!!
海外に行ったわけでもないのに!?
そうなんです
そもそも時差ボケは移動した距離とは関係なく
体内リズムと生活のリズムが食いちがうことで起こります
キョリは関係なし!

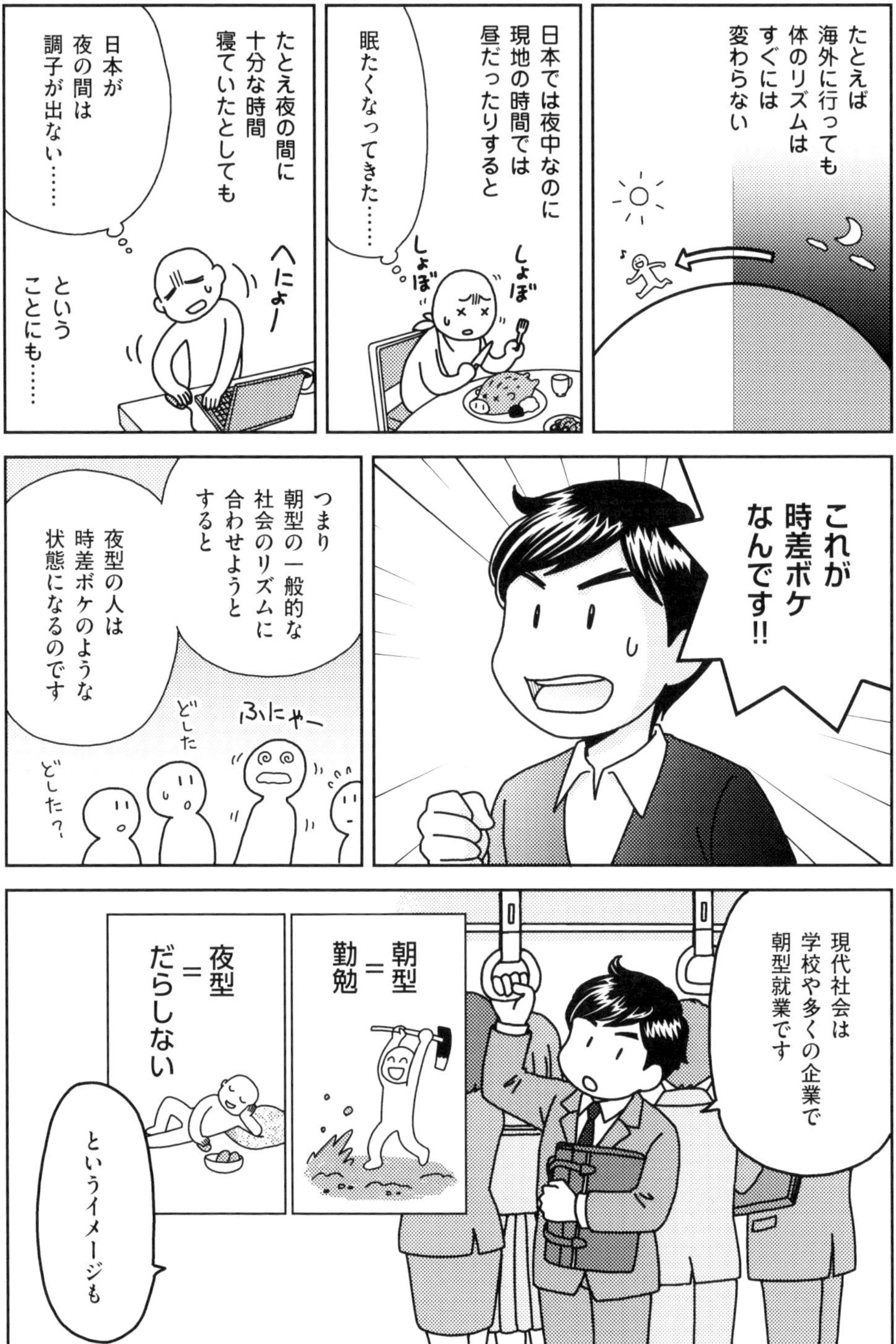
たとえば
海外に行っても
体のリズムは
すぐには
変わらない
日本では夜中なのに
現地の時間では
昼だったりすると
眠たくなってきた……
しょぼ
しょぼ
たとえ夜の間に
十分な時間
寝ていたとしても
日本が
夜の間は
調子が出ない……
へにょ
ということにも……
これが
時差ボケ
なんです!!
つまり
朝型の一般的な
社会のリズムに
合わせようと
すると
夜型の人は
時差ボケのような
状態になるのです
ふにゃー
どした
どした?
現代社会は
学校や多くの企業で
朝型就業です
朝型
=
勤勉
夜型
=
だらしない
というイメージも

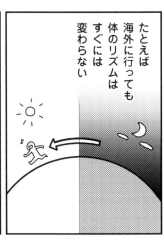

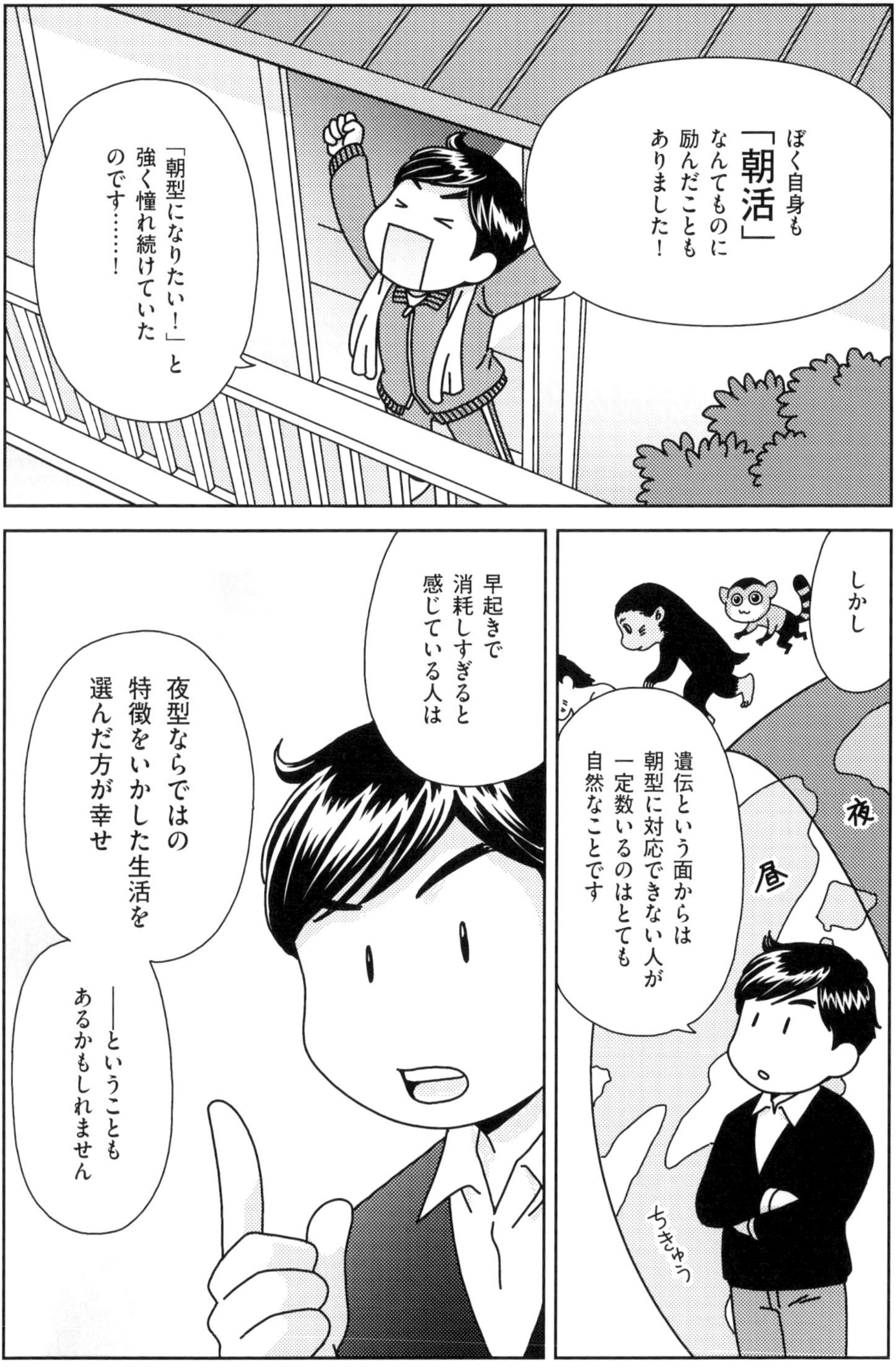
ぼく自身も「朝活」なんてものに励んだこともありました！
「朝型になりたい！」と強く憧れ続けていたのです……！
しかし
遺伝という面からは朝型に対応できない人が一定数いるのはとても自然なことです
夜
昼
ちきゅう
早起きで消耗しすぎると感じている人は
夜型ならではの特徴をいかした生活を選んだ方が幸せ
——ということもあるかもしれません

㉗ 苦節20年、ぼくは不眠を卒業した

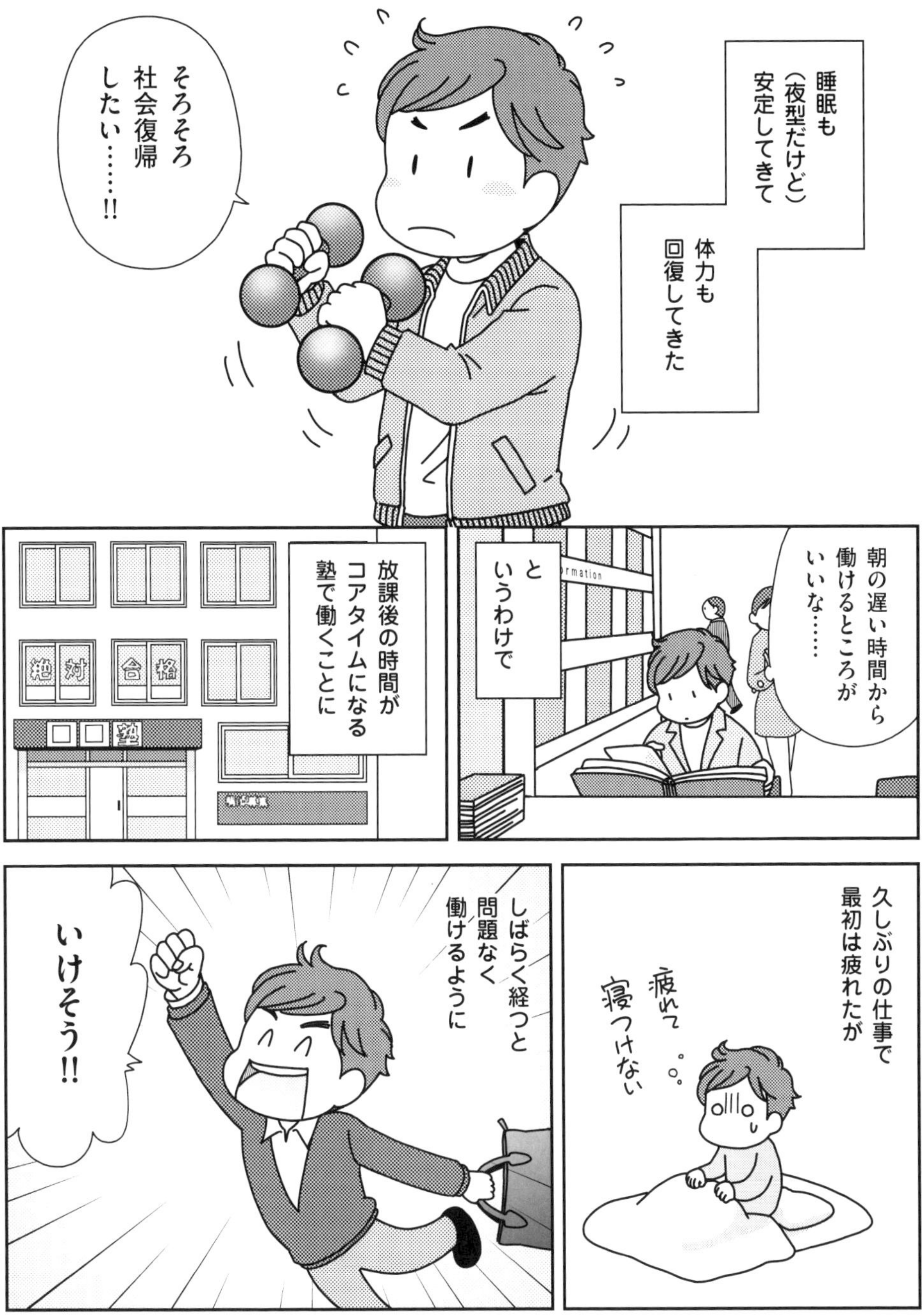
睡眠も（夜型だけど）安定してきて
体力も回復してきた
そろそろ社会復帰したい……!!
朝の遅い時間から働けるところがいいな……
というわけで
放課後の時間がコアタイムになる塾で働くことに
絶対合格
□□塾
久しぶりの仕事で最初は疲れたが
疲れて寝つけない
しばらく経つと問題なく働けるように
いけそう!!

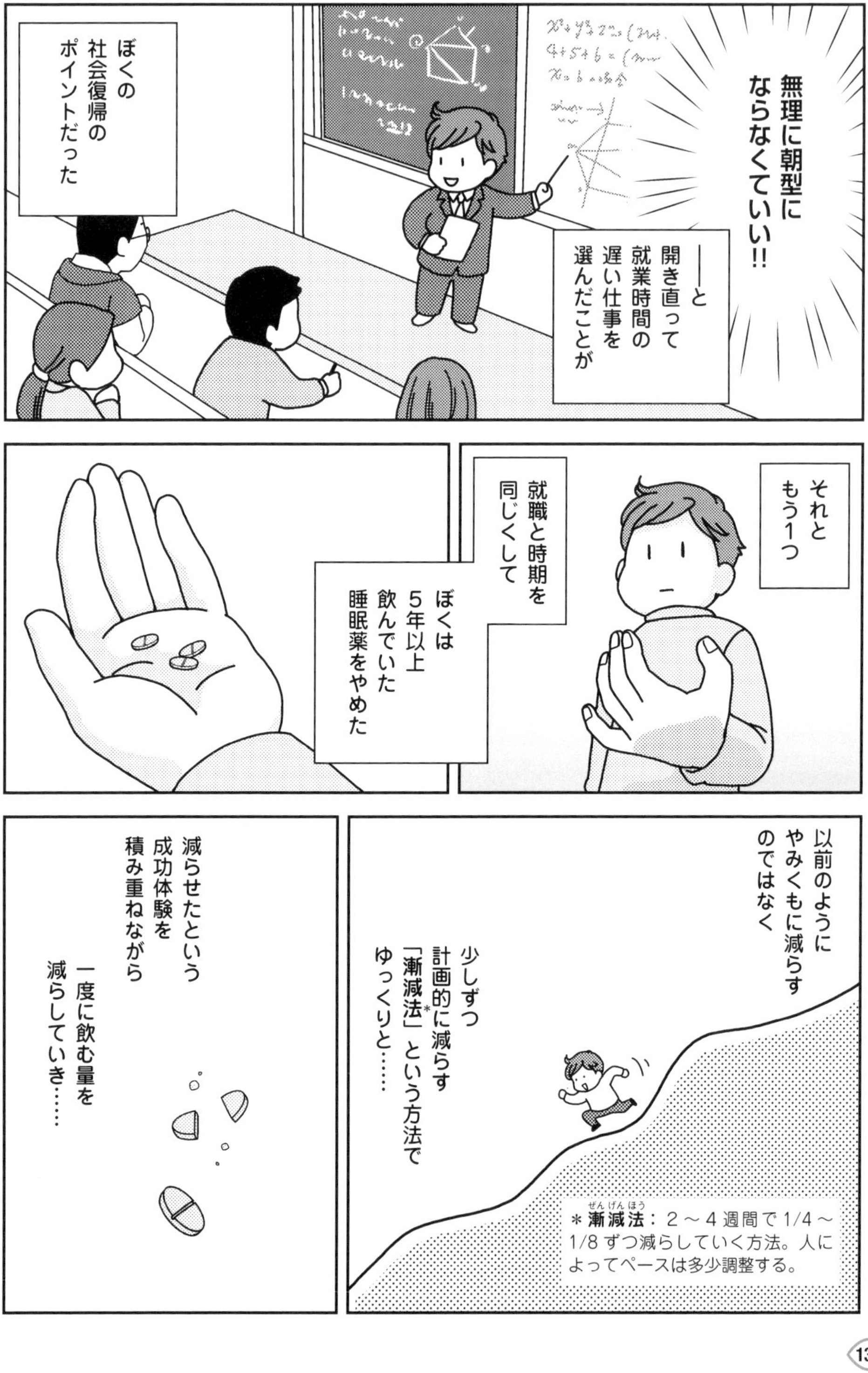
無理に朝型にならなくていい!!
――と開き直って就業時間の遅い仕事を選んだことが
ぼくの社会復帰のポイントだった
それともう1つ
就職と時期を同じくして
ぼくは5年以上飲んでいた睡眠薬をやめた
以前のようにやみくもに減らすのではなく
少しずつ計画的に減らす「漸減法*」という方法でゆっくりと……
＊漸《ぜん》減《げん》法《ほう》：２～４週間で1/4～1/8ずつ減らしていく方法。人によってペースは多少調整する。
減らせたという成功体験を積み重ねながら
一度に飲む量を減らしていき……

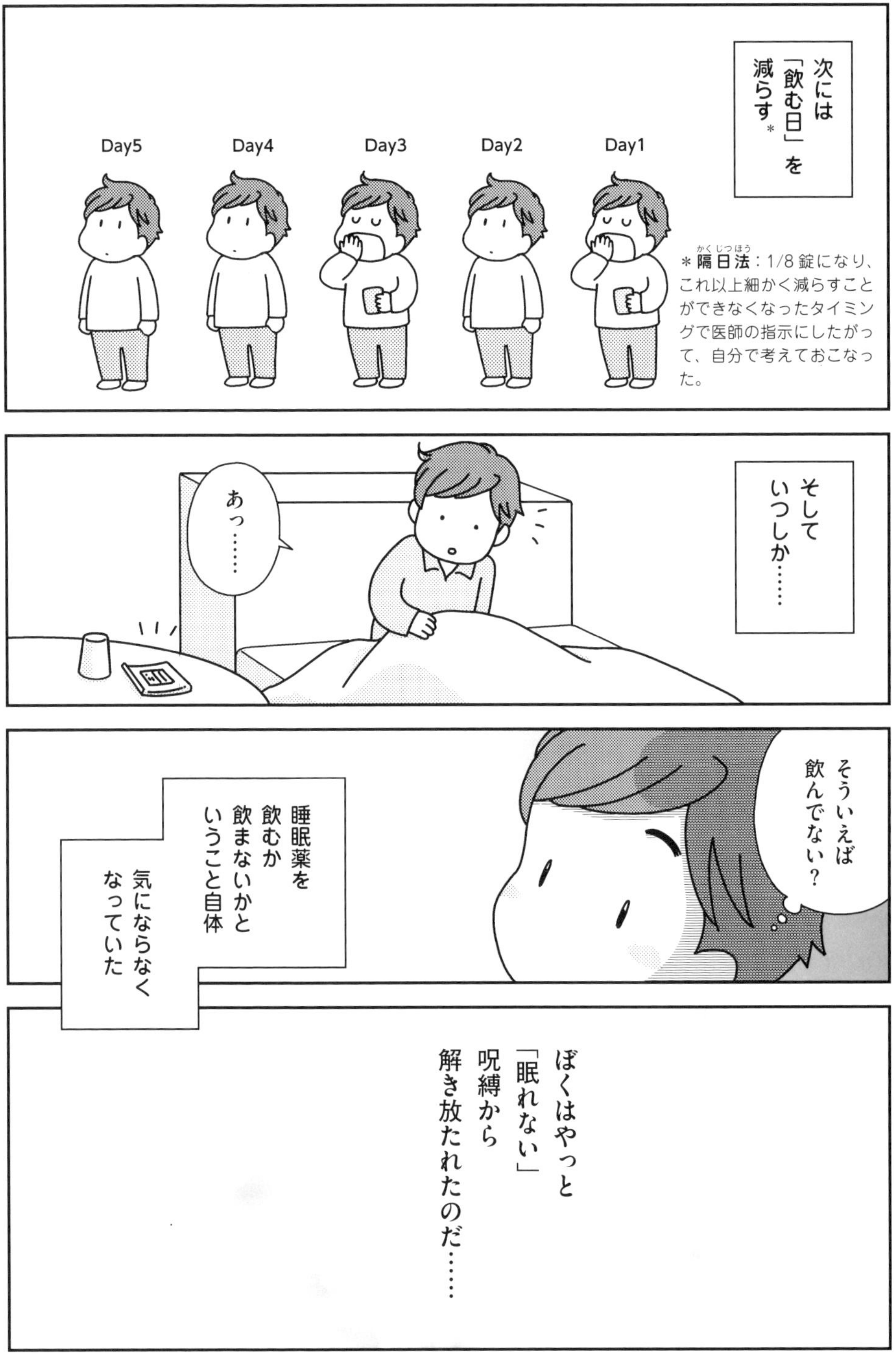
次には
「飲む日」を
減らす＊
Day1
Day2
Day3
Day4
Day5
＊隔日法《かくじつほう》：1/8錠になり、これ以上細かく減らすことができなくなったタイミングで医師の指示にしたがって、自分で考えておこなった。
そして
いつしか……
あっ……
そういえば
飲んでない？
睡眠薬を
飲むか
飲まないかと
いうこと自体
気にならなく
なっていた
ぼくはやっと
「眠れない」
呪縛から
解き放たれたのだ……

睡眠コンサルタントの
ぼくが思う

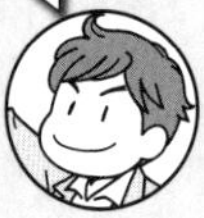

✳ コラム❷ ✳

本当に必要な家族・周りのサポート

不眠の治療において家族や周りのサポートはとても大切です。私も適切なサポートがあったからこそ不眠を克服できたと感じています。私が当事者として感じた家族・周りのサポートの大切なポイントを紹介します。

1、眠れない苦しみを理解しようという姿勢

当事者でないと睡眠の悩みや眠れない苦しみについての理解がむずかしいかもしれません。睡眠の悩みがない人にとって、眠れない苦しみは想像しにくいのです。

人はだれしも眠れない日があるものですが、〝たまに眠れない〟ことと〝毎日眠れない〟ことには大きな隔たりがあります。私は眠ること自体に恐怖を感じていましたが、家族や友

×

「眠れない日はだれにでもあるよ。あなたが甘えているだけじゃない？」

「いつもだらだらしてるから眠れないんじゃない？」

「睡眠薬は危険だから、そんなもの飲まない方がいいよ」

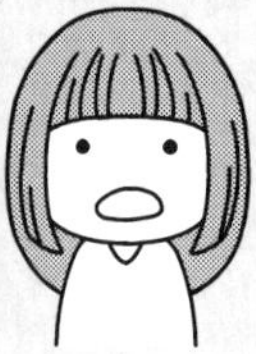

つらさを認めず、本人に原因があると思わせる言葉や治療を否定する言葉は避けるとよいでしょう。

○

眠れないのはつらいよね。
ゆっくり焦らず
前進していけばいいよ

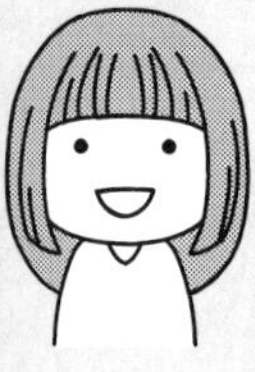

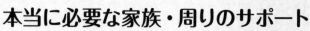

急に声かけされても、はじめは戸惑う当事者もいるので、無理に声かけする必要はありません。否定せずに話を聞くことや見守ることが大切です。

人・知人がその気持ちを理解することはむずかしいと今でも思います。ただ、理解できないからといってその人の苦しみを否定したり、軽んじたりしないようにしてください。家族といえど、完全に相手の気持ちを理解することはできません。ただ、理解しようという姿勢が大切です。

周囲の人に苦しみを理解してもらえたり、認めてもらえることで、当事者は安心感を感じられるのです。睡眠の悩みは一人で抱え込むことも多く、一人で抱え込んでしまったがゆえに、治療が遅れるということもあります。睡眠の悩みを受け入れてもらえることが治療にとって大きな一歩となります。

2、適切に医療機関の受診をすすめること

不眠の症状が軽ければ、医療機関に頼らずとも、自分で解決できる場合もあります。ただ、医療機関での治療が必要な場合も少なくありません。

自己流で睡眠改善に取り組んでも、効果を感じられないことも多く、知識不足により逆効果となるおこないをしていることもあります。たとえば、眠れないときに寝酒で対処しようとする人は多いですが、寝酒は睡眠の質を悪化させるだけでなく、アルコールへの依存にもつながる危険な行為です。医療機関を受診することで、医師の指導のもと睡眠改善に向けて取り組めるのは大きなメリットです。

私もそうでしたが、医療機関を受診することを敬遠する人もいるかもしれません。原因の

1つとして、睡眠治療に対する知識不足や周りから理解されないかもという恐怖心がありま す。治療の内容や流れについてしっかり理解することや周りのサポートにより、受診のハードルを低くすることができます。

3、干渉しすぎず、見守ること

心配だからこそ口出ししてしまうこともきっとあるでしょう。不眠解決に向けての一歩をなかなか踏み出せずやきもきすることもあると思います。そんなときは少し踏みとどまって、見守ることを意識してみてください。

周りがどんなに必死になっても、本人が不眠を解決しようと思わなければ、改善には向かいません。不眠の改善には本人にとってつらいと感じることもときには必要であり、本人の意志がなければうまくいかないものです。本人が不眠の治療や改善に向けて自分の意志で取り組めるように、干渉しすぎず見守ることが大切です。

第8章

不眠を克服し、睡眠コンサルタントになった

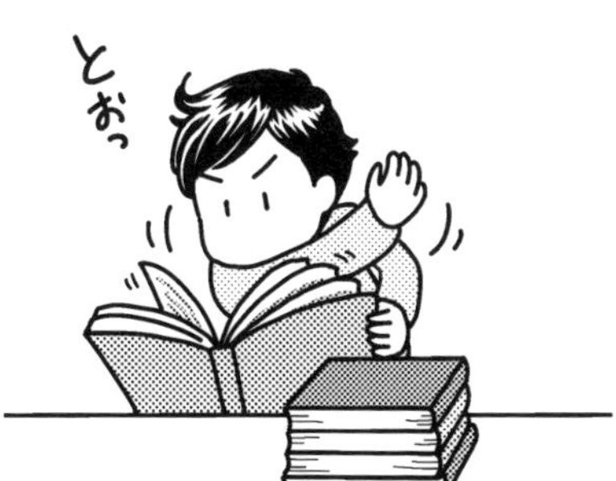

28 ぼくが不眠症治療で学んだこと

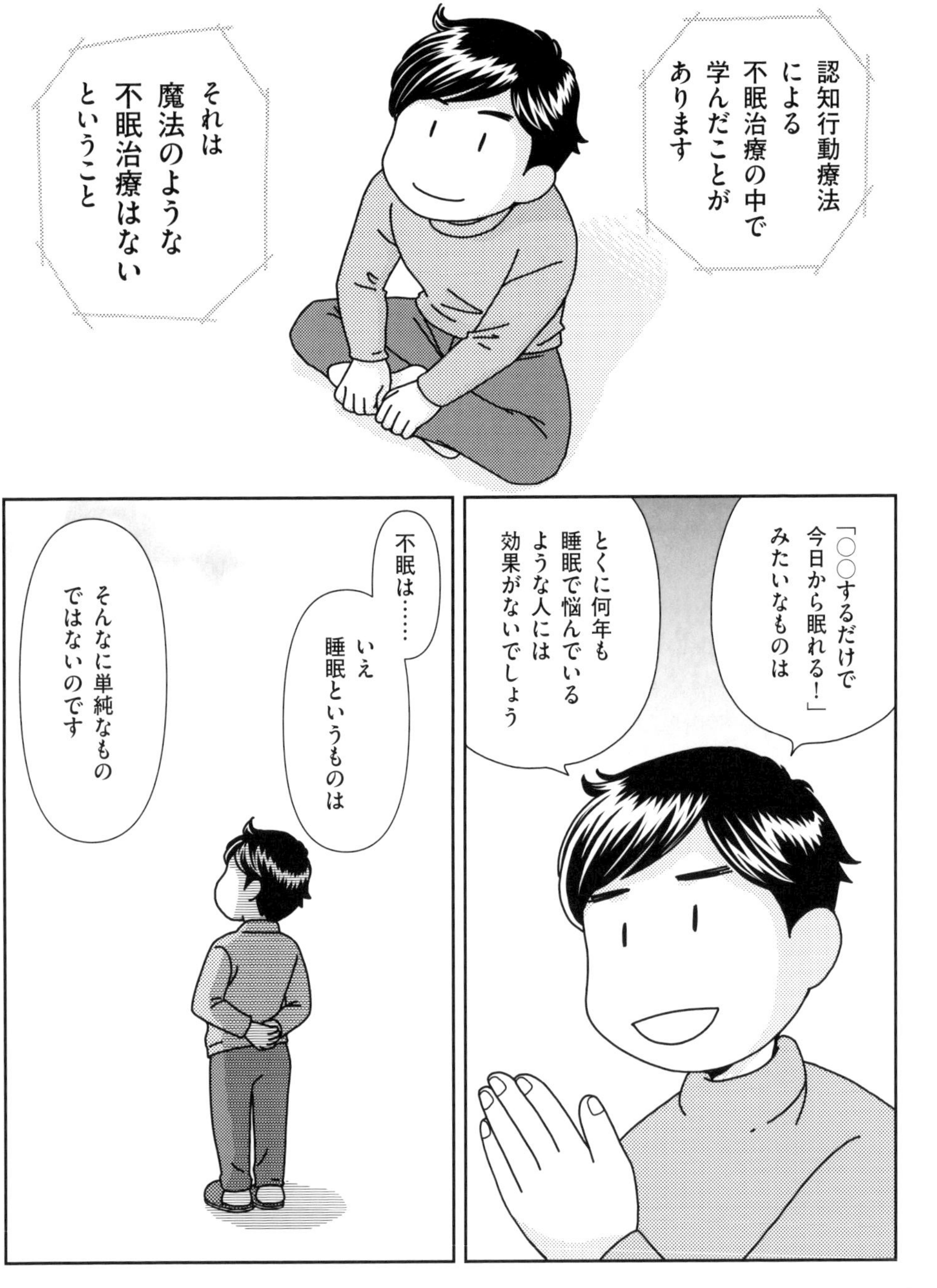
認知行動療法による不眠治療の中で学んだことがあります
それは魔法のような不眠治療はないということ
「○○するだけで今日から眠れる！」みたいなものは
とくに何年も睡眠で悩んでいるような人には効果がないでしょう
不眠は……
いえ睡眠というものは
そんなに単純なものではないのです

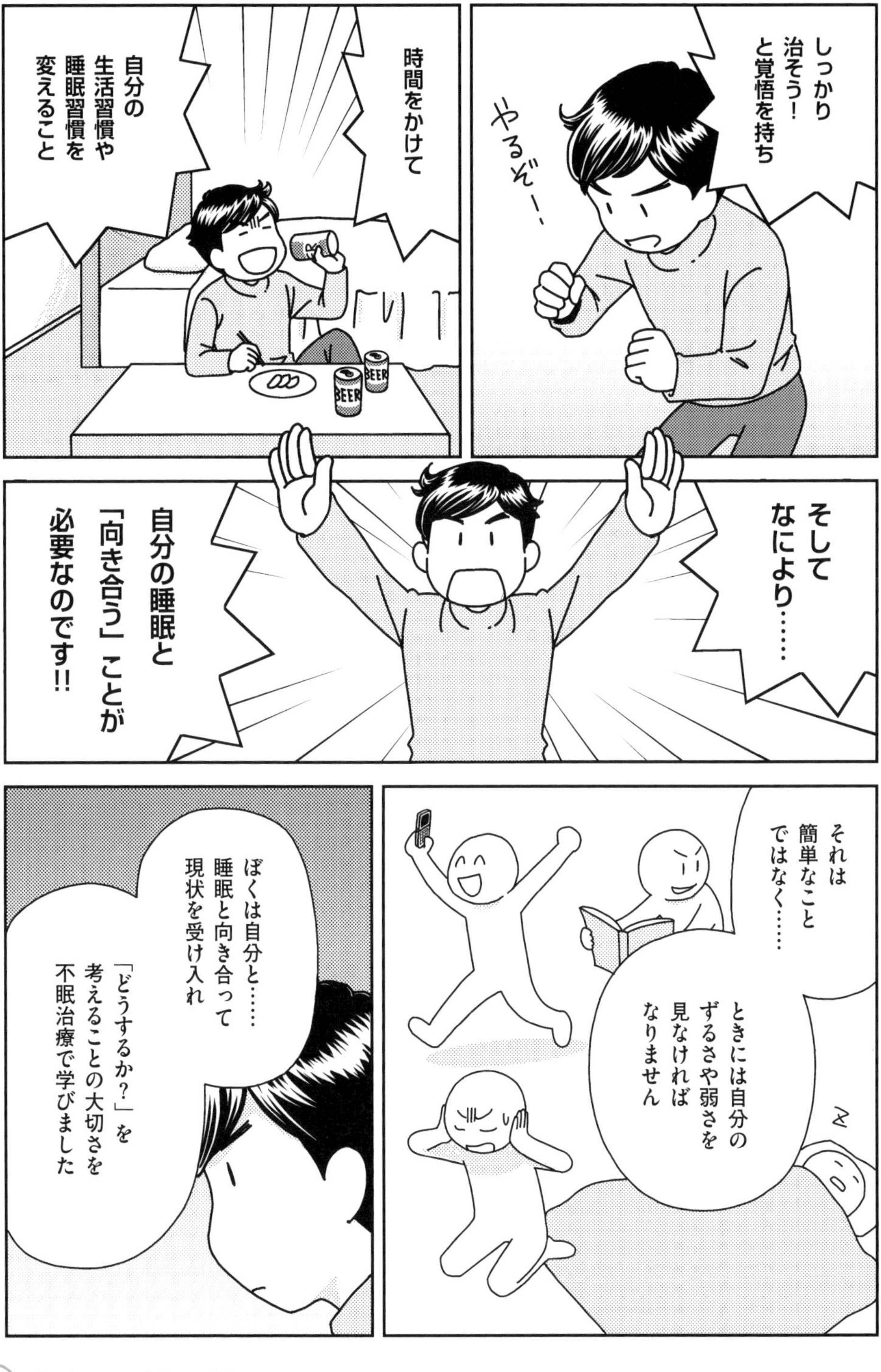
しっかり治そう！と覚悟を持ち
やるぞー！
時間をかけて
自分の生活習慣や睡眠習慣を変えること
そしてなにより……
自分の睡眠と「向き合う」ことが必要なのです!!
それは簡単なことではなく……
ときには自分のずるさや弱さを見なければなりません
ぼくは自分と……睡眠と向き合って現状を受け入れ
「どうするか？」を考えることの大切さを不眠治療で学びました

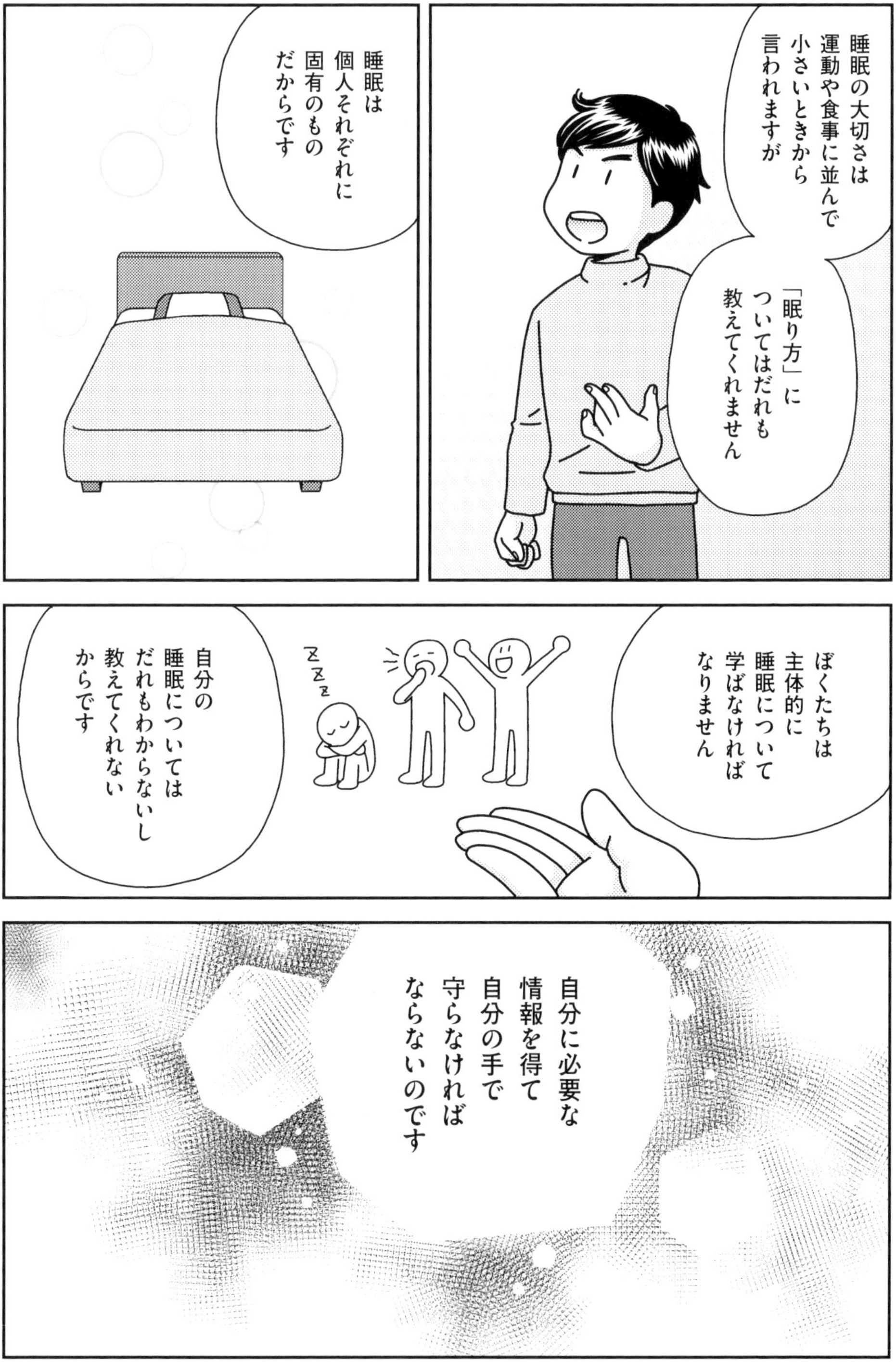
睡眠の大切さは運動や食事に並んで小さいときから言われますが
「眠り方」についてはだれも教えてくれません
睡眠は個人それぞれに固有のものだからです
ぼくたちは主体的に睡眠について学ばなければなりません
Z Z Z
自分の睡眠についてはだれもわからないし教えてくれないからです
自分に必要な情報を得て自分の手で守らなければならないのです

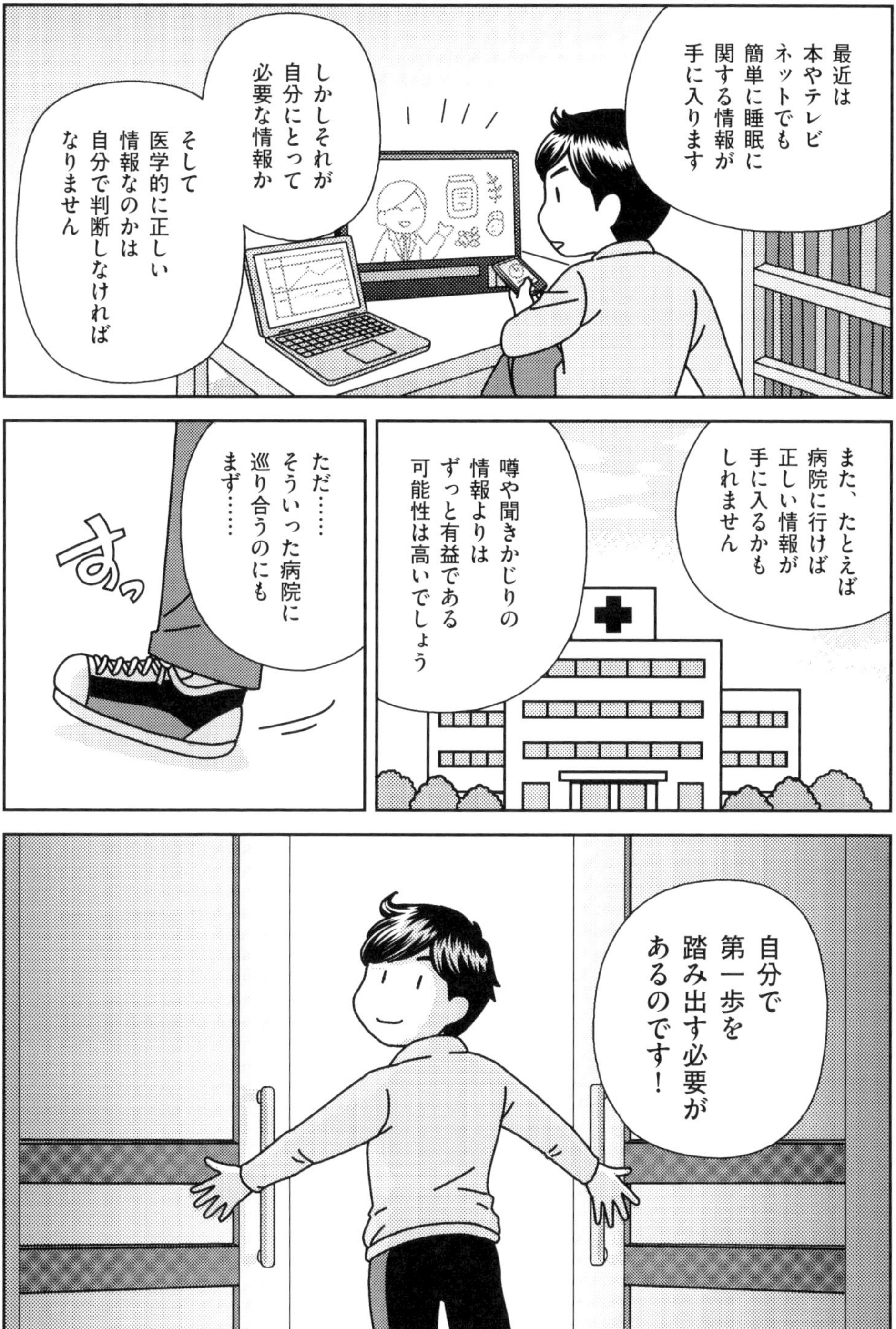
最近は本やテレビネットでも簡単に睡眠に関する情報が手に入ります
しかしそれが自分にとって必要な情報か
そして医学的に正しい情報なのかは自分で判断しなければなりません
また、たとえば病院に行けば正しい情報が手に入るかもしれません
噂や聞きかじりの情報よりはずっと有益である可能性は高いでしょう
ただ……そういった病院に巡り合うのにもまず……
すっ
自分で第一歩を踏み出す必要があるのです！

29 理想の睡眠にこだわりすぎない

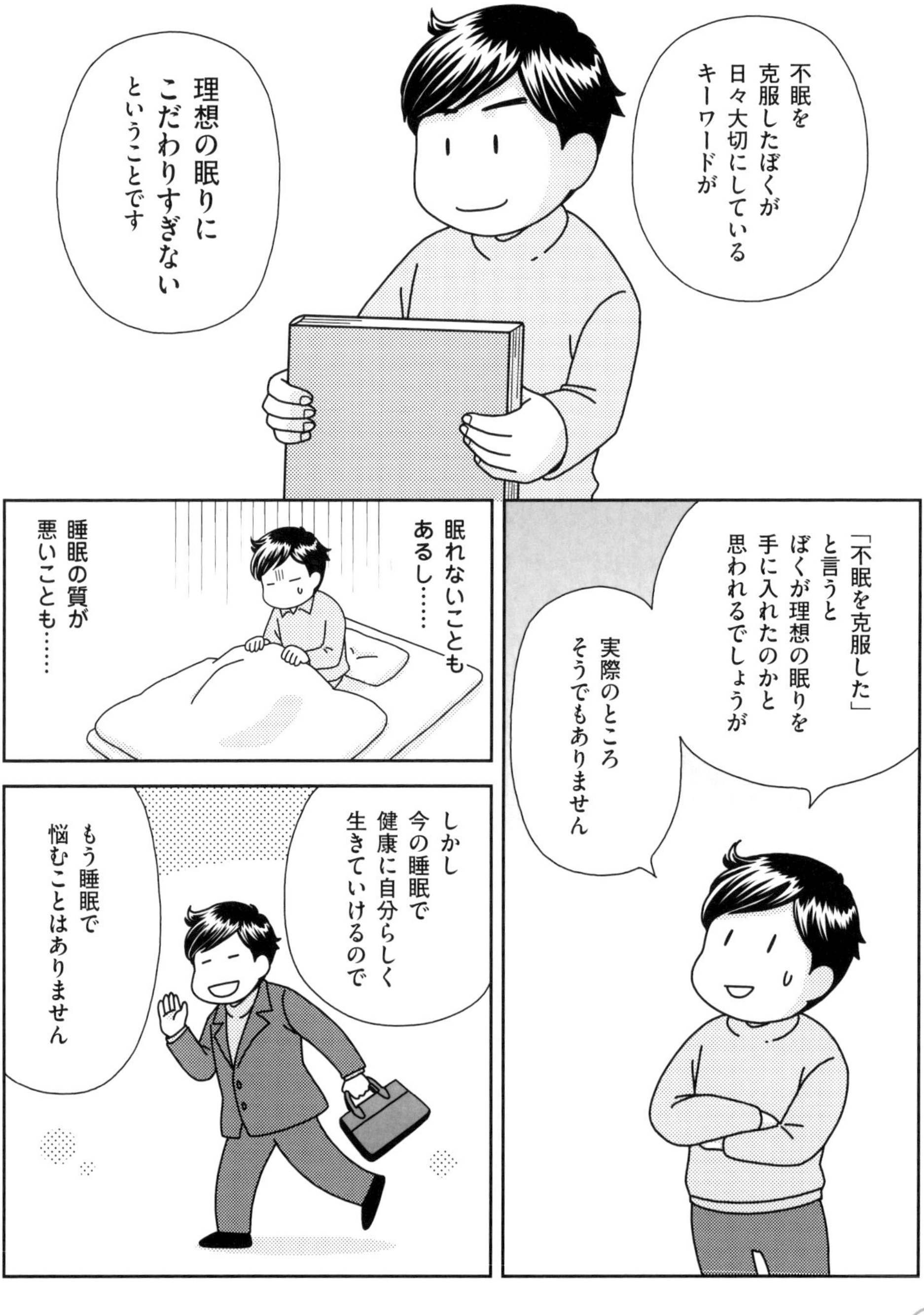

不眠を
克服したぼくが
日々大切にしている
キーワードが
理想の眠りに
こだわりすぎない
ということです
「不眠を克服した」
と言うと
ぼくが理想の眠りを
手に入れたのかと
思われるでしょうが
実際のところ
そうでもありません
眠れないことも
あるし……
睡眠の質が
悪いことも……
しかし
今の睡眠で
健康に自分らしく
生きていけるので
もう睡眠で
悩むことはありません

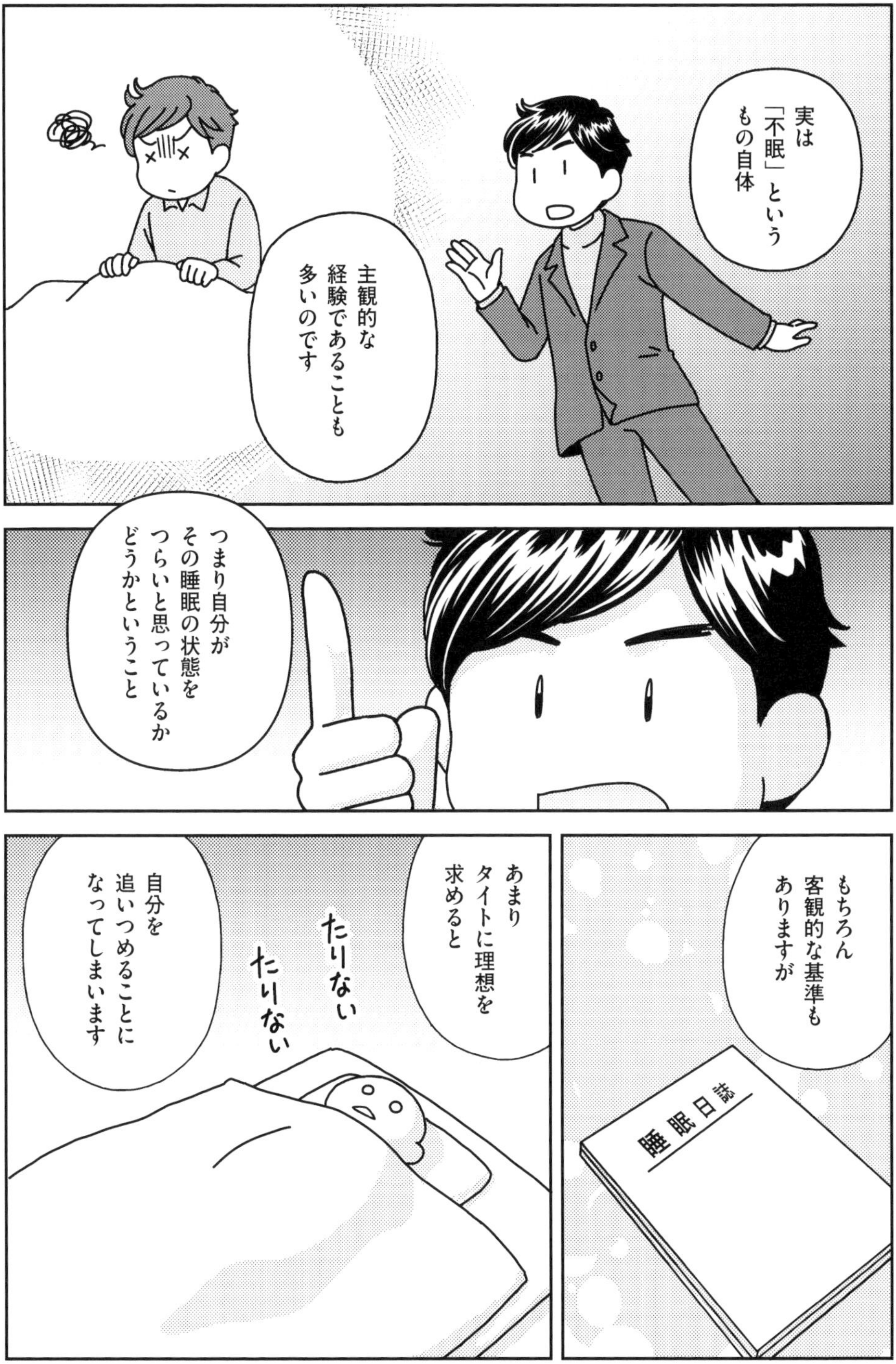
実は「不眠」というもの自体
主観的な経験であることも多いのです
つまり自分がその睡眠の状態をつらいと思っているかどうかということ
もちろん客観的な基準もありますが
睡眠日誌
あまりタイトに理想を求めると
たりない
たりない
自分を追いつめることになってしまいます

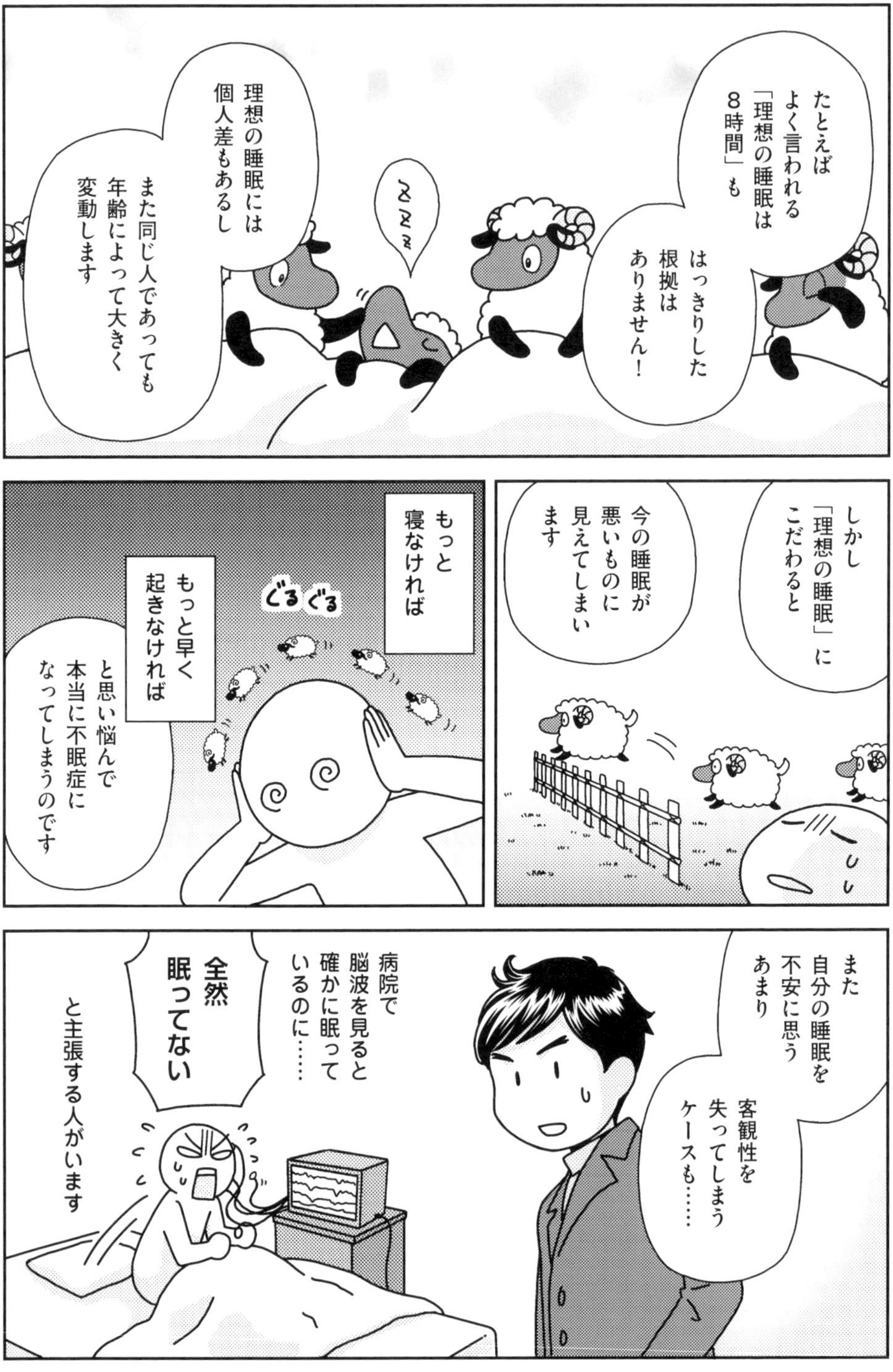
たとえば
よく言われる
「理想の睡眠は
8時間」も
はっきりした
根拠は
ありません！
zzz
理想の睡眠には
個人差もあるし
また同じ人であっても
年齢によって大きく
変動します
しかし
「理想の睡眠」に
こだわると
今の睡眠が
悪いものに
見えてしまい
ます
もっと
寝なければ
ぐるぐる
もっと早く
起きなければ
と思い悩んで
本当に不眠症に
なってしまうのです
また
自分の睡眠を
不安に思う
あまり
客観性を
失ってしまう
ケースも……
病院で
脳波を見ると
確かに眠って
いるのに……
全然
眠ってない
と主張する人がいます

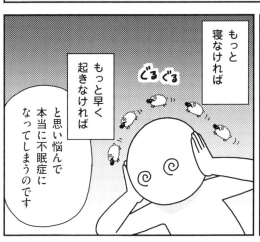

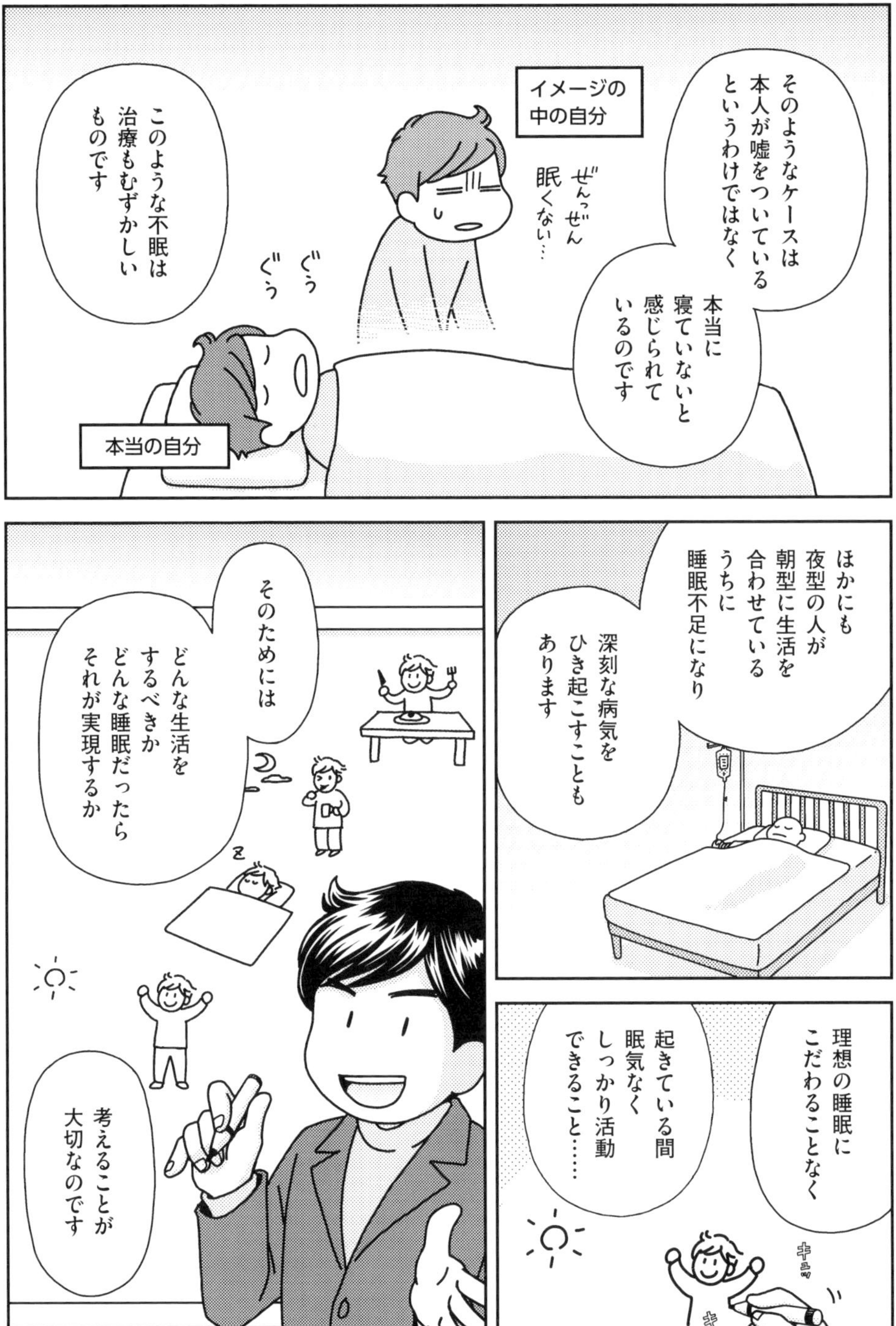
そのようなケースは
本人が嘘をついている
というわけではなく
本当に
寝ていないと
感じられて
いるのです
イメージの
中の自分
ぜんっぜん
眠くない…
このような不眠は
治療もむずかしい
ものです
ぐう
ぐう
本当の自分
ほかにも
夜型の人が
朝型に生活を
合わせている
うちに
睡眠不足になり
深刻な病気を
ひき起こすことも
あります
そのためには
どんな生活を
するべきか
どんな睡眠だったら
それが実現するか
理想の睡眠に
こだわることなく
起きている間
眠気なく
しっかり活動
できること……
キュッ
キュッ
考えることが
大切なのです

30 「睡眠コンサルタント」誕生！

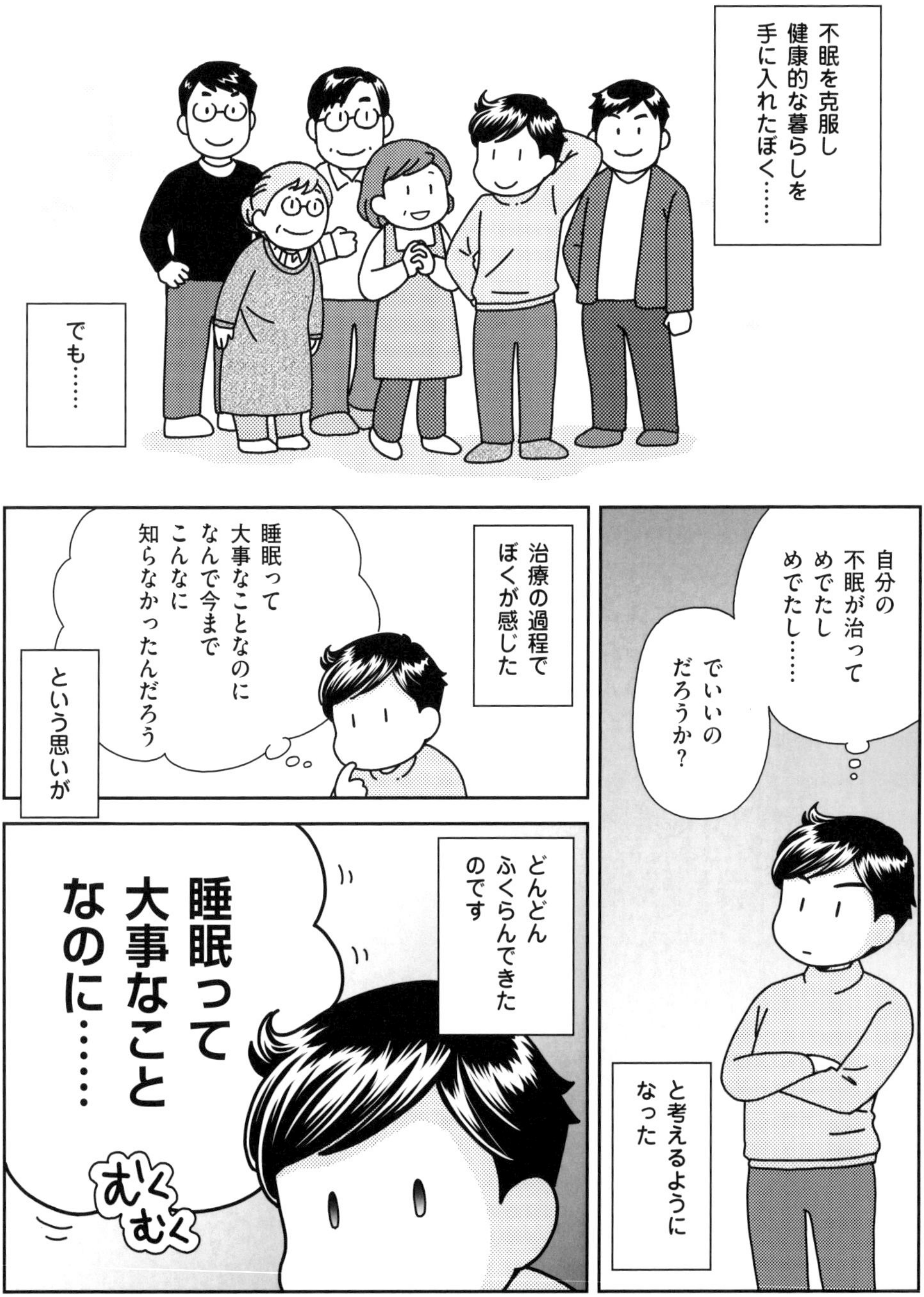

不眠を克服し健康的な暮らしを手に入れたぼく……
でも……
自分の不眠が治ってめでたしめでたし……
でいいのだろうか？
と考えるようになった
治療の過程でぼくが感じた
睡眠って大事なことなのになんで今までこんなに知らなかったんだろう
という思いが
どんどんふくらんできたのです
睡眠って大事なことなのに……
むくむく

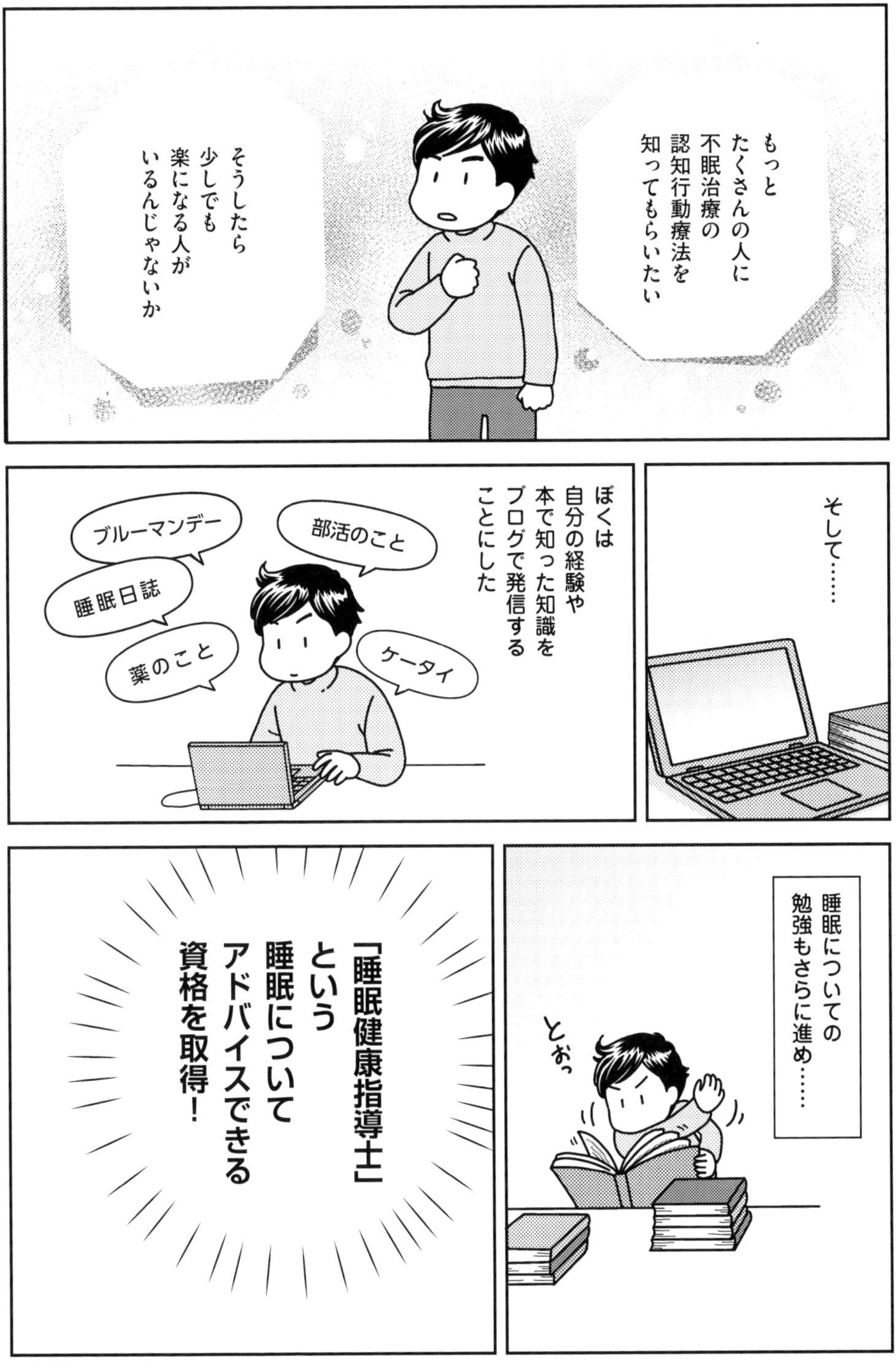
もっと たくさんの人に 不眠治療の 認知行動療法を 知ってもらいたい
そうしたら 少しでも 楽になる人が いるんじゃないか
そして……
ぼくは 自分の経験や 本で知った知識を ブログで発信する ことにした
部活のこと
ブルーマンデー
睡眠日誌
ケータイ
薬のこと
睡眠についての 勉強もさらに進め……
とおっ
「睡眠健康指導士」 という 睡眠について アドバイスできる 資格を取得!

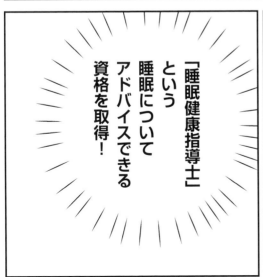

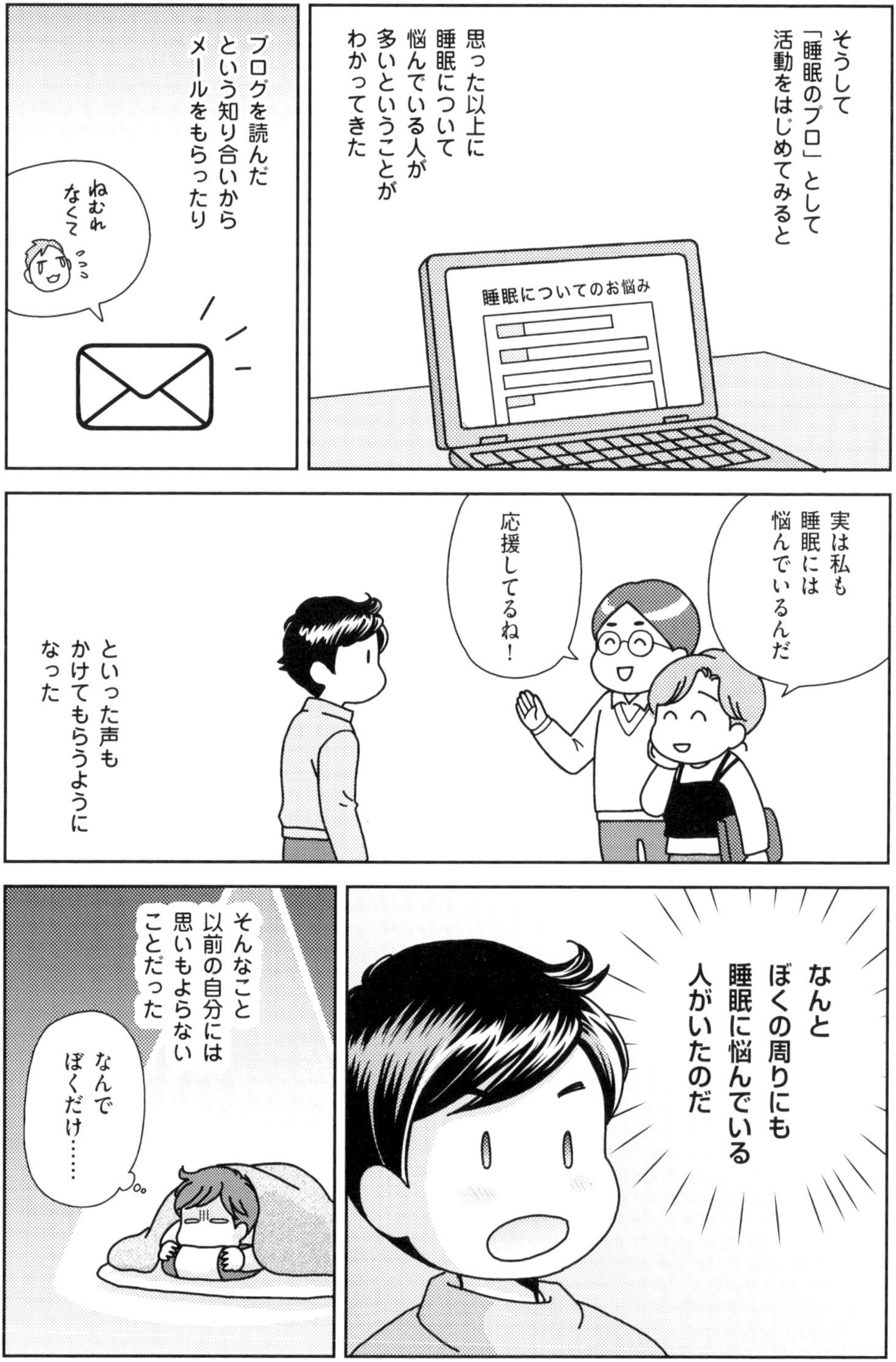
そうして
「睡眠のプロ」として
活動をはじめてみると
思った以上に
睡眠について
悩んでいる人が
多いということが
わかってきた
睡眠についてのお悩み
ブログを読んだ
という知り合いから
メールをもらったり
ねむれなくて
実は私も
睡眠には
悩んでいるんだ
応援してるね！
といった声も
かけてもらうように
なった
なんと
ぼくの周りにも
睡眠に悩んでいる
人がいたのだ
そんなこと
以前の自分には
思いもよらない
ことだった
なんで
ぼくだけ……

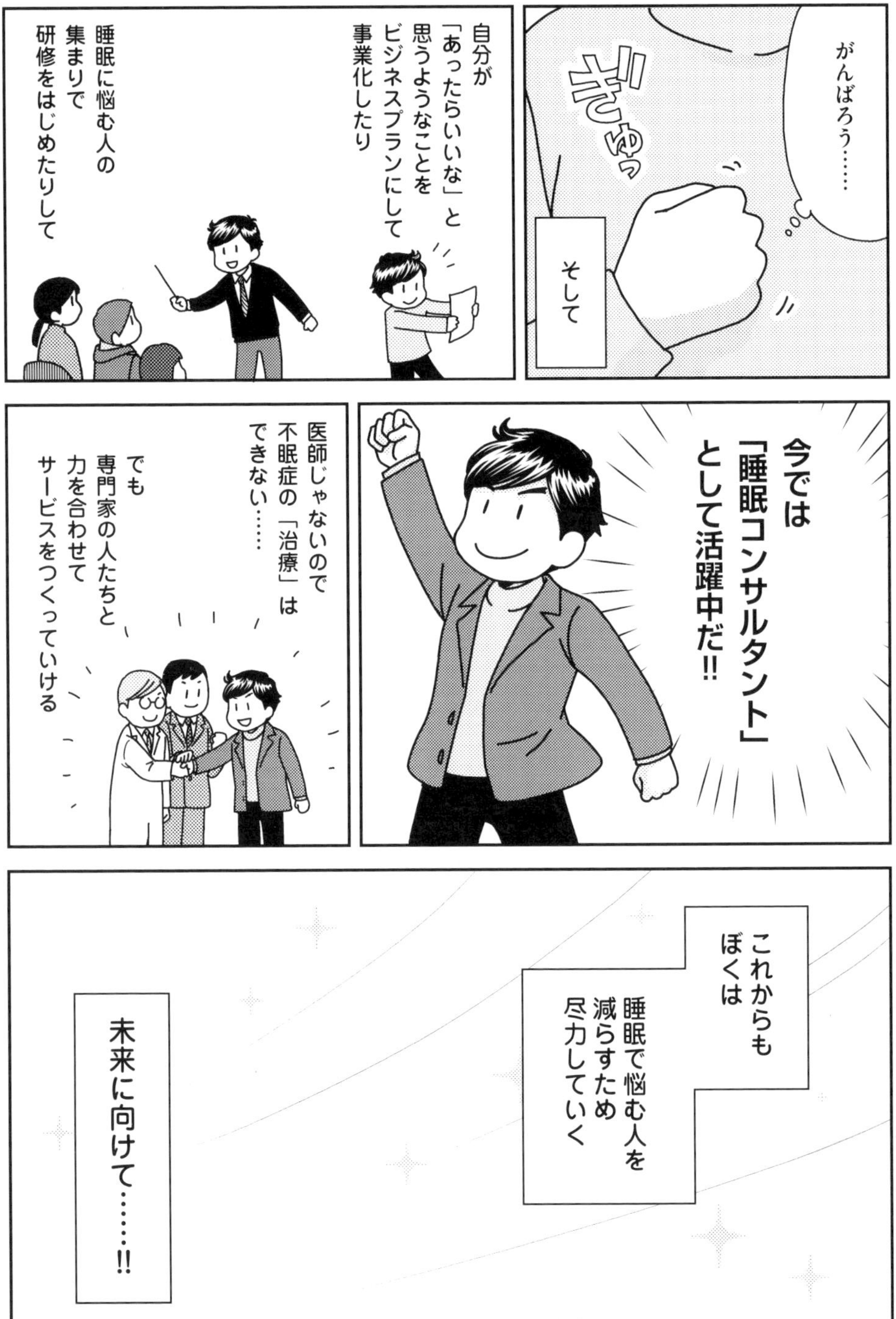
がんばろう……
ぎゅっ
そして
自分が「あったらいいな」と思うようなことをビジネスプランにして事業化したり
睡眠に悩む人の集まりで研修をはじめたりして
今では「睡眠コンサルタント」として活躍中だ!!
医師じゃないので不眠症の「治療」はできない……
でも専門家の人たちと力を合わせてサービスをつくっていける
これからもぼくは
睡眠で悩む人を減らすため尽力していく
未来に向けて……!!

おわりに

最後までお読みいただきありがとうございました。睡眠に悩む当事者はもちろん、その家族や友人・知人などにも読んでいただければ非常にうれしいです。家族や周りのサポートは、不眠で悩む当事者にとってとても心強いものです。睡眠の悩みを理解してくれる人が増えることは、睡眠で苦しむ人の力になります。

「はじめに」でも書きましたが、本書はあくまで私個人の経験であり、不眠で悩むすべての人に当てはまるものではありません。症状は人それぞれちがうものの、睡眠の悩みを持っている人がいること、睡眠で苦しんでいる人がいることが少しでも多くの人に伝われば幸いです。

本書のようなコミックエッセイによる出版は、私にとってもはじめての経験でした。自分の体験がマンガ化されるとどんなふうになるのだろうと思っていたのですが、文章だけよりも圧倒的にわかりやすくなっていて、原作者として非常に驚いています。マンガを担当していただいた寺島ヒロさんには感謝しかありません。マンガという題材を使うことでより多く人に届けばいいなと思っています。

また、今回は監修を岡島義先生に担当していただきました。「まさかのご本人登場！ 先生との出会い」（119ページ）でも紹介していますが、岡島先生は私の「不眠の認知行動療法」のカウンセリングを担当してくれたご本人です。いつかご一緒できればと思っていたところ、今回このような機会をいただき大変ありがたく思っています。

私はあくまで不眠経験者の一人であり、医師でもなければ臨床心理士でもありません。しかし、そんな私でも自身の経験を伝えることや経験から学んだことを伝えること、また微力ながら「不眠の認知行動療法」をより多くの人に知ってもらうきっかけはつくれるのではないかという思いで、現在睡眠に関わるお仕事をしています。

本書が睡眠で悩んでいる人、家族や友人が睡眠で悩む人たちの元に届き、少しでもなにかお役に立てれば、これ以上うれしいことはありません。

最後に本書の編集にあたっては、合同出版の上村ふきさんに大変お世話になりました。この場をお借りして厚く御礼申し上げます。

土井貴仁

寺島ヒロのあとがき

こんにちは！　マンガ制作を担当した寺島ヒロと申します。
この本を手にとっていただきありがとうございます。
睡眠障害は、私たちの生活と健康に深い影響を与える重要な問題ですが、いまだそのメカニズムの多くが解明されておらず、社会的な理解も十分とは言えない状態のように思われます。
本書が少しでもその解明と理解に寄与できることを願っております。

謝辞
原作者の土井貴仁さま。土井さんの知識と経験から出てきたストーリーには、一読して興味深く引き込まれるような魅力がありました。どこまで表現できたかは心配ですが、この作品に関わらせていただいたこと、心より感謝しています。
監修者の岡島義先生。本書にもキャラクターとして登場している岡島先生には、監修もしていただきました。先生の専門的な知見とアドバイスにより本書の内容はより厚みを増したと思います。
そして、本書の執筆にあたり、大変時間がかかってしまったことを、この場を借りてお詫び申し上げます。睡眠障害というテーマは、非常に複雑で広範なため、調べながら描くのに時間が必要でした。また、自分自身にも睡眠障害があるので、執筆中にかつてのつらい出来事を思い出して筆が止まってしまうこともしばしばありました。

辛抱強く原稿を待ってくださった合同出版のスタッフのみなさまには感謝の言葉もありません。

本当にありがとうございました。

寺島ヒロ

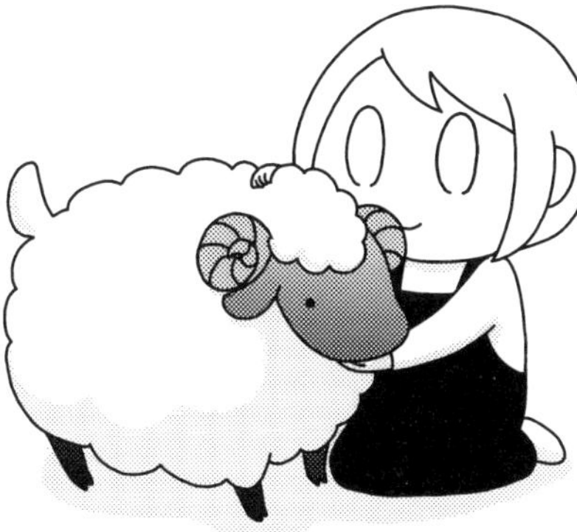

本書を読まれたみなさまへ

苦しいことは、できるだけ簡単に、早く解消したいのが人間の性であると思います。それゆえ「○○○するだけで快眠」というフレーズはとても魅力的に映ります。もちろん、それで上手くいけば問題はありません。

しかし、問題がなかなか解消されない場合、腰をじっくり据えて問題と向き合う必要があります。つらいことと向き合うのは相当きつい作業です。それが一人でできる人はかなりの強者で、たいていは向き合えずに目を背けてしまい、結局、路頭に迷ってしまいます。そのような状況に身を置かれている人には、強力なサポーターが必要です。それが、認知行動療法です。

認知行動療法は、おそらく不眠症の救世主に映ると思いますが、決して進むべき道を指し示すような先導役ではありません。あなたにはあなたに合った方法があるからです。進むべき道が茨の道であったとしても、その先にある未来に向かって一緒に進んでいくことが認知行動療法の神髄です。そのため、セラピストの「治す覚悟」はさることながら、相談者の「治る覚悟」も必要になります。

さて、著者である土井貴仁さんにお会いした当時を振り返ってみると、クリニックでは毎週20名ほどの不眠症の方が認知行動療法を受けられていました。相談者にお会いするまでは、私にとっては不眠症に苦しみ、カウンセリングに来られた方々の一人に過ぎず、土井さんに対してもそれは例外ではありませんでした。

しかし、いったんお会いすれば、それはがらっと変わります。

一人ひとりに人生の歴史があり、語られる生き様からは、その人の人柄や魅力が伝わってきます。

本人がどのように思っていようと、その人の人生はかけがえのない素晴らしい物語です。その物語の1つに不眠症の時期があり、そのときの経験が人柄や魅力に加わっていく姿をたくさん見てきました。
本書では、土井さんの素晴らしい物語の1つを垣間見ることができます。私としては、認知行動療法がその一部に関わっていたと知り、とてもうれしくなりました。
土井さんとクリニックではじめてお会いし、話を伺ったときのことを今でも覚えていますが、長年苦しんできた人特有の認知行動療法に対する「期待感と不安感」が入り交じった表情をしていました。その一方で、絶対に治すんだという「覚悟」も感じました。
そもそも私が勤めていたクリニックでは、認知行動療法は1回7000円（自己負担）で、キャンセル料も発生します。それだけでも認知行動療法を受けるのはハードルがありますが、土井さんは「京都から通う」と言っていました。これは相当な決意です。「治る覚悟」が決まった人は、事態が好転していくというのも不思議なものです。
今回、素晴らしい物語を提供してくれた土井貴仁さんに心から敬意を表します。寺島ヒロさんのマンガによって物語に躍動感が生まれ、心模様が手にとるように伝わってきます。そして、本書の編集・出版にご尽力いただいた合同出版の坂上美樹さん、上村ふきさんに感謝申し上げます。
不眠症と向き合った人の自叙伝は、今まさに苦しんでいる人たちの希望と勇気につながる、大変貴重なものです。多くの方の目にとまるよう、病院や薬局、教育機関、福祉施設などに置いていただくことを願います。

岡島 義

不眠症に対する
認知行動療法を提供している施設

医療法人社団 五稜会病院（北海道）
https://goryokai.com/

医療法人社団 ウェルネス望洋台医院（北海道）
https://sleepdoc.or.jp/

秋田大学医学部附属病院（秋田県）
https://www.hos.akita-u.ac.jp/

医療法人社団絹和会 睡眠総合ケアクリニック代々木（東京都）
https://www.somnology.com/

東京慈恵会医科大学葛飾医療センター（東京都）
http://www.jikei.ac.jp/hospital/katsushika/

国立研究開発法人 国立精神・神経医療研究センター病院（東京都）
https://www.ncnp.go.jp/hospital/index.html

東京家政大学附属臨床相談センター（東京都）
https://www.tokyo-kasei.ac.jp/research/cforcp/index.html

あおば心療内科国分寺南クリニック（東京都）

https://aoba-tokyo.jp/

岐阜メイツ睡眠クリニック（岐阜県）

https://gifu-sleep.com/

愛知淑徳大学クリニック（愛知県）

https://www.aasa.ac.jp/clinic/

医療法人杏和会 阪南病院（大阪府）

http://www.hannan.or.jp/index.html

広島大学病院睡眠医療センター（広島県）

https://www.hiroshima-u.ac.jp/hosp/sinryoka/chuoshinryo/sleep

有吉祐睡眠クリニック（福岡県）

https://you-sleepclinic.com/

＊詳しい情報はこちらからご覧いただけます。
https://behavioral-sleep-sciences-lab.jimdofree.com/japanese/関連サイト

参考になるサイト・情報②

睡眠に困ったときに相談できる各地域の睡眠専門施設

一般社団法人 日本睡眠学会ウェブサイト「睡眠医療認定一覧」
https://jssr.jp/list

おすすめの本

『自分でできる「不眠」克服ワークブック――短期睡眠行動療法自習帳』
渡辺範雄〔著〕(創元社、2011 年)

『認知行動療法で改善する不眠症――薬を手放し、再発を防ぐ』
岡島　義、井上雄一〔著〕(すばる舎、2012 年)

『睡眠のはなし――快眠のためのヒント』
内山　真〔著〕(中央公論新社、2014 年)

『８時間睡眠のウソ。――日本人の眠り、８つの新常識』
川端裕人／三島和夫〔著〕(日経 BP、2014 年)

『４週間でぐっすり眠れる本――つけるだけで不眠が治る睡眠ダイアリー』
岡島　義〔著〕(さくら舎、2015 年)

『睡眠の科学・改訂新版――なぜ眠るのか　なぜ目覚めるのか』
櫻井　武〔著〕(講談社、2017 年)

『ベッドにいてはいけない――不眠のあなたが変わる認知行動療法』
土井貴仁〔著〕(弘文堂、2018 年)

おすすめのアプリ

「睡眠日誌」（NEC ソリューションイノベータ株式会社）

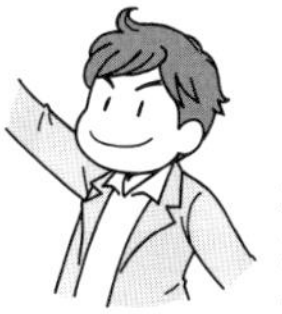

〔原作〕

土井貴仁（Doi Takahito）

元不眠症当事者。
京都府与謝郡与謝野町生まれ。神戸大学発達科学部（現・国際人間科学部）卒業。
幼少の頃から不眠に悩み、中学生時代には不登校、高校生時代には中退を経験。
大学卒業後教育系企業に就職するも、不眠をきっかけに退職。
治療に専念する中で、不眠症の認知行動療法に出会い、不眠を克服した。
自らの経験から、不眠症の認知行動療法をより多くの人が実践できる仕組みづくりに奮闘している。
著書に『ベッドにいてはいけない』（弘文堂）。

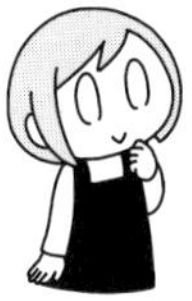

〔マンガ〕

寺島ヒロ（Terashima Hiro）

マンガ家・イラストレーター。
大分県生まれ。1996 年、『まんがくらぶ』（竹書房）にてデビュー。
発達障害のある２人の子どものママで、自らも ASD。睡眠障害（非 24 時間睡眠覚醒症候群）があり、月の半分は昼夜が逆転しているため、時間繰りにはいつも苦労している。
著書に『うちのでこぼこ兄妹――発達障害子育て絵日記』（飛鳥新社）、『ボクの彼女は発達障害――障害者カップルのドタバタ日記（１～２）』（共著、学研プラス）など。
ブログ：https://terasimahiro.blogspot.com/

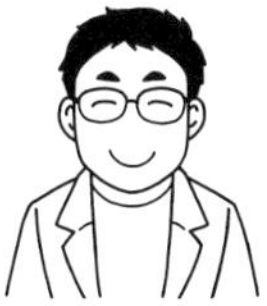

〔解説〕

岡島 義（Okajima Isa）

東京家政大学人文学部心理カウンセリング学科准教授。
東京都生まれ。博士（臨床心理学）。公認心理師。専門は睡眠行動科学。
日本大学文理学部卒業。北海道医療大学大学院心理科学研究科で博士号を取得。
睡眠総合ケアクリニック代々木主任心理士、早稲田大学人間科学学術院助教を経て、現職。
睡眠障害に対する認知行動療法の教育、臨床、研究を精力的におこなっている第一人者。
著書に『１時間多く眠る！　睡眠負債解消法』（さくら舎）、『４週間でぐっすり眠れる本』（さくら舎）、『認知行動療法で改善する不眠症』（すばる舎）など多数。

組版　Shima.
装幀　宇都木スズムシ（ムシカゴグラフィクス）

ぼくは不眠症。
眠れる夜を迎えるまでの20年

2023年10月20日　第1刷発行

原作者　土井貴仁
マンガ　寺島ヒロ
解説者　岡島 義
発行者　坂上美樹
発行所　合同出版株式会社
東京都小金井市関野町 1-6-10
郵便番号　184-0001
電話　042（401）2930
振替　00180-9-65422
ホームページ　https://www.godo-shuppan.co.jp
印刷・製本　株式会社シナノ
■刊行図書リストを無料進呈いたします。
■落丁乱丁の際はお取り換えいたします。

ISBN978-4-7726-1544-0　NDC146　210 × 148

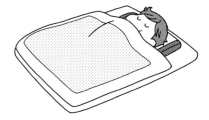